主　编◎吴润秋

副主编◎赵国荣　郁保生　张炳填

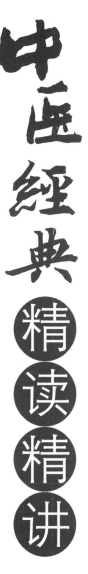

中医经典精读精讲

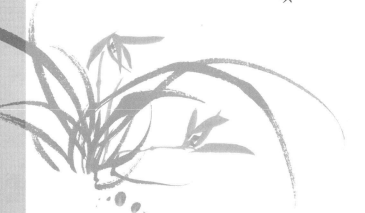

SPM 南方出版传媒

广东科技出版社　全国优秀出版社

·广　州·

图书在版编目(CIP)数据

中医经典精读精讲/吴润秋主编.—广州;广东科技出版社,2021.8
ISBN 978-7-5359-7623-9

Ⅰ.①中… Ⅱ.①吴… Ⅲ.①中医典籍 Ⅳ.①R2-5

中国版本图书馆 CIP 数据核字(2021)第 059328 号

中医经典精读精讲

ZHONGYI JINGDIAN JINGDU JINGJIANG

出 版 人:朱文清
项目统筹:驰康传媒
责任编辑:李 芹
责任校对:陈 静 李云柯
装帧设计:林少娟
责任印制:彭海波
出版发行:广东科技出版社
　　　　　(广州市环市东路水荫路 11 号　邮政编码:510075)
销售热线:020-37592148 / 37607413
http://www.gdstp.com.cn
E-mail: gbkjzbb@gdstp.com.cn
经　　销:广东新华发行集团股份有限公司
印　　刷:广州市东盛彩印有限公司
　　　　　(广州市增城区新塘镇太平十路二号　邮政编码: 510700)
规　　格:787mm×1092mm　1/16　印张 21.25　字数 425 千
版　　次:2021 年 8 月第 1 版
　　　　　2021 年 8 月第 1 次印刷
定　　价:68.00 元

编著者名单

主　编　吴润秋

副主编　赵国荣　郁保生　张炳填

编　委　（以姓氏笔画为序）

王平南　尹周安　刘　娟　刘凯军

李鑫辉　肖　丹　肖碧跃　吴润秋

张炳填　郁保生　周　青　赵国荣

贺圆圆　蒋　俊　喻　荣　曾序求

内容提要

　　本书作者从《黄帝内经》《伤寒论》《金匮要略》《温热论》《温病条辨》《湿热病篇》等六部经典医著中,精选了理论上最常用的经典条(段)和临床上最实用的病证方,通过介绍原著的作者、成书年代、版本、主要内容及主要学术思想,逐步引出原文经典条(段),进行注释、语译、提要,以帮助读者更好地理解本条(本段)原文的主要内容和学术价值,并在日后的工作学习中灵活应用、融会贯通,从而建立起扎实的中医理论功底。该书作者均为具有丰富教学经验和临床心得的专家教授,若能潜心研习本书,将会取得事半功倍的学习效果。

前　言

　　中医学,它不仅是我国一门独特的医学学科体系,而且还是一种充满传统哲学思想的特色民族文化,几千年来为中华民族繁衍生息和文化传承做出了巨大贡献。即使现代西医学的发展日新月异,成为当今社会的主流医学,中医学仍然有其不可取代的作用。特别是随着医学模式的转变、疾病谱的变化及现代化学药物所带来的日益增加的毒副作用,这种以追求自然为主体思想的中医学及其他民族传统医学又引起了人们的极大关注和重视。

　　学中医必须要熟读经典,这是中医学界的一种共识。为什么要读经典? 首先,中医学是一门经验性非常强的学科,经验和理论都是来源于长期的临床实践。强调读经典,就是要我们注意学习和传承几千年来名医留下的宝贵经验。其次,中医理论有别于现代医学,它强调天人合一、整体观和辨证论治,不读经典就难以掌握其独到的理论精髓。读经典,就是强调对中医基本理论、基本知识、基本技能的学习和掌握,否则容易在临床实践中出现偏移。这是中医的本源所在。

　　然而,想读懂、读透经典并非易事,医学生仅凭课堂上认真听讲是远远不够的,必须要背诵原文和经方,并在日后工作学习中不断揣摩和思索其中要义,时常温故而知新。在临床实践中,遇到不解病例或难题,再读相关经典,往往会有所启发。清代医学家陈修园说"愈读愈有味"就是这个意思。

《黄帝内经》《伤寒论》《金匮要略》《温热论》《温病条辨》《湿热病篇》等六部医著是中医学的经典之作。为了帮助初学者更好的学习经典，我们从这六部经典医著中，精选了理论上最常用的经典条(段)和临床上最实用的病证方，通过介绍原著的作者、成书年代、版本、主要内容及主要学术思想，逐步引出原文经典条(段)，进行注释、语译、提要，以帮助读者更好地理解本条(本段)原文的主要内容和学术价值，并在日后的工作学习中灵活应用、融会贯通，从而建立起扎实的中医理论功底。愿更多的年轻中医学者能励志图强，发皇古义，弘扬我中医大业，以造福于人类！

湖南中医药大学　　吴润秋

目　录

第一部分　《黄帝内经》

第三部分　《金匮要略》

中医经典精读精讲

目录

5

第四部分　《温热论》

第五部分 《温病条辨》

第六部分 《湿热病篇》

第一部分 《黄帝内经》

HUANGDI NEIJING

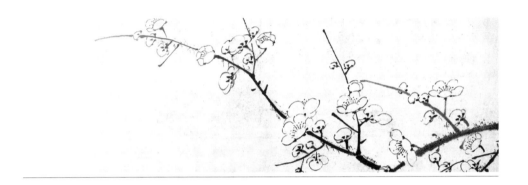

第1章 《黄帝内经》导读

《黄帝内经》包括《素问》和《灵枢》两个部分,是我国现存最早、影响最大的一部医学典籍。《黄帝内经》的成编,标志着中医理论体系的形成,为数千年来中医学的发展奠定了坚实的基础,在中国医学史上占有十分重要的地位,被后世尊为"医家之宗"。其主要内容有阴阳五行、藏象、经络、病因病机、诊法、病证、治则治法、养生等。

《黄帝内经》的内容十分广博,除医学理论外,还记载了古代哲学、天文学、气象学、物候学、生物学、地理学、数学、社会学、心理学、音律学等多学科知识和成果,并将这些知识和成果渗透到医学理论之中,遂使该书成为以医学为主体、涉及多学科的巨著,历来受到广大医家和有关学科专家的重视,成为中、外学术界的研究对象。

一、《黄帝内经》的作者及成书年代

关于《黄帝内经》的作者,一般认为书名虽冠以"黄帝",但非黄帝所作,仅是崇古以托重,便于流传而已。

关于《黄帝内经》的成书年代,古今看法不一。经研究考证,其成书时间大致在《史记》之后、《七略》之前的公元前1世纪的西汉中后期。分析《黄帝内经》诸篇内容,其中社会背景、纪时纪年、学术观点及笔法、文字等存在着一定的差异。这说明《黄帝内经》是在以前不同学术流派的论文著作的基础上,经过整理加工、补充完善,最后汇编成册的。成编之后,又经辗转传抄,增删移易。所以,《黄帝内经》非一时一人之作,而是在一个相当长的历史时期内集众多医家的劳动成果。

现今通行的《素问》是以唐代王冰编次整理、宋代林亿等校正刊行的版本为原型。现今通行的《灵枢》是南宋绍兴乙亥年(1155年)锦官人史崧校正"家藏旧本"刊印流传的。

二、《黄帝内经》理论体系的基本内容

《黄帝内经》包括《素问》和《灵枢》两部分,各81篇。其理论体系可分为阴阳五行、藏象、经络、病因病机、病证(症)、诊法、论治、养生、运气。现将其内容概要介绍如下。

（一）阴阳五行

《黄帝内经》认为，阴阳不同于具体的有形之物，它是从自然界万事万物中抽象出来的表示对立的概念，这一概念又可运用到自然界万事万物之中。阴阳"有名而无形，故数之可十，离之可百，散之可千，推之可万"（《灵枢·阴阳系日月》）。阴阳的对立、互根、消长、转化运动，是自然界的基本规律，如《素问·阴阳应象大论》指出："阴阳者，天地之道也，万物之纲纪，变化之父母，生杀之本始，神明之府也。治病必求于本。"

《黄帝内经》在用阴阳来概括事物的同时，引进了太少阴阳（太阴、少阴、太阳、少阳）和三阴三阳的概念，来说明阴阳双方量的不同。太少阴阳，少为初生，太为盛极。太少阴阳多用于说明五脏的阴阳。如《灵枢·阴阳系日月》指出："心为阳中之太阳，肺为阳中之少阴，肝为阴中之少阳，脾为阴中之至阴，肾为阴中之太阴。"至阴，即由阳达阴之意。三阴三阳，一阴为厥阴，二阴为少阴，三阴为太阴；一阳为少阳，二阳为阳明，三阳为太阳。三阴三阳多用于说明六经的阴阳，并直接作为经脉的命名。

五行是从人类日常生活、生产中最常用的五类物资中抽象出来的概念。五行之间有生、克、乘、侮的关系，从而促进事物运动变化。如《素问·藏气法时论》指出："五行者，金木水火土也。更贵更贱，以知死生，以决成败，而定五脏之气，间甚之时，死生之期也。"《素问·六节藏象论》指出："薄所不胜，而乘所胜。"《素问·五运行大论》指出："气有余，则制己所胜，而侮所不胜。"更贵更贱，即五行衰旺变化，寓五行生克制化之理，是五行之间的正常关系状态。乘、侮，侵凌之意，即五行之间的异常关系状态。

《黄帝内经》运用五行理论，主要在两个方面。一是按五行属性类分自然界万事万物，形成天人合一的五行系统。二是运用五行的生克乘侮理论说明五脏关系，解释病机，诊断病证，判断预后，指导治疗。

《黄帝内经》将阴阳理论和五行理论结合起来，运用到医学中，成为中医学重要的方法论。

（二）藏象

藏象一词，首见于《素问·六节藏象论》。《黄帝内经》在人体解剖的基础上，认识了五脏、六腑、奇恒之腑及官窍、组织的形态结构和生理病理，运用阴阳五行理论，构建了以五脏为中心，内连组织器官，外应阴阳时空的藏象理论，体现了整体观思想。阐明了精、气、血、津液等维持人体生命活动的基本物资的生成和作用，以及精神情志活动的变化规律。

（三）经络

经络是人体内能沟通表里、联络上下、运行气血的特殊的组织结构及功能系统。它包括经脉、络脉、经筋、经别和皮部。经络理论在阐述人体生理病理、诊断治疗中具有重要的意义。《灵枢·经别》指出:经络关系到"人之所以生,病之所以成,人之所以治,病之所以起,工之所以止"。《灵枢·经脉》指出:掌握经络理论,能"决死生,处百病,调虚实"。

《黄帝内经》记载了十二经脉和奇经八脉的起止、循行路线、生理功能和有关病证。对十二经筋、十二经别、十二皮部的循行和病候,亦有所论述。

《黄帝内经》记载腧穴总数 365 个,对井、荥、输、原、经、合、背俞等特殊穴位进行了专门论述。

（四）病因病机

《黄帝内经》将病因分为"发于阴""发于阳"两大类。论述了风、寒、暑、湿、燥、火、疫毒等外邪的性质和致病特点;论述了喜、怒、忧、思、悲、恐、惊等情志因素致病的特点;也论述了饮食、劳倦、跌扑损伤发病的情况。

疾病发生的类型,有感而即发和邪伏后发的不同。

病机一词,首见于《素问·至真要大论》。关于发病机制,《黄帝内经》强调人体正气虚、邪气盛是疾病发生的条件,而正气虚是疾病发生的主导因素,如《灵枢·百病始生》指出"两虚相得,乃客其形",《素问·评热病论》指出"邪之所凑,其气必虚"。疾病的基本病机是阴阳失调。同时也指出体质与疾病发生的关系。

疾病的传变,有表里相传、循经传变、脏腑相移等多种形式。同时指出,一些"卒发"疾病,没有明显的传变规律。

（五）病证

《黄帝内经》所载病证(症)有 300 多种,涉及内、外、妇、儿、五官临床各科。其中专题论述的有风病、热病、寒热病、疟、咳、痹、痿、厥、痛、胀、消渴、积聚、癫狂、痈疽、官窍病和外伤病等数十种。

《黄帝内经》采用脏腑分证、经络分证、病因分证等方法进行辨证,为后世辨证体系的形成奠定了基础。

（六）诊法

望、闻、问、切四诊在《黄帝内经》称为"视而可见""听声音而知所苦""言而可知""扪而可得"。《黄帝内经》强调四诊合参的重要性,在望诊、切诊方面论述较详。

望诊重视面部与脏腑身形的分部及色与部的生克关系,五色的夭泽、抟散、含露等与脏腑精气衰旺、病邪深浅的关系。切诊有切脉、诊尺肤、按局部等多种方法。

切脉有三部九候的遍身诊脉法、独诊气口法、人迎气口合诊法。脉象有弦、钩(洪)、毛(浮)、石(沉)、迟、数、滑、涩、缓、急、长、短、大、小、细、弱、代、散、坚、紧、横、喘、虚、实、躁、静等20多种。《黄帝内经》脉诊重胃气的多少、有无,以及脉与时是否相应。无胃气的"真藏脉"与脉不应时,都是病情严重、预后不良的征象。

(七) 论治

《黄帝内经》论治理论包括治疗思想、治疗原则与治疗方法。《黄帝内经》提出的治疗思想主要有治病求本、协调阴阳、标本先后、三因制宜、扶正祛邪、整体治疗和早期治疗等。治疗原则主要有寒则热之、热则寒之、虚则补之、实则泻之、表者汗之、急者缓之、散者收之、燥者濡之、留者攻之等。治疗方法主要有针、灸、砭石、药物、药熨、膏摩、熏洗、按矫、导引、手术、饮食和精神疗法等。针刺法的内容丰富,有20多种刺法和手法。所载方剂较少,只有13个。

(八) 养生

养生又称摄生。《黄帝内经》提出了养生的目的、原则和方法。养生的目的是祛病延年;养生的基本原则是形神共养和"治未病";养生的基本法则有"法于阴阳""和于术数""饮食有节""起居有常""不妄作劳""恬淡虚无"等。养生的方法有四季养生法、气功、防疫法及房中术等。

(九) 运气

运气即五运六气。运气学说是以干支甲子和阴阳五行为运算工具,来推算天象、气象变化规律及其与人类疾病发生、流行的关系。《黄帝内经》认为,日月星辰的运转、气象的变化,对生物界特别是人身的生理病理有着重要的影响,通过运算,可把握天体运行、气象变化的规律,从而可预测疾病的发生和流行情况。运气学说以三阴三阳、五行、六气为理论核心,以大气运动、气候变化、生物生化、疾病流行为基本内容。

三、《黄帝内经》理论体系的学术思想

《黄帝内经》所述,"上极天文,下穷地理,中悉人事",天、地、人几乎无所不及。然而精气说、整体观、运动观是贯穿于整个《黄帝内经》理论体系的学术思想。

(一) 精气说

精气说,是从老子的"道学"思想发展而来的。道,是原始的混沌、万物的本原。道就是气,气的精粹、精微部分就是精气。《黄帝内经》用精气说来解释宇宙和人体生命的本源。

道学认为,道是"至大"与"至小"的统一,精气"一来一逝,其细无内,其大无外",是宇宙的本原。一切事物,小到不可分割,大到没有边缘,都由精气所充满。精气"下生五谷,上为列星",构成万物。《黄帝内经》认为,精气是产生自然界生命的原始物质。《周易·系辞传下》说:"天地氤氲,万物化醇。男女构精,万物化生。"天地阴阳二气密相交感,有生物、无生物产生了。"男女"在此指一切生物、一切物种的雌雄、阴阳。两性交感,则产生了生命,人体生命亦不例外。《素问·宝命全形论》指出:"天覆地载,万物悉备,莫贵于人。人以天地之气生,四时之法成……天地合气,命之曰人。"说明人是由存在于天地之间的原始物质"气"所化生出来,按照四时变化的规律成长起来的,是天地阴阳二气结合而成。《灵枢·经脉》指出:"人始生,先成精,精成而脑髓生。骨为干,脉为营,筋为刚,肉为墙,皮肤坚而毛发长。谷入于胃,脉道以通,血气乃行。"说明构成人体的原始物质是精,人体的脏腑组织都是由精演化而成的。这种先天之精不断得到后天水谷之精的充养,才能化生血气,维持生命活动。《素问·六节藏象论》指出:"天食人以五气,地食人以五味。五气入鼻,藏于心肺,上使五色修明,音声能彰。五味入口,藏于肠胃,味有所藏,以养五气,气和而生,津液相成,神乃自生。"说明人依赖于天地之精气,才能化生气血津液,产生并维持包括精神在内的生命活动。

(二)整体观

整体观即事物之间普遍联系的观点。《黄帝内经》认为,自然界是一个整体,其中包含许多部分,主要有天、地、人三大类别,而每一类别中又概括了许多的具体事物。《黄帝内经》以"天人相应"的思想为指导,以阴阳五行为法则,将三大类别及其具体事物之间的内在关系广泛联系起来。这就是《黄帝内经》的整体观。《黄帝内经》的整体观主要体现在人体内外联系和人与自然联系两个方面。

1. 人体内外联系

《黄帝内经》认为人体内有五脏、六腑、奇恒之腑、经络等,体表有骨、肉、筋、脉、皮、官窍等组织,虽然形态、功能各异,但在人体整个生命活动中,是相互联系、相互影响的一个整体,因而构成了以五脏为主体的五个功能活动系统。

(1)肝系统:肝——胆——筋——目——爪。

(2)心系统:心——小肠——脉——舌——面。

(3)脾系统:脾——胃——肉——口——唇。

(4)肺系统:肺——大肠——皮——鼻——毛。

(5)肾系统:肾——膀胱(脑、女子胞)——骨(髓)——耳——发。

由这五个子系统共同构成了人体的大系统。五个子系统之间也不是孤立的,而是相互联系,有着生克制化的规律,从而维持一定的稳定状态,构成一个生命活动的整体。

2. 人与自然的联系

自然界的运动变化,影响着人体的生理病理,人类在长期进化过程中,也逐渐对自然界变化产生了适应性。《灵枢·五癃津液别》说:"天暑衣厚则腠理开,故汗出……天寒则腠理闭,气湿不行,水下留于膀胱,则为溺与气。"这是人对自然的生理适应性。四时变化,有一定的常发病和流行病。一天之中,疾病随昼夜变化而进退,出现旦慧、昼安、夕加、夜甚的规律。《灵枢·顺气一日分为四时》指出:"朝则人气始生,病气衰,故旦慧;日中人气长,长则胜邪,故安;夕则人气始衰,邪气始生,故加;夜半人气入脏,邪气独居于身,故甚也。"

《黄帝内经》从自然、社会的大环境来认识人体生命的活动,因而构成了"四时五脏阴阳系统结构"的理论(见表1)。

表1　四时五脏阴阳系统结构

属性			阳		阴		
五行			木	火	土	金	水
物象	天	五时	春	夏	长夏	秋	冬
		五气	风	热	湿	燥	寒
		五化	生	长	化	收	藏
		五星	岁星	荧惑星	镇星	太白星	辰星
	地	五方	东	南	中	西	北
		品类	木	火	土	金	水
		五味	酸	苦	甘	辛	咸
		五色	青	赤	黄	白	黑
		五音	角	徵	宫	商	羽
	人	五脏	肝	心	脾	肺	肾
		五腑	胆	小肠	胃	大肠	膀胱
		五窍	目	舌	口	鼻	耳
		五体	筋	脉	肉	皮	骨
		五华	爪	面	唇	毛	发
		五志	怒	喜	思	悲	恐
		五声	呼	笑	歌	哭	呻
		五变	握	忧	哕	咳	栗

（三）运动观

《黄帝内经》认为,包括人体在内的整个自然界都处在运动的过程中,而事物的运动状态和过程表现为变化。所谓变化,包含具有量变性质的"化"和具有质变性质的"变"及其相互转化关系。《素问·六微旨大论》指出:"夫物之生从于化,物之极由乎变,变化之相薄,成败之所由也。……成败倚伏生乎动,动而不已则变作矣。"事物运动的基本形式是升、降、出、入,"升降出入,无器不有","非出入则无以生长壮老已,非升降则无以生长化收藏。"《黄帝内经》立足于事物运动的观点,揭示事物发展的量变和质变过程及其相互转化的关系,并用以分析和认识人体的生理、病理、诊断及治疗的规律。

人的生长、发育、壮盛、衰老、死亡,是由于阴阳、气血、脏腑、经络的活动,产生盛衰的结果。而疾病的产生是邪正双方斗争、以邪胜正的结局。病证有寒、热、虚、实的变化,无不是阴阳气血的偏盛偏衰所致。疾病一旦产生,就会传变,由表传里,由浅入深,由经脉传脏腑,由此脏传他脏等,总是停留在一处的疾病是不存在的。疾病寒、热、虚、实的性质,在病变过程中也不是一成不变的,在一定的条件下,出现转化,寒证变为热证,虚证变为实证,反之亦然。

从运动变化的观点来把握疾病,了解不同病证的相互关系,了解不同阶段病证的本质,这就是辨证论治的关键所在。

(吴润秋)

第2章 《素问》原文选读

一、上古天真论篇第一（节选）

上古,指远古。古人把时代划分为上古、中古、今时三个阶段。天真,指先天禀赋或天然纯真之气,本篇指淳朴无邪的天性,又指先天真元之气。本篇主要论述保养真气、预防疾病、延年益寿的理论,并阐述真气在人体生长发育过程中的重要作用。故以"上古天真论"名篇。

【原文】　昔在黄帝,生而神灵①,弱而能言②,幼而徇齐③,长而敦敏④,成而登天⑤,乃问于天师⑥曰:余闻上古之人,春秋皆度百岁⑦,而动作不衰;今时之人,年半百而动作皆衰者,时世异耶,人将失之耶⑧?岐伯对曰:上古之人,其知道者⑨,法于阴阳⑩,和于术数⑪,食饮有节,起居有常⑫,不妄作劳⑬,故能形与神俱⑭,而尽终其天年⑮,度百岁乃去。今时之人不然也,以酒为浆⑯,以妄为常,醉以入房,以欲竭其精,以耗散其真⑰,不知持满,不时御神⑱,务快其心,逆于生乐⑲,起居无常,故半百而衰也。

夫上古圣人之教下也,皆谓之虚邪贼风⑳,避之有时,恬淡虚无㉑,真气从之㉒,精神内守㉓,病安从来?是以志闲而少欲㉔,心安而不惧,形劳而不倦㉕,气从以顺㉖,各从其欲,皆得所愿㉗。故美其食,任其服,乐其俗㉘,高下不相慕,其民故曰朴㉙。是以嗜欲不能劳其目,淫邪不能惑其心㉛,愚智贤不肖㉜,不惧于物㉝,故合于道。所以能年皆度百岁而动作不衰者,以其德全不危㉞也。

【注释】
①神灵:聪明之至。
②弱而能言:弱,幼小。能言,善言。
③幼而徇齐:幼,《礼记·曲礼》云"十年曰幼"。徇齐,疾速之意,在此指思维和行动敏捷。
④敦敏:敦,忠厚诚实。敏,聪明通达。
⑤成而登天:成,指成年。登天,谓登天子位。
⑥天师:天子之师。黄帝对岐伯的尊称。
⑦春秋皆度百岁:春秋,指年龄。度,超过之意。意即年龄大都超过百岁。
⑧人将失之耶:将,犹"抑"也,还是之意。失,过失,失误,此指违背养生之道。
⑨知道:道,法则,此指养生的法则。知道,即通晓养生的法则。

⑩法于阴阳:法,效法,取法。阴阳,指自然界的阴阳变化规律。

⑪和于术数:和,调和,适当运用。术数,指各种养生方法,如气功、导引、按跷、吐纳等。

⑫食饮有节,起居有常:谓饮食有节制,作息有常规。

⑬不妄作劳:妄,乱也。作劳,即劳作,包括劳力、劳心、房劳等。

⑭形与神俱:形,指形体。神指精神。俱,共存、协调之意。形与神俱,即形体与精神健全而协调。

⑮天年:又称天寿,即天赋之寿命,自然寿命。

⑯以酒为浆:浆,泛指汤水、饮料。以酒为浆,喻饮酒无度。

⑰以耗散其真:耗,《针灸甲乙经》作"好",嗜好之意。真,指真气。

⑱不时御神:时,作"善"解。御,用也。神,精神。不时御神,即不善正确用精神。

⑲逆于生乐:逆,违背之意。即违背养生之道而取乐。

⑳虚邪贼风:指四时不正之气。

㉑恬淡虚无:恬淡,思想清静。虚无,心无杂念。

㉒从之:从,顺也,即调和顺畅。

㉓精神内守:精气神明藏守于内而不外越。

㉔志闲而少欲:指思想清静少有欲望杂念。

㉕形劳而不倦:形体常活动而不使其疲倦。

㉖气从以顺:气,真气。以,而也。真气调畅而和顺。

㉗各从其欲,皆得所愿:从,顺也,满足之意。欲望不高,容易实现,故都能得到满足。

㉘美其食,任其服,乐其俗:美、任、乐三词为意动用法。即认为其食甜美,认为其服合意,认为其风俗使自己快乐。

㉙高下不相慕:高下,指人的社会地位。意即无论社会地位高低,不相倾慕而安于本位。

㉚朴:质朴,淳朴。

㉛嗜欲不能劳其目,淫邪不能惑其心:意即世俗的欲望、淫乱不能扰乱其视听。

㉜愚智贤不消:分别指愚蠢的人、聪明的人、有才有德的人、无才无德的人。

㉝不惧于物:不为外界事物所惊扰。

㉞德全不危:德,指养生修性的道德。全,全面,完备。危,危害。意即在养生方面道德全面的人,就不会受到衰老的危害。

【语译】 从前的黄帝,生来就非常聪明,小时能言善辩,少年时思维和行动灵活敏捷。长大后既敦厚老实,又聪明通达,成年时就登上了天子位。他问岐伯说:我听说上古的人们,年龄都能超过百岁,而动作不衰减。但是,现在的人,才五十岁,动作就衰减了,这是由于时代的不同,还是今人自身的失误呢?岐伯回答说:上古那些通晓养生之道的人们,能效法自然界阴阳变化的规律,适当运用各种养生方法,饮食有节制,起居作息有常规,不乱劳作,所以能使形体与精神保持协调一致,享尽天赋的寿命,超过百岁才去世。而现在的人就不是这样了,他们把酒当作水浆一样饮用无度,把妄乱的行为当作正常的生活,醉酒后肆行房事,让过多的欲望和不良的嗜好耗散自己的真气。不懂得保持精气充满的重要性,不善于调养精神,违背养生之道,贪图一时的快乐,作息没有规律,所以到五十岁就衰老了。

【提要】 本节原文主要论述了养生的原则和方法。重点掌握以下内容。

1. 养生的原则

(1)顺应四时,外避邪气:自然界气候变化有一定的规律,正常的气候变化有利于人体的生理活动,气候变化异常,如寒温反作、疾风暴雨、酷暑严寒等,都能成为致病的因素,称之为"虚邪贼风"。因此,在养生方面,要掌握四时阴阳的变化规律,顺应四时气候的变化,按时节避免邪气的侵害,可防止疾病的发生。正如原文所述"虚邪贼风,避之有时"。

(2)调摄精神,保养正气:人的思维、意识、情感、心理等精神活动,是脏腑功能的表现。精神异常又可成为致病的因素。《黄帝内经》十分重视精神调养在养生中的意义。大喜大怒,忧愁思虑,追逐名利,嗜欲无穷等,都会内伤正气,使阴阳气血、脏腑经络的功能失常,导致疾病。因此,调养精神,少有欲望,始终保持安闲清静的心态,是十分重要的。正如原文所述"精神内守""恬淡虚无""美其食,任其服,乐其俗,高下不相慕"。《素问·四气调神大论》详细论述了随四时变化调养精神的方法。

2. 养生的方法

(1)法于阴阳:人生活在天地之间,天地阴阳的变化,如日月运行的规律、四时气候递变的节律等,对人体的生理病理都会产生较大的影响。因此,要以天地阴阳变化的规律为法则,适应四时生、长、收、藏的生化特点,来调养精神、饮食、起居、作息等一切活动。

(2)和于术数:根据个体的情况,适当采用一些强身健体的运动,如太极拳、五禽戏、八段锦等,以增强体质。

(3)饮食有节:有节制的饮食是人体维持生命、补充能量的重要来源。但饮食不节,反而是产生疾病的常见原因。节制饮食主要注意食量、食时、食温以及五味调和等方面。食量要适中,不能暴饮暴食,亦不能饥饿不食,否则损伤脾胃。进食要有时间规律,以适应胃肠的盈虚之序,以防饮食的积滞和精微的不足。食温要寒温适中,不能过冷过热,过冷则使脾胃之气凝滞,水谷不化,过热则损伤食管和胃肠。饮食中尤其要注意五味调和,不可偏食。若偏嗜一味的饮食,可导致一脏之气偏亢而发生疾病。《素问·至真要大论》指出:"久而增气,物化之常也,气增而久,夭之由也。"如偏嗜酸味,久而久之,可导致肝气偏亢。长期素食,可导致体内营养不良的虚弱病证。

（4）起居有常：人类在长期的进化过程中已经形成了夜晚睡眠、昼日活动的节律。为保健康，必须遵循这种节律。按时睡眠，按时起床。若长期昼夜颠倒，没有规律，可导致人体阴阳气血的紊乱而发生疾病。

（5）作劳适度：人体要活动，才能使气血流畅。劳作不宜太过，过则损伤形神。劳体过度，伤筋伤骨；劳心过度，伤精神；房劳过度，伤肾精。但又不能过度安逸，安逸少动，则使气血郁滞而发生疾病。故原文指出"不妄作劳"。

3. 养生的目的

养生的目的在于预防疾病，延年益寿。

原文明确指出，养生可以预防疾病的发生，即"病安从来"。养生可以延年益寿，即"春秋皆度百岁""尽终其天年"。

天年，即天赋之寿命，也就是人的自然寿命。关于人的自然寿命应该是多少，古今看法不一。《黄帝内经》认为人的自然寿命在百岁以上。现代研究认为，人的自然寿命是其发育期的 15～20 倍。但影响人的寿命的因素很多，110～120 岁是可以达到的。

原文提出"形与神俱"是长寿的基本条件，也是人体健康的标志。强调形体与精神都健康且二者协调，是衡量人体生命健康最全面的标准。2 000 多年后的今天，世界卫生组织才对健康的定义有了明确的认识。

【原文】 帝曰：人年老而无子①者，材力②尽耶？将天数③然也？岐伯曰：女子七岁，肾气盛，齿更④发长；二七而天癸至⑤，任脉通，太冲脉⑥盛，月事以时下，故有子；三七，肾气平均⑦，故真牙生而长极⑧；四七，筋骨坚，发长极，身体盛壮；五七，阳明脉衰，面始焦，发始堕⑨；六七，三阳脉衰于上⑩，面皆焦，发始白；七七，任脉虚，太冲脉衰少，天癸竭，地道不通⑪，故形坏而无子也。丈夫八岁，肾气实，发长齿更；二八，肾气盛，天癸至，精气溢泻⑫，阴阳和，故能有子⑬；三八，肾气平均，筋骨劲强，故真牙生而长极；四八，筋骨隆盛，肌肉满壮；五八，肾气衰，发堕齿槁；六八，阳气衰竭于上⑭，面焦，发鬓颁白⑮；七八，肝气衰，筋不能动；八八，天癸竭，精少，肾脏衰，形体皆极⑯，则齿发去。肾者主水⑰，受五脏六腑之精而藏之，故五脏盛乃能泻。今五脏皆衰，筋骨解堕，天癸尽矣，故发鬓白，身体重，行步不正，而无子耳。

【注释】

①无子：指丧失生育能力。

②材力：指精力。

③天数：自然所赋之数，即自然规律。

④齿更：更，更换。人到七八岁，乳齿陆续脱落，被恒齿代替，谓之齿更。

⑤天癸至：天癸，是一种禀受于先天、藏之于肾、具有促进生殖功能发育的物质。至，成熟之意。

⑥太冲脉：冲脉。

⑦平均：平，满也，饱和也。均，恒定。平均，即充满、充足。

⑧真牙生而长极：真牙，即智齿。长极，指人体生长发育到了极点，意即发育成熟。

⑨阳明脉衰，面始焦，发始堕：焦，通"憔"，憔悴。堕，脱落。阳明脉多气多血，此脉衰，则气血少，面部、毛窍失养，故面部开始憔悴，头发开始脱落。

⑩三阳脉衰于上：三阳，指太阳、阳明、少阳经脉。三阳经脉皆起于面部，其衰始于上。

⑪地道不通：地道，指阴道。意即月经绝止。

⑫精气溢泻：精气，指男子精液。溢，满而外溢。

⑬阴阳和，故能有子：阴阳和，男女两性交合。有子，具备生殖能力。

⑭阳气衰竭于上：指三阳经脉之气衰于上。

⑮颁白：颁，通"斑"。斑白，即黑白相杂。

⑯形体皆极：极，虚弱之意。指身体各部分都衰竭了。

⑰肾者主水：肾主藏精。

【语译】 黄帝说：人老了就没有生育能力，这是精力用尽了呢，还是自然规律使之这样呢？岐伯说：女子七岁，肾气开始充盛，乳齿更换，头发生长；二七十四岁，天癸发育成熟，任脉通畅，太冲脉充盛，月经按时来潮，所以具有生育能力；三七二十一岁，肾气充足，智齿生长，形体发育成熟；四七二十八岁，筋骨坚强，头发生长茂盛，身体强壮；五七三十五岁，阳明经脉气血渐衰，面部开始憔悴，头发开始脱落；六七四十二岁，三阳经脉衰于上，面部憔悴，头发开始变白；七七四十九岁，任脉空虚，太冲脉衰减，天癸竭尽，月经停止，所以形体衰老而丧失了生育能力。男子八岁，肾气开始充实，头发生长，乳齿更换；二八十六岁，肾气旺盛，天癸成熟，精气盈满而能排泄，这时若男女交合，就能生育；三八二十四岁，肾气充足，筋骨强劲有力，智齿生长，身体发育成熟；四八三十二岁，筋骨强壮，肌肉丰满；五八四十岁，肾气开始衰减，头发脱落，牙齿枯槁；六八四十八岁，三阳经脉衰于上，面部憔悴，发鬓斑白；七八五十六岁，肝气虚衰，筋骨活动不灵便；八八六十四岁，天癸竭尽，精气衰少，肾脏虚，牙齿、头发脱落，整个形体衰老了。肾主藏精，接受五脏六腑的精气而贮藏。所以，五脏精气充盛，肾精盈满才能输泻。现今五脏都虚衰了，筋骨懈怠无力，天癸也竭尽了，所以身体沉重，走路不稳，丧失了生育能力。

【提要】 本节原文主要论述了人体生长发育规律及肾气在生长发育中的重要作用。重点掌握以下内容。

1. 人体生长发育规律

人体生长发育可分为三个阶段：

（1）生长阶段：女子 7～14 岁，男子 8～16 岁。其特征是齿更发长，女子月经来潮，男子排精，具备生育能力。

（2）壮盛阶段：女子 21～28 岁，男子 24～32 岁。其特征是智齿生长，筋骨强壮,肌肉丰满。

(3)衰老阶段:女子 35 岁以后,男子 40 岁以后,逐渐进入衰老期,其特征是面部憔悴,头发脱落,形体衰老。至女子 49 岁,天癸竭,月经停止,男子 64 岁,天癸竭,精少,丧失生育能力。

2. 肾气在人体生长发育过程中重要作用

肾气的盛衰,决定人体生长发育状况,肾气盛实,则生长壮盛,肾气衰,则衰老。肾气盛实,则天癸成熟,人体具备了生育能力;肾气衰,天癸竭,人体就丧失了生育能力。

3. 任、冲二脉与女子月经的生理关系

本篇是记载任、冲二脉与女子月经生理关系的最早文献。任、冲脉充盛,则月经正常,任、冲脉空虚,则月经失常,甚至停经、闭经。故调理任冲二脉是治疗月经病的常用方法。

4. 肾藏精与五脏六腑的关系

肾藏先天之精和后天之精,即如原文所说"肾者主水"。先天之精藏于肾,促进生长发育,促进生育能力的成熟。后天水谷之精归于五脏六腑,脏腑之精充盛,可以滋养先天之精,使肾精充盛。

二、四气调神大论篇第二（节选）

四气,指春、夏、秋、冬四时气候与相应的生化规律及物象变化。调神,即调摄人的精神活动。四气调神,即顺应四时规律、调养人的精神,从而调理内脏。故篇名曰"四气调神大论"。

【原文】 是故圣人不治已病治未病①,不治已乱治未乱②,此之谓也。夫病已成而后药之,乱已成而后治之,譬犹渴而穿井,斗而铸锥③,不亦晚乎。

【注释】

①不治已病治未病:治,调理,调治。意即不在疾病已经发生后才去调治,而是在疾病未发生之前就注意调理,养生以防病。

②不治已乱治未乱:乱,动乱。意即治理国家不是在已经发生动乱后才去治理,而是在动乱未发生之前就注意治理。

③铸锥:锥,《黄帝内经·太素》作"兵",即兵器。铸兵,即铸造兵器。

【语译】 因此,圣人不是在有病时才调养,而是在未病时注重调养。不是在国家出现动乱时才去整治,而是在未动乱时注重整治。讲的就是这个道理。假如疾病已经形成了才去调养,动乱已经产生了才去整治,就好像口渴了才去挖井,战斗打响了才去铸造兵器,不是已经晚了吗?

【提要】 本节原文提出"治未病"的预防为主的思想。《黄帝内经》"治未病"的

思想体现在两个方面。

1. 未病先防

强调在平时注重养生,采取预防措施,增强体质,保养正气,预防疾病的发生。本篇和《素问·上古天真论》以及有关篇章突出了这一思想。

2. 既病防变

体现在早期治疗和防止传变两个方面。疾病初起或仅有一些发病预兆,就及时治疗。如《素问·刺热论》指出:"肝热病者左颊先赤,心热病者颜先赤,脾热病者鼻先赤,肺热病者右颊先赤,肾热病者颐先赤,病虽未发,见赤色者刺之,名曰治未病。"疾病发生后必当传变,或沿经络,或循脏腑,由表入里,由浅入深。医术高明的医师,就能明察疾病发展的趋势,及时采取措施,进行防传防变治疗,以阻止疾病的发展。如《难经七十七难》指出:"所谓治未病者,见肝之病,则知肝当传之与脾,故先实其脾气,无令得受肝之邪。"叶天士《温热论》指出:"若斑出热不解者,胃津亡也,主以甘寒,重则如玉女煎,轻则如梨皮、蔗浆之类。或其人肾水素亏,虽未及下焦,先自彷徨,必验之于舌,如甘寒之中加入咸寒,务在先安未受邪之地,恐其陷入易耳。"这是对《黄帝内经》"治未病"思想的运用和发展。

三、生气通天论篇第三（节选）

生气,即生命之气,具体指人体内的阴阳二气。通,贯通,相应之意。天,指自然界。生气通天,是谓人体生命之气与自然阴阳之气息息相通。本篇论述人体阴阳之气与自然阴阳之气相应的生理病理,并强调阳气的重要作用。故篇名曰"生气通天论"。

【原文】 夫自古通天者①,生之本,本于阴阳②。天地之间,六合之内③,其气九州④、九窍、五脏、十二节⑤,皆通乎天气,其生五,其气三⑥,数犯此者,则邪气伤人,此寿命之根本也。

阳气者,若天与日⑦,失其所则折寿而不彰⑧。故天运当以日光明⑨。是故阳因而上,卫外者也⑩。

因于寒,欲如运枢⑪,起居如惊⑫,神气乃浮⑬;因于暑、汗、烦则喘喝,静则多言⑭,体若燔炭,汗出而散⑮;因于湿,首如裹⑯,湿热不攘⑰,大筋缑短,小筋弛⑱长,缑短为拘,弛长为痿;因于气⑲,为肿。四维相代⑳,阳气乃竭。

阳气者,烦劳则张㉑,精绝,辟积于夏㉒,使人煎厥㉓。目盲不可以视,耳闭不可以听,溃溃乎若坏都,汨汨乎不可止㉔。阳气者,大怒则形气绝㉖,而血菀于上㉗,使人薄厥㉘。有伤于筋,纵,其若不容。汗出偏沮㉚,使人偏枯㉛,汗出见湿,乃生痤疿㉜。高梁之变,足生大丁㉝,受如持虚㉞。劳汗当风,寒薄为皶㉟,郁乃痤。

阳气者,精则养神,柔则养筋㊱。开阖不得,寒气从之,乃生大偻;陷脉为瘘^㊳，留连肉腠，俞气化薄^㊵，传为善畏，及为惊骇^㊶；营气不从，逆于肉理，乃生痈肿^㊷；魄汗未尽，形弱而气烁^㊸，穴俞以闭，发为风疟^㊹。

故风者，百病之始也。清静则肉腠闭拒，虽有大风苛毒，弗之能害。此因时之序也。故病久则传化，上下不并^㊺，良医弗为。故阳畜积病死，而阳气当隔^㊻，隔者当泻，不亟正治，粗乃败之^㊼。

故阳气者，一日而主外，平旦人气生，日中而阳气隆，日西而阳气已虚，气门^㊽乃闭。是故暮而收拒，无扰筋骨，无见雾露^㊾，反此三时，形乃困薄^㊿。

【注释】

①通天者：通晓天地自然界规律的人。

②生之本，本于阴阳：生命的根本，在于自然界阴阳二气。

③六合之内：上下四方称为六合。意即宇宙之内。

④九州：上古行政区，冀、兖、青、徐、扬、荆、豫、梁、雍九州。

⑤十二节：指人体双侧腕、肘、肩、踝、膝、髋十二个大关节。

⑥其生五，其气三：五，即木火土金水五行。三，指三阴三阳。意即自然界阴阳化生五行，分为三阴三阳之气。

⑦阳气者，若天与日：与，作"有"解。意即人体有阳气，好像自然界有太阳一样。

⑧折寿而不彰：折寿，夭折寿命。彰，明也。意即寿命受到夭折，生机不能显明。

⑨天运当以日光明：意即天体的正常运行依靠太阳的光明。

⑩阳因而上，卫外者也：因，顺应。意即人体阳气，具有向上向表，卫外抗邪的作用。

⑪欲如运枢：枢，户枢。喻阳气在寒邪入侵时，像户枢一样，发挥开合卫外的作用。

⑫起居如惊：意即人体受寒后，出现寒热、神情不安、坐卧不宁等如同受惊的症状。

⑬神气乃浮：神气，指人体阳气。浮，向上向表。意即寒邪入侵，人体阳气向表抗邪，出现发热等症。

⑭烦则喘喝，静则多言：烦，烦躁、躁动。喘，气喘喝喝。静，无躁动症状。多言，指谵语多言。伤暑有两种情况，一是烦躁，躁动不安，气喘，高热等；二是虽无躁动不安，但出现神昏谵语等症，后者较前者为重。

⑮体若燔炭，汗出而散：燔炭，喻高热。意即高热大汗，阳气耗散。

⑯首如裹：指头重如布巾包裹。

⑰湿热不攘：攘，消除。指湿热不消除。

⑱大筋缩短，小筋弛长：系互文。缩短，收缩而短。弛长，松弛而长。指湿热伤筋，大、小筋脉或缩短，或弛长。

⑲因于气：气，高士宗注"气，犹风也。《阴阳应象大论》云：'阳之气，以天地之疾风名之。'故不言风而言气。"本段文例"因于寒""因于暑""因于湿"分别论述冬寒、夏暑、秋湿邪气伤人的病理，因此，"因于气"，当指春之风邪伤人的病理。故"气"，作"风"解。

⑳四维相代：四维，指四时。代，更替、交替。意即四时邪气交替伤人。

㉑烦劳则张：烦，通"繁"。烦劳，即过度劳作。张，亢盛。意即过度劳作，使阳气亢盛。

㉒精绝，辟积于夏：绝，通"竭"。精绝，即阴精耗竭。辟，通"襞"，指衣裙褶。辟积，即重叠、重复。

㉓煎厥：阴虚阳亢所致的气逆昏厥证。是阳热亢极，煎熬阴精所致，故名。

㉔溃溃乎若坏都：溃溃，形容洪水奔流之状。都，通堵，即堤坝。本句形容发病急暴，如水堤崩坏，洪水奔流。

㉕汩汩乎不可止：汩汩，水流急声。喻病势急，无法遏止。

㉖形气绝：绝，阻绝。指形气阻绝，不相交通。

㉗血菀于上：菀，通"郁"。上，指头部。意即气血郁积头部。

㉘薄厥：薄，通"迫"。指因大怒迫使气血上逆所致的昏厥证。

㉙不容：指肢体不能随意活动，即瘫痪。

㉚汗出偏沮：沮，湿润。指半身汗出。

㉛偏枯：亦名偏风、偏瘫。即半身不遂。

㉜痤疿：痤，痤疮，小疖子。疿，汗疹，俗称痱子。

㉝高粱之变，足生大丁：高，通"膏"，即脂膏类食物。粱，通"粱"，即精细食物。变，病变。足，足以、足够。丁，通"疔"。意即嗜食膏粱厚味，足以使人发生疔疮。

㉞受如持虚：形容患病容易，犹如持空虚之器盛物一样。

㉟皶：生于面部的粉刺。

㊱精则养神，柔则养筋：此为倒装句。应为"养神则精，养筋则柔"。精，清爽。柔，柔和。意即阳气养神则精神清爽，阳气养筋则筋脉柔和。

㊲开阖不得，寒气从之：开阖，指卫气的开合卫外功能。意即卫气开合功能失常，寒邪乘虚侵入。

㊳大偻：指脊背弯曲。

㊴陷脉为瘘：陷脉，指邪气内陷经脉。瘘，指漏下脓血、久不收口的瘘管。

㊵俞气化薄：俞，同"腧"，指腧穴，经气流行出入之处。意即邪气从腧穴传入内迫五脏。

㊶传为善畏，及为惊骇：疾病发展成为易恐、惊骇之证。

㊷营气不从，逆于肉理，乃生痈肿：邪气使营气运行不畅，逆阻于肌肉腠理，化热生火，腐肉成脓，故生痈肿。

㊸魄汗未尽，形弱而气烁：魄汗，自汗。气烁，阳气被消灼。

㊹风疟:疟疾的一种。疟发则汗出恶风。

㊺上下不并:并,交并、交通。意即上下阴阳之气不相交通。

㊻阳畜积病死,而阳气当隔:畜,通"蓄"。阳畜积,是指阳气壅滞积聚。当,通挡。阳气当隔,是指阳气阻塞不通。

㊼不亟正治,粗乃败之:亟,通"急",及时。粗,粗工,技术低劣的医生。败之,使之败,使病情恶化。

㊽气门:又称玄府,即汗孔。

㊾暮而收拒,无扰筋骨,无见雾露:意即在日落之时,要减少户外活动,不要冒见雾露。

㊿困薄:疲困衰薄。

【语译】 黄帝说:自古以来,通晓人与天地自然相通应规律的人,都认为生命的根本,本于自然界的阴阳二气。天地之间,四方上下之内,九州之野,人的九窍、五脏、十二个大关节的功能活动,都是与自然阴阳之气相通应的。自然阴阳二气化生五行和三阴三阳之气。多次违反人与自然相通应的人,就会受到邪气的伤害。这就是寿命的根本所在。

人体的阳气,有如天空中的太阳一样。如果阳气失常,寿命就会夭折,生机不显。所以,天体的运行要靠太阳的光辉。人体的阳气具有向上向表、卫外抗邪的作用。

感受寒邪,阳气像户枢一样发挥开合作用,出现恶寒发热、神情不安、坐卧不宁,如同受惊之状,这是阳气浮出抗邪的表现。感受暑邪,大汗,烦躁,躁动,气喘呵呵;另一种情况是外无躁动症状,但神昏谵语,多言语。高热身体如同燃烧的炭火,阳气因高热大汗而耗散。感受湿邪,头重如同布巾包裹,如果湿热不消除,可使大小筋脉缩短或松弛,缩短的成为拘挛证,松弛的成为痿弱证。感受风邪,可形成水肿。如果四时邪气交替伤害人体,阳气就会逐渐衰竭。

人体阳气,过度劳作就会偏亢,导致精气逐渐耗竭,如此持续到夏天,气候炎热,可形成煎厥证。目盲看不见,耳闭听不到,突然晕倒,发病急暴,像堤坝崩溃,洪水滔滔不可阻止一样。人体阳气在大怒时就会逆乱,使形气阻绝不通,气血上逆郁积于头部,发生薄厥证。如有伤害到筋脉,筋脉就会弛纵,肢体不能随意运动。半身出汗,可能导致偏瘫。汗出受湿,可能发生痤疮和汗疹。过食膏粱厚味,足以使人发生疔疮。如此发病,有如拿着空器皿受物一样容易。劳作汗出,热而当风,风寒闭阻腠理,可形成皮肤粉刺,郁结过久,则成为痤疮。

阳气养神,使精神爽慧,阳气养筋,使筋脉柔和。阳气开合失常,寒邪乘虚而入,可形成脊背弯曲的大偻证。营气运行不畅,邪气逆阻于肌肉腠理,可发生痈肿。邪气内陷经脉,可形成瘘证。邪气留连肌肉腠理,循腧穴传化,内迫五脏,可出现害怕、惊骇等症状。日久汗出,使形体瘦弱,阳气耗散。腧穴闭合,邪气留连,可形成风疟。

风邪是多种疾病的始因，只要阳气正常则肌肉腠理闭拒，虽然有厉害的风邪病毒存在，也不能伤人而发病。这是因为顺应了四时的规律。病久不愈，就会传变，导致上下阴阳气机不能交通，技术高明的医生对这种疾病也无法治疗。所以，阳气蓄积可导致死亡，是因为阳气阻塞不通。阳气阻塞不通的疾病，应当用泻法治疗。如果不及时给予正确的治疗，技术低劣的医生就会使病情恶化。

人的阳气，白天主司体表，平旦时阳气初生，中午时阳气最旺盛，日落时体表的阳气逐渐减少，汗孔闭合。所以到傍晚时就应收敛，不要扰动筋骨，也不要冒见雾露。如果违反了阳气在平旦、中午、日落三个时间的消长规律，形体就会疲困衰弱。

【提要】　本节原文主要论述了阳气的生理病理。重点掌握以下内容。

1. 人体生命的根本在于阴阳二气

人体阴阳与自然界阴阳息息相通。表现在人体脏腑、组织、官窍与五行、三阴三阳之气相通应。

2. 阳气的生理

阳气具有向上向外、卫表抗邪的生理功能。

3. 阳气的病理

(1)阳气开合不能，卫外失常，可为四时的风、寒、暑、湿等邪气侵害，发生各种不同的疾病。如风寒表证、暑证、肢体拘急、痿证、水肿等疾病。

(2)阳气逆乱，可发生煎厥、薄厥、偏枯、痤疮、汗疹、痈肿、粉刺、大偻、瘘病、惊骇、风疟等疾病。

(3)病中阳气蓄积，上下不相交通，则预后不良。

4. 煎厥、薄厥的异同(见表 2)

表 2　煎厥、薄厥的异同

证名	病因	病机	主症	
煎厥	烦劳	阴虚阳亢	突然昏扑	目盲、耳闭
薄厥	大怒	气血逆上		半身不遂

5. 阳气一日三时的规律及意义

阳气白天主司体表，平旦体表阳气初生，中午阳气最盛，日落体表阳气逐渐衰减，汗孔闭合。因此，在傍晚时应减少户外活动，不要做剧烈的运动，不要冒见雾露，以免邪气乘虚而入发生疾病。

【原文】　岐伯曰：阴者，藏精而起亟也①；阳者，卫外而为固也。阴不胜其阳，则脉流薄疾②，并乃狂③；阳不胜其阴，则五脏气争④，九窍不通。是以圣人陈阴阳⑤，筋脉和同，骨髓坚固，气血皆从。如是则内外调和，邪不能害，目明聪明，气立如故⑥。

凡阴阳之要，阳密乃固⑦。两者不和，若春无秋，若冬无夏，因而和之，是为圣度⑧。故阳强不能密⑨，阴气乃绝；阴平阳秘⑩，精神乃治⑪；阴阳离决⑫，精气乃绝。

【注释】

①藏精而起亟:起,起而应之。亟读"气"音,频数。意即阴精频频起而与阳气相应,以供给阳气的需要。

②脉流薄疾:薄,通"迫"。疾,急也。指血脉流动急迫。

③并乃狂:并,重实。阳热重实就会出现狂证。

④五脏气争:争,彼此不和。指五脏气机不相协调。

⑤陈阴阳:陈,列也,引申为协调。即协调阴阳。

⑥气立如故:立,犹行也。故,常也。指气机运行如常。

⑦阳密乃固:密,致密。固,固摄。指阳气致密才能固摄阴精。

⑧圣度:最高、最好的法度。

⑨阳强不能密:强,亢张。指阳气亢张不能致密。

⑩阴平阳秘:平,充满、充盛。秘,同"密"。指阴精充盛于内,阳气致密于外。

⑪精神乃治:治,正常。指精气、神气正常。

⑫阴阳离决:离决,分离诀别。指阴阳二气分离诀别,不相交通。

【语译】 岐伯说:五脏贮藏阴精,不断地供给阳气的需要;阳气卫外固摄阴精。如果阴不胜阳,那么血脉流动急迫,阳热盛实,可发生狂证;如果阳不胜阴,就会使五脏气机不相协调,九窍不通利。因此,圣人善于调和阴阳,使筋脉柔和,骨髓坚固,气血运行通畅,这样就能内外调和,不受邪气侵害,耳目聪明,气机运行如常。

大凡阴阳协调的关键,在于阳气的致密,才能固摄阴精。阴阳二者不协调,就如同只有春天而没有秋天,只有夏天而没有冬天一样。因此,调和阴阳是养生治病最好的法度。阳气亢张就不能致密,阴气衰竭;阴气充盛于内,阳气致密于外,精气和神气才能正常;如果阴阳分离诀别,人的精气就会衰竭。

【提要】 本节原文论述了阴精与阳气的关系。重点掌握以下内容。

1. 阴为阳之基,阳为阴之用

阴精在内,是阳气的物质基础,不断供给阳气的需要。阳气在外,固摄阴精,以防阴精外失。二者相互为用,相互制约,维持人体的协调平衡。如原文"阴者,藏精而起亟也;阳者卫外而为固也。"若阴阳出现偏盛偏衰,可导致血流急迫,甚至发生狂证,或出现脏腑气机不畅,九窍不通的病证。

2. 阴阳关系中,阳气为主导

阴精与阳气,二者协调,但以阳气为主导。阳气致密,阴精才能固守,一旦阳气失去致密,阴精不能内守而外散,导致阴阳失调。如原文指出"凡阴阳之要,阳密乃固","阳强不能密,阴气乃绝"。《黄帝内经》重视阳气的思想对后世产生较大的影响。如明代张介宾说:"天之大宝,只此一丸红日,人之大宝,只此一息真阳。"温补学派在养生治病中重视温补脾肾之阳气,是阳气为主导思想在临床上的应用。

3. 协调阴阳是养生治病的总法则

阴阳协调是生理,阴阳失调是病理,那么,调和阴阳是养生和治病总的法则。

养生和治病的各种方法、手段,最终目的是调和阴阳使之达到"阴平阳秘,精神乃治"的正常状态。

四、金匮真言论篇第四(节选)

本篇论述了阴阳及其与人身脏腑的关系,其言珍贵、真要,故以"金匮真言论"名篇。

【原文】 故曰:阴中有阴,阳中有阳。平旦至日中①,天之阳,阳中之阳也;日中至黄昏②,天之阳,阳中之阴也;合夜至鸡鸣③,天之阴,阴中之阴也;鸡鸣至平旦,天之阴,阴中之阳也。故人亦应之。夫言人之阴阳,则外为阳,内为阴。言人身之阴阳,则背为阳,腹为阴。言人身脏腑中阴阳,则脏者为阴,腑者为阳。肝、心、脾、肺、肾五脏为阴,胆、胃、大肠、小肠、膀胱、三焦六腑皆阳。

故背为阳,阳中之阳,心也;背为阳,阳中之阴,肺也;腹为阴,阴中之阴,肾也;腹为阴,阴中之阳,肝也;腹为阴,阴中之至阴④,脾也。此皆阴阳、表里、内外、雌雄相输应也,故以应天之阴阳也。

【注释】
①平旦至日中:平旦,卯时,5~7点。日中,午时,11~13点。
②黄昏:酉时初,17点。
③合夜至鸡鸣:合夜,酉时末,19点。鸡鸣,子时,23~1点。
④至阴:由阳达阴之意。

【语译】 所以说:阴中有阴,阳中有阳。午旦卯时到日中午时,为天之阳,属阳中之阳;午时到黄昏,为天之阳,属阳中之阴;合夜到子时,为天之阴,属阴中之阴;子时到午旦,为天之阴,属阴中之阳,人体阴阳也与之相应。讲人体阴阳,体表为阳,体内为阴,背为阳,腹为阴。讲人体脏腑中的阴阳,脏为阴,脏为阳,肝、心、脾、肺、肾五脏属阴,胆、胃、大肠、小肠、膀胱、三焦之腑都属阳。

背属阳,阳中之阳是心,阳中之阴是肺。腹属阴,阴中之阴是肾,阴中之阳是肝,阴中之至阴是脾。这都是阴阳、表里、内外、雌雄相应,所以应天地之阴阳。

【提要】 本节原文论述了一日四时分阴阳和人身脏腑分阴阳。从而说明阴阳的可分性,阴中有阴,阳中有阳。

1. 一日四时分阴阳

一日之中,昼为阳,夜为阴。平旦至日中,为阳中之阳;日中至黄昏,为阳中之阴;合夜至鸡鸣,为阴中之阴;鸡鸣至平旦,为阴中之阳。自然阴阳之气的衰旺,形成了昼夜的变化。

2. 人身脏腑分阴阳

内为阴,外为阳。腹为阴,背为阳。五脏为阴,六腑为阳。五脏之中又可分阴阳,心、肺在胸背为阳,而心为阳中之阳,肺为阳中之阴。肝、脾、肾在腹中为阴,而肝为阴中之阳,肾为阴中之阴,脾为阴中之至阴。

五、阴阳应象大论篇第五(节选)

阴阳,是自然界事物对立统一规律的概括。应,相应、应验。象,形象、征象。阴阳应象,是指阴阳规律在自然万物中的反映。本篇以天地之阴阳,万物之阴阳,合人身之阴阳,其象相应,故篇名为"阴阳应象大论"。

【原文】 黄帝曰:阴阳者,天地之道①也,万物之纲纪,变化之父母②,生杀之本始,神明之府③也,治病必求于本④。

故积阳为天,积阴为地⑤。阴静阳躁,阳生阴长,阳杀阴藏⑥。阳化气,阴成形⑦。寒极生热,热极生寒⑧。寒气生浊,热气生清⑨。清气在下,则生飧泄⑩;浊气在上,则生䐜胀⑪。此阴阳反作,病之逆从⑫也。

故清阳为天,浊阴为地。地气上为云,天气下为雨,雨出地气,云出天气⑬。故清阳出上窍,浊阴出下窍⑭;清阳发腠理,浊阴走五脏⑮;清阳实四肢,浊阴归六腑⑯。

【注释】

①天地之道:天地,即自然界。道,规律,法则。指阴阳是自然界的法则和规律。

②变化之父母:物生谓之化,物极谓之变。父母,源本,根本。指阴阳是事物变化的根源。

③神明之府:阴阳不测谓之神,品物流形谓之明。府,居藏之所。指阴阳是自然界万事万物运动变化的内在动力。

④治病必求于本:本,即阴阳。人体病理是阴阳失调,治病的关键是协调阴阳,所以,治病要探求阴阳法则。

⑤积阳为天,积阴为地:积,积聚。阳,指清轻的物质,阴,指重浊的物质。意即清阳上升聚而成天,浊阴下降凝而成地。

⑥阳生阴长,阳杀阴藏:互文。即阴阳既有主生长的作用,又有主杀藏的作用。生长杀藏指阴阳对万物的不同生化作用。

⑦阳化气,阴成形:阳推动万物的功能,阴生成万物的形质。

⑧寒极生热,热极生寒:以自然界寒温气候递变的规律,说明阴阳在一定的条件下相互转化的关系。

⑨寒气生浊,热气生清:浊,浊阴,有形之物。清,清阳,无形之气。寒性凝固,故生浊阴,热性升散,故生清阳。

⑩清气在下,则生飧泄:飧泄,指完谷不化的腹泻。清阳之气当升,而今不升反下降,出现水谷不化的腹泻。

⑪浊气在上，则生䐜胀：䐜胀，指胸腹胀满。浊气当降，而今不降反升，出现气机不运的胀满。

⑫阴阳反作，病之逆从：反作，反常。逆从，偏义复词，偏于逆，病变。

⑬地气上为云，天气下为雨，雨出地气，云出天气：地阴之气在天阳的作用下，上升为云；云受阴寒凝聚下降为雨。实际上，雨来自地气，云来自天气。以云雨的形成说明阴阳的升降、互根的道理。

⑭清阳出上窍，浊阴出下窍：清阳，指呼吸、发声、视觉、嗅觉、味觉、听觉等功能。上窍，指耳目口鼻。浊阴，指食物的糟粕与浊液。下窍，指前后二阴。

⑮清阳发腠理，浊阴走五脏：清阳，指卫阳之气。浊阴，指精血津液。

⑯清阳实四肢，浊阴归六腑：清阳，指阳气。支，同"肢"。浊阴指饮食水谷。

【语译】　黄帝说：阴阳是自然界的普遍规律，是万事万物的纲领，是万事万物变化的源泉，是万事万物发生和消亡的根本原因，是自然界事物运动变化的内在动力所在。治病也必须推求阴阳这一根本。

阳气聚集形成天，阴气凝固形成地。阴性静止，阳性躁动。阴阳既主生长，又主杀藏。阳化生功能，阴构成形质。寒到极点转化为热，热到极点转化为寒。寒能产生浊阴，热能化生清阳。人体清阳不升反下降，就会出现飧泄病证，浊阴不降反上升，就会出现胀满病证，这是由于阴阳升降反常所形成的病变。

清阳形成天，浊阴形成地。地面水气蒸腾上升成为云，天空的云凝聚下降成为雨，所以，雨来自地气，云来自天气。人体阴阳升降，清阳从上窍而发出，浊阴从下窍排出；清阳发泄于皮肤腠理，浊阴内注于五脏；清阳充实于四肢，浊阴归藏于六腑。

【提要】　本节原文主要论述了阴阳的基本概念及其关系。重点掌握以下内容。

1. 阴阳的概念

阴阳是从自然界万事万物中抽象出来的概念，它是自然界普遍的规律，是万事万物发生、生长、衰亡的根本原因。人体也不能离开阴阳这一法则，所以，临床诊治疾病要推求阴阳这一根本。

2. 阴阳的性能

阴阳的性质，阴性静，阳性动；阴性寒，阳性热。阴阳的作用，阴阳主万物的生长杀藏；阳能化生功能，阴能生成形质。阴阳的运动，阳主升，阴主降。原文用天地、云雨的形成说明这一道理。

3. 人体阴阳升降的生理

人体清阳之气出上窍、发腠理、实四肢；人体浊阴出下窍、走五脏、归六腑。

4. 人体阴阳升降失常的病理

清阳之气当升，在病理情况下不升，反而下降，就会出现完谷不化的腹泻；浊阴之气当降，在病理情况下不降，反而上升，就会出现气机不畅的胸腹胀满。后世李东垣深究此理,主张脾气升清,胃气降浊,若脾的清气不升反而下降,是中气下陷的病理,出现泄泻;胃的浊气不降,反而上升,是胃气升逆的病理,出现胸腹胀满。

【原文】 味厚者为阴,薄为阴之阳;气厚者为阳,薄为阳之阴①。味厚则泄,薄则通②;气薄则发泄,厚则发热③。壮火之气衰,少火之气壮④;壮火食气,气食少火⑤;壮火散气,少火生气。气味辛甘发散为阳,酸苦涌泄为阴。

阴胜则阳病,阳胜则阴病⑥。阳胜则热,阴胜则寒。重寒则热,重热则寒⑦。

【注释】

①味厚者为阴,薄为阴之阳;气厚者为阳,薄为阳之阴:味、气,指药食之味、气。味为阴,味厚为阴中之阴,味薄为阴中之阳。气为阳,气厚为阳中之阳,气薄为阳中之阴。

②味厚则泄,薄则通:味厚的具有泄泻的作用,如大黄之类。味薄的具有通利的作用,如木通之类。

③气薄则发泄,厚则发热:气薄的具有发散的作用,如麻黄之类。气厚的具有发热的作用,如附子之类。

④壮火之气衰,少火之气壮:壮火,指气厚的纯阳之品。少火,指气薄的温和之品。之,犹致,使也。气,在此指人体的元气。意即气厚纯阳之品,可使人体元气虚衰,气薄温和之品,可使人体元气旺盛。

⑤壮火食气,气食少火:前一食字,通"蚀",消蚀之意。后一食字,通"饲",饲养、供给之意。意即壮火之品能消蚀元气,少火之品能助长元气。

⑥阴胜则阳病,阳胜则阴病:阴寒偏胜则损伤阳气,使阳受病,阳热偏胜则损伤阴津,使阴受病。

⑦重寒则热,重热则寒:重,重复、重叠之意。寒之又寒,则为寒极,寒极生热。热之又热,则为热极,热极生寒。

【语译】 药食味厚的为阴中之阴,味薄的为阴中之阳。药食气厚的为阳中之阳,气薄的为阳中之阴。味厚的有泻下的功能,味薄的有通利的功能。气薄的有发散的功能,气厚的有助阳生热的功能。纯阳之品可使人体元气虚衰,温和之品可使人体元气旺盛。是因为纯阳之品消蚀、耗散元气,温和之品能生化元气。辛甘类药食具有发散作用,故属阳,酸苦类药食具有泻下作用,故属阴。

阴寒偏胜,损伤阳气,阳热偏胜,损伤阴精。阳偏胜的发热,阴偏胜的寒冷。寒到了极点就会转化为热,热到了极点就会转化为寒。

【提要】 本节原文主要论述药食气味厚薄分阴阳及其与人体元气的关系。

1. 气味厚薄分阴阳

气为阳,气厚者为阳中之阳,功能助阳生热,如附子、肉桂之类;气薄者为阳中之阴,功能发散,如麻黄、桂枝之类。味为阴,味厚者为阴中之阴,功能泻下,如大黄、芒硝之类;味薄者为阴中之阳,功能通利水道,如木通、猪苓之类。

2. 壮火、少火与人体元气的关系

气厚纯阳之品虽能助长人体阳气,但用之太过,可消蚀人体的元气;气薄温和之品可助长人体的元气。这一理论在临床用药和饮食调养中具有重要的指导意义。

3. 阴阳偏胜的病理

阴寒偏胜则伤阳,使阳分受病,临床表现为寒证;阳热偏胜则伤阴,使阴分受病,临床表现为热证。寒热证候在一定的条件下可以转化,寒到了极点可转化为热,热到了极点可转化为寒。

【原文】 风胜则动①,热胜则肿②,燥胜则干,寒胜则浮③,湿胜则濡泻④。

天有四时五行,以生长收藏,以生寒暑燥湿风。人有五脏化五气,以生喜怒悲⑤忧恐。故喜怒伤气,寒暑伤形⑥。暴怒伤阴,暴喜伤阳⑦,厥气上行,满脉去形⑧。喜怒不节,寒暑过度,生乃不固。

故重阴必阳,重阳必阴。故曰:冬伤于寒,春必病温⑨;春伤于风,夏生飧泄⑩;夏伤于暑,秋必痎疟⑪;秋伤于湿,冬生咳嗽⑫。

【注释】

①风胜则动:风邪太过,肝阳亢动,可发生肢体动摇、头目眩晕等症。

②热胜则肿:肿,红肿。热邪太过,营血壅滞,可发生痈疡红肿。

③寒胜则浮:浮,浮肿。寒邪伤阳,阳虚不行,水聚为浮肿。

④湿胜则濡泻:濡泻,泄泻稀溏。湿邪太过,脾困不运,水谷不化,故成濡泻。

⑤悲:悲,当作思。

⑥喜怒伤气,寒暑伤形:喜怒概指七情。气,指五脏气机。寒暑,概指六淫。形,指形体肌表。七情太过,内伤五脏气机。六淫伤人,首犯形体肌表。

⑦暴怒伤阴,暴喜伤阳:阴,指肝。阳,指心。大怒则肝气横逆而血乱,故伤阴。大喜则心气涣散而神逸,故伤阳。

⑧厥气上行,满脉去形:厥气,逆乱之气。满脉,邪气充脉体。去形,神气去离形体。意即邪气充满,经脉之气逆乱,神气耗散。

⑨冬伤于寒,春必病温:冬季感受寒邪,不即时发病,邪伏于内,至来年春风引动,发为温热之病。

⑩春伤于风,夏生飧泄:春季感受风邪,不即时发病,邪伏于内,至夏季发生水谷不化的腹泻。

⑪夏伤于暑,秋必痎疟:痎疟,疟疾的总称。夏季感受暑邪,不即时发病,暑热伏于体内,至秋季为寒凉所束,发生寒热往来的疟疾。

⑫秋伤于湿,冬生咳嗽:秋季感受湿邪,不即时发病,至冬季为寒气所闭,发生咳嗽。

【语译】 风邪致病的特点是动摇,热邪致病的特点是痈肿,燥邪致病的特点是干燥,寒邪致病的特点是浮肿,湿邪致病的特点是濡泻。

自然界有四时五行的规律,促进了万物的生长收藏,产生了寒、暑、燥、湿、风的气候变化。人体五脏化生功能,产生喜、怒、思、忧、恐的情志变化。所以喜怒不节内伤脏气,寒暑过度,首先侵害形体肌表。大怒损伤肝气,大喜损伤心气。邪气逆乱上行,充满经脉,可导致神气去离形体。因此,情志不调,六淫太过,都可导致生命不固。

阴极变阳,阳极变阴。冬天感受寒邪,春天会发生温病。春天感受风邪,夏天会发生飧泄,夏天感受暑邪,秋天会发生疟疾,秋天感受湿邪,冬天会发生咳嗽。

【提要】 本节原文主要论述了发病的原因及其特点。

1. 五邪致病的特点

风邪致病的特点是动,肢体动摇、头目眩晕等。热邪致病的特点是肿,红肿痈疡。燥邪致病的特点是干,津伤干燥。寒邪致病的特点浮肿,阳伤而水气不化。湿邪致病的特点是濡泻,水谷不化的腹泻。

2. 七情、六淫致病的一般规律

七情为病,伤内脏之气,六淫为病,伤形体肌表。具体而言,各有不同。如七情中,大怒伤肝气,大喜伤心气,原文所谓"暴怒伤阴,暴喜伤阳"等。

3. 伏邪发病

感受邪气,不即时发病,邪伏体内,伏而后发。如冬受寒而春病温,春受风而夏病泄,夏受暑而秋病疟,秋受湿而冬病咳。伏邪发病的理论,在临床上对疾病的诊断有重要的指导意义。

【原文】 故邪风之至,疾若风雨,故善治者治皮毛,其次治肌肤,其次治筋脉,其次治六腑,其次治五脏。治五脏者,半死半生也。

故天之邪气,感则害人五脏;水谷之寒热,感则害于六腑;地之害气,感则害皮肉筋脉。

故善用针者,从阴引阳,从阳引阴①,以右治左,以左治右②。以我知彼,以表知里,以观过与不及之理,见微得过,用之不殆③。

善诊者,察色按脉,先别阴阳。审清浊而知部分④,视喘息,听声音而知所苦。观权衡规矩⑤而知病所主。按尺寸⑥,观浮沉滑涩而知病所生。以治无过,以诊则不失矣。

故曰:病之始起也,可刺而已⑦;其盛,可待衰而已⑧。故因其轻而扬之⑨,因其重而减之⑩,因其衰而彰之⑪。形不足者,温之以气;精不足者,补之以味⑫。其高者,因而越之⑬;其下者,引而竭之⑭;中满者,写之于内⑮;其有邪者,渍形以为汗⑯;其在皮者,汗而发之;其剽悍者,按而收之⑰;其实者,散而写之⑱。审其阴阳,以别柔刚,阳病治阴,阴病治阳⑲。定其血气,各守其乡。血实宜决之⑳,气虚宜掣引之㉑。

【注释】

①从阴引阳,从阳引阴:阴阳,指阴阳经脉。引,引动。人体阴阳经脉的气血是相互贯注的,病在阳经,可从阴经针刺,病在阴经,可从阳经针刺,以此来调整阴阳经脉的气血,使之平衡,达到治疗的目的。

②以右治左,以左治右:人体三阴三阳经脉,左右交叉,相互贯注,病在左,可刺右侧经脉,病在右,可刺左侧经脉,来调整左右经脉气血,使之平衡,达到治疗目的。

③见微得过,用之不殆:见,发现。微,细微的变化。过,病情。殆,危险。意即能通过细微的变化,了解疾病的情况,临床诊治疾病就不会有危险。

④审清浊而知部分:清浊,指色的清浊,色鲜明的为清,色晦暗的为浊。部分,指病变的部位。意即审察色的清浊可以知道病变的部位所在。

⑤权衡规矩:权,称锤。衡,称杆。规,为圆之器。矩,为方之器。此指四时正常脉象。春应中规,指春时脉象圆滑流利。夏应中矩,指夏时脉象洪大,来盛去衰。秋应中衡,指秋时脉象浮。冬应中权,指冬时脉象沉。

⑥尺寸:尺,指尺肤。寸,指寸口脉。尺肤,即尺部的皮肤,前臂内侧、腕至肘之间的皮肤。诊尺肤的寒温滑涩,可了解病情的寒热及津液存亡的情况。

⑦已:愈也。

⑧其盛,可待衰而已:盛、衰,指病邪、病势。病邪正盛之时,不宜针刺,需等待邪气衰减时方可针刺。因为邪盛时针刺,大伤正气。这是《黄帝内经》针刺的一个原则。

⑨因其轻而扬之:轻,指病邪清浅。扬,轻扬宣散的治法。病邪轻浅,治用轻扬宣散。

⑩因其重而减之:重,病邪深重。减,逐步减轻。病邪深重,祛邪不能峻猛,只能逐步祛邪,以免损伤正气。

⑪因其衰而彰之:衰,正气虚衰。彰,彰扬,此指补益法。正气虚衰的病证,用补益的方法治疗。

⑫形不足者,温之以气;精不足者,补之以味:形不足,指形寒肢冷,阳气不足。形寒的病证,用气厚的药物温补。阴精不足的病证,用味厚的药物滋补。

⑬其高者,因而越之:高,指病位高,在上焦。越,涌吐法。邪在上焦,用涌吐法治疗。

⑭其下者,引而竭之:下,指邪在下焦。引,引导。竭,竭尽,在此指涤荡。邪在下焦,用通利的方法涤荡祛邪。

⑮中满者,写之于内:中满,指中焦痞满。写,通"泻"。中焦痞满,用泻下的方法祛邪。

⑯其有邪者,渍形以为汗:其有邪,指表有邪。渍,水浸、水洗。邪在体表,用药汤浸洗体表皮肤,取汗以祛邪。

⑰其剽悍者,按而收之:剽悍,指邪气急猛。按,抑制。收,制伏。对邪气急猛

的病证,应迅速抑制邪气的发展。

⑱其实者,散而写之:表实宜散,里实宜泻。

⑲阳病治阴,阴病治阳:病在阳,从阴治,病在阴,从阳治。

⑳血实宜决之:决,开也,指针刺放血。血瘀实证,宜用针刺放血的方法治疗。

㉑气虚宜掣引之:掣,《甲乙》作挈。掣引,导引,提升。气虚下陷之证,应当用升提益气的方法治疗。

【语译】 外邪伤人,其传变迅速如疾风暴雨。所以善于治病的医生,在邪气刚刚侵犯皮毛时就进行治疗;医术稍差的,邪气到肌肤才治疗;更差的,邪气到筋脉才治疗;再差的,邪气到六腑才治疗;最差的,邪气进入五脏才治疗。待到邪气进入五脏才治疗,其效果很差,所谓"半死半生"。

如果感受了天的邪气,就会伤害五脏;若饮食水谷的寒热不调,就会伤害六腑;如果感受了地上潮湿之气,则伤害皮肉筋脉。

所以善于用针治病的医生,针刺阴经来引阳经之气,针刺阳经来引阴经之气,病在左侧从右侧治疗,病在右侧从左侧治疗。以我知彼,以表知里,观察疾病太过、不及的机制,从细微的现象,来测知病变的发展,这样诊治疾病就不会发生危险了。

善于诊病的医生,观察面色,切按脉象,首先辨别疾病的阴阳属性。审察面色的清明浊暗,就能了解病变部位的深浅。观察病人的呼吸、语言声音,就能了解病人的痛苦所在。诊察四时脉象,就能知道病由何脏所主。诊察尺肤的滑涩、切按寸口脉象的浮沉,就可判断疾病发生的原因。这样诊断和治疗疾病就不会出现失误了。

所以说:疾病在开始发生时可以用针刺治愈。病邪太盛,可以等待邪势稍减,然后再用针刺治疗。因病邪轻浅在表,可用轻扬宣散的方法治疗。因病邪深重在里,可用逐步攻邪的方法治疗。因正气虚衰的病证,用补益的方法,形寒阳气不足的,用温阳益气的方法治疗;阴精不足的,用厚味补精的方法治疗。邪在上焦,用涌吐的方法;邪在下焦,引邪下行而泻利之;中焦痞满,可从内行气泻邪;表有邪者,可用药汤洗浴浸泡以发汗;邪在皮肤者,可用发汗的方法治疗;邪气急猛的病证,应迅速制伏邪气;邪实的病证,在表的发散,在里的泻下。审察病证的阴阳属性和刚柔状态,阴病可从阳治,阳病可从阴治。确定病变在气分还是在血分,根据病位所在,分别治疗。血实的宜行血破瘀,气虚的宜升提补气。

【提要】 本节原文主要论述了诊治疾病的法则。应重点掌握如下内容。

1. 察色按脉,先别阴阳

临床疾病症状繁多,首先要分别症状的阴阳属性。色分阴阳,色清鲜明的为阳,主邪浅病轻;色浊晦暗的为阴,主邪深病重。脉分阴阳,浮、数、洪、大为阳,主热主实;沉、迟、细、小为阴,主寒主虚。声音分阴阳,声音洪亮,呼吸气粗为阳,主实;声音低弱,呼吸气微为阴,主虚。寒热分阴阳,恶寒发热为病在表;但寒不热为里寒;但热不寒为里热等。

2. 早期治疗的思想

原文以外感病为例,说明病邪有由浅入深、由表入里的传变规律,医术高明的医生,能在邪气初犯皮毛、邪轻病浅时就进行治疗,邪易祛,正不伤。若邪气深入五脏,病重正伤,难于治疗。如原文所说:"治五脏者,半死半生也。"

3. 整体治疗思想

人体阴阳经脉相互联系、气血相互灌注,脏腑功能相互沟通,故病理上,常相互影响,因此,治疗疾病,不能头痛医头、脚痛医脚,要树立整体治疗的思想。病在阳经,可从阴经治疗,病在阴经,可从阳经治疗;病在左侧,可从右侧治疗;病在上部,可从下部治疗。病在脏可从腑治,病在腑可从脏治等。阳病治阴,阴病治阳。

4. 治疗法则

表证,解表发汗;里证,泻下攻邪;虚证,温阳气、补阴精;实证,表实宜散,里实宜泻;邪在上焦,用涌吐法;邪在下焦,用通利法;血实宜活血破瘀,气虚宜补气升提。

六、阴阳离合论篇第六(节选)

离,析而言之。合,统而言之。天地阴阳应象无穷,而人身阴阳应之。本篇原文主要论述天地、日月、阴阳应象以及人体三阴三阳经脉的开、阖、枢等,故以"阴阳离合"名篇。

【原文】 阴阳者,数之可十,推之可百,数之可千,推之可万,万之大不可胜数,然其要一也①。

【注释】

①然其要一也:要,要道,即重要的理论。一,太极之理,一阴一阳之理。

【语译】 阴阳在自然界应象,可以数出十个具体事物或现象,推广而言,可以数出百个、千个甚至万个具体的事物或现象,阴阳应象是不可胜数的。然而,其中的重要理论是太极之理、一阴一阳之理。

【提要】 本节原文论述了阴阳是从自然界中抽象出来的一个概念,阴阳应象,在自然界可以数出千千万万个不同的具体事物或现象,然而,"太极"之理,"一阴一阳之谓道"是自然界的普遍规律。

七、灵兰秘典论篇第八(节选)

灵兰,即灵台兰室,黄帝藏书之所。秘典,珍贵的医学典籍。本篇取国家各级官职之象来论述十二脏腑的功能。该内容十分珍贵,收藏于灵台兰室,故以"灵兰秘典"名篇。

【原文】 黄帝问曰:愿闻十二脏之相使①,贵贱②何如?岐伯对曰:悉乎哉问也!请遂言之。心者,君主之官③也,神明出焉④。肺者,相傅之官⑤,治节出焉⑥。肝者,将军之官,谋虑出焉。胆者,中正之官⑦,决断出焉⑧。膻中者⑨,臣使之官⑩,喜乐出焉。脾胃者,仓廪之官⑪,五味出焉⑫。大肠者,传道之官⑬,变化出焉⑭。小肠者,受盛之官⑮,化物出焉⑯。肾者,作强之官⑰,伎巧出焉⑱。三焦者,决渎之官⑲,水道出焉。膀胱者,州都之官⑳,津液藏焉,气化则能出矣㉑。凡此十二官者,不得相失也。故主明则下安,以此养生则寿,殁世不殆㉒,以为天下则大昌。主不明则十二官危,使道㉓闭塞而不通,形乃大伤,以此养生则殃,以为天下者,其宗㉔大危,戒之戒之。

【注释】

①相使:使,使役。相使,即相互关系。

②贵贱:地位高贵低贱。此指脏腑功能的主次。

③君主之官:君主,一国之主。官,官位职能。

④神明出焉:神明,阴阳不测谓之神,品物流形谓之明,指事物变化的内在动力。出,发出。焉,兼词,于此之意。

⑤相傅:宰相。

⑥治节:治理调节。

⑦中正之官:中正,不偏不倚。中正之官,考察官吏德政的官职。

⑧决断:决定判断。

⑨膻中:此指心包络。

⑩臣使之官:君主身边的宦官。

⑪仓廪:贮谷者为仓,贮米者为廪,指粮仓。

⑫五味:指水谷精微。

⑬传道之官:传递命令的官职。

⑭变化:转化。

⑮受盛之官:盛,读“成”音。受盛,接受之意。受盛之官,主管接受邻邦的书信、礼品并予以分发处理的官职。

⑯化物:传化食物。

⑰作强:劳作强力。

⑱伎巧:技巧。

⑲决渎之官:决,开也。渎,水沟。决渎之官,即主管水道开启的官职。

⑳州都:水中之地为州,江河堤坝为都。

㉑气化:此指肾阳对水液的蒸腾气化。

㉒殁世不殆:殁世,从生到死,即一生。不殆,没有危险。

㉓使道:相互联系的通道。

㉔宗:宗庙,社稷。

【语译】 黄帝问道：我愿意听一听十二脏腑之间的关系、功能的主次怎样？岐伯回答说：问得多么详细啊！请允许我逐一解释。心，好像一国的君主，神明由此发出。肺，好像宰相这一职位，治理调节作用由此而出。肝，好像将军这一官职，作战打仗，谋划策略由此作出。胆，好像中正这一官职，决定判断由此作出。心包络，好像君主身边的宦官，君主的喜乐情感，由此表达。脾胃，好像主管粮食的官职，饮食精微由此产生。大肠，好像传道这一官职，主管传导食物糟粕。小肠，好像受盛这一官职，主管食物的消化，分清别浊。肾，好像作强这一官职，出技巧。三焦，好像开启水道这一官职，主管水液的排泄。膀胱，好像州都这一官职，贮藏津液，在肾阳的蒸腾气化作用下，尿液才能排出。以上这十二脏腑，各司其职，密切配合，不得失调。所以心主神明，则其他脏腑功能协调，按此养生就能长寿，一生就没有危险，以此来治理国家，天下就会安定昌盛。若心神不明，十二脏腑功能就会紊乱，脏腑联系的通道就会闭塞不通，形体就会受到大的伤害，以此养生就会夭折，以此来治理国家，社稷就会有颠覆的危险，必须警戒，再警戒！

【提要】 本节原文论述了十二脏腑的功能。

1. 以古代国家机构中各级官位的职能作比拟，论述了十二脏腑的功能各有专司

心主神明；肺主治节；肝主谋虑；胆主决断；膻中主喜乐；脾胃主饮食五味；肾主技巧；小肠主食物的消化；大肠主传导糟粕；膀胱主藏津液和小便排泄；三焦主水道的通行。

2. 心神在调节脏腑功能中的主导作用

十二脏腑功能虽各有专司，但必须在心神的主导下才能协调一致。若心神不明，脏腑功能失调。如原文所述"凡此十二官者，不得相失也。""故主明则下安""主不明则十二官危，使道闭塞不通，形乃大伤"。

八、六节藏象论篇第九（节选）

本篇主要内容由两个部分组成，即六节和藏象。六节，指天之节度。古人以"甲子"纪天度，一个甲子为六十日，称为一节，一年三百六十日，即为六节。这部分主要是运气学说的内容。藏，指藏于体内的脏器；象，指内在脏腑功能表现于外的征象。本篇先论运气，后论藏象，而藏象也与天干地支、天地阴阳密切相关，故合一篇而论之，名"六节藏象论"。

【原文】 帝曰：藏象何如？岐伯曰：心者，生之本，神之变①也，其华在面，其充在血脉，为阳中之太阳，通于夏气②。肺者，气之本，魄之处③也，其华在毛，其充在皮，为阳中之太阴④，通于秋气。肾者，主蛰⑤，封藏之本，精之处也，其华在发，其充在骨，为阴中之少阴⑥，通于冬气。肝者，罢极之本⑦，魂之居⑧也，其华在爪，其充在筋,以生血气,其味酸,其色苍⑨,此为阳中之少阳,通于春气。脾、胃、大肠、小肠、三焦、膀胱者,仓廪之本,营之居也,名曰器⑩,能化糟粕,转味而入出者⑪也,其华在唇四白,其充在肌,其味甘,其色黄⑫,此至阴之类,通于土气⑬。凡十一脏,取决于胆也⑭。

【注释】

①神之变:全元起本并《太素》作"神之处"。律以下文,"魄之处""精之处",则"变"作"处"为是。

②阳中之太阳,通于夏气:此以五脏合五时。四时阴阳是:春夏为阳,秋冬为阴。春为阳中之少阳,夏为阳中之太阳,秋为阴中之少阴,冬为阴中之太阴,长夏为至阴。心主火属阳,故通于夏气。

③魄之处:魄,是人体精神意识活动之一。《灵枢·本神》说:"并精而出入者谓之魄。"

④阳中之太阴:"阳中",应为"阴中"。"太阴",《针灸甲乙经》《太素》均作"少阴",为是。见注②。

⑤蛰:蛰,读"哲(zhé)",指冬眠伏藏之虫。这里寓伏藏、闭藏之意。

⑥阴中之少阴:应为阴中之太阴。见注②。

⑦罢极之本:张登本《内经词典》"罢,通'疲',软弱、松弛。极,通'急',刚强、紧张"。"罢极之本,犹刚柔之本,缓急之本。喻肝和筋的生理表现。"义顺可从。

⑧魂之居:魂,是人体精神意识活动之一。《灵枢·本神》说:"随神往来者谓之魂。"

⑨以生血气,其味酸,其色苍:此十个字与上下文例不合,属衍文。

⑩器:具有生化功能的脏器。《素问·六微旨大论》说:"器者,生化之宇也。"

⑪转味而入出者:指六腑受纳、消化水谷,吸收精微,排泄糟粕的功能。

⑫其味甘,其色黄:属衍文。

⑬至阴之类,通于土气:至有到达、往复之意。土气,指长夏湿土之气。此段原文应调整为:"脾者,仓廪之本,营之居也,其华在唇四白,其充在肌;胃、大肠、小肠、三焦、膀胱,名曰器,能化糟粕,转味而入出者也,此至阴之类,通于土气。"

⑭十一脏,取决于胆:注家意见不一。"十一",按古文竖写疑为"土"字之误。"十一脏,取决于胆",当为"土脏取决于胆"。脾与胃等六腑的功能正常与否,须赖胆气的升发。

【语译】 黄帝问:藏象怎样?岐伯答:心是人体生命的根本,神所在的地方;心的荣华表现在面部,充养在血脉;心与属阳中之太阳的夏气相通。肺是一身之气的根本,魄所在的地方;肺的荣华表现在毫毛,充养在皮肤;肺与属阴中之少阴的秋气相通。肾主闭藏,是人体精气封藏的根本,是精气所藏的地方;肾的荣华表现在头发,充养在骨骼;肾与属阴中之太阴的冬气相通。肝是人体运动缓急的根本,魂所在的地方;肝的荣华表现在爪甲,充养在筋膜;肝与属阳中之少阳的春气相通。脾是人体水谷营养的根本,营气所在的地方;脾的荣华表现在口唇的四周白肉,充养在肌肉。胃、大肠、小肠、三焦、膀胱,是消化饮食水谷的脏器,它们能消化水谷,吸收精华,排泄糟粕。脾与六腑都与属至阴的长夏土气相通。凡与土气相通的脏腑,其功能取决于胆气的升发。

【提要】 本节原文提出的"藏象"概念,是现存最早的中医文献。主要论述了五脏六腑的生理功能及其与四时阴阳的关系,突出体现了《黄帝内经》以五脏为中心的天人相应、内外相连的整体观思想。需掌握以下四个要点。

1. 人体以五脏为本

心为"生之本",肺为"气之本",肾为精的"封藏之本",肝为"罢极之本"主运动,脾为"仓廪之本",是营养的来源。

2. 五脏主神志

五脏之精气是神的物质基础。心是全身神志的主宰,人的精神思维意识等都为心所主。如"心者,神之变也"。肺藏魄,人的本能感觉和运动,属于魄的范畴,为肺所主。如"肺者,魄之处也"。肝藏魂,人的梦幻、感觉属于魂的范畴,为肝所主。如"肝者,魂之处也"。

3. 五脏与体表的联系

五脏藏精,可充养形体。故形体的强弱,反映五藏精气的盛衰。心之荣华在面部,心之充养在血脉。肺之荣华在毛,肺之充养在皮肤。肾之荣华在头发,肾之充养在骨骼。肝之荣华在爪甲,肝之充养在筋膜。脾之荣华在唇四白,脾之充养在肌肉。

4. 脏腑与五时阴阳的关系

五脏六腑之气与五时阴阳之气相通。春夏为阳,秋冬为阴。春为阳中之少阳,夏为阳中之太阳,秋为阴中之少阴,冬为阴中之太阴,夏季最后一个月是长夏,长夏为至阴,意为由阳达阴的阶段。肝气通于春气,心气通于夏气,脾和六腑之气通于长夏之气,肺气通于秋气,肾气通于冬气。

九、五藏生成篇第十(节选)

本篇原文论述五脏与五体、五色、五味的内在联系及其生理病理,故以"五藏生成"名篇。

【原文】 心之合①脉也,其荣②色也,其主③肾也。肺之合皮也,其荣毛也,其主心也。肝之合筋也,其荣爪也,其主肺也。脾之合肉也,其荣唇也,其主肝也。肾之合骨也,其荣发也,其主脾也。

色味当④五脏:白当肺,辛;赤当心,苦;青当肝,酸;黄当脾,甘;黑当肾,咸。

【注释】

①合:外合。

②荣:荣华表现。

③主:主克之脏,也就是克我之脏。

④当:配也。

【语译】 心的外合在脉,它的荣华表现在面色,克心的脏是肾。肺的外合在皮肤,它的荣华表现在毫毛,克肺的脏是心。肝的外合在筋,它的荣华表现在爪甲,克肝的脏是肺。脾的外合在肌肉,它的荣华表现在口唇,克脾的脏是肝。肾的外合在骨,它的荣华表现在头发,克肾的脏是脾。

五色五味配五脏:白色、辛味配肺;赤色、苦味配心;青色、酸味配肝;黄色、甘味配脾;黑色、咸味配肾。

【提要】 本节原文论述了五脏与五体、五华、五色、五味的关系及五脏相克的关系,见表3。

表3 五脏与五体、五华、五色、五味及五脏相克的关系

五脏	五体	五华	五色	五味	克我之脏
心	脉	面色	赤	苦	肾
肺	皮肤	毫毛	白	辛	心
肝	筋	爪甲	青	酸	肺
脾	肌肉	口唇	黄	甘	肝
肾	骨	头发	黑	咸	脾

【原文】 诸脉者皆属于目①,诸髓者皆属于脑②,诸筋者皆属于节③,诸血者皆属于心,诸气者皆属于肺,此四肢八溪之朝夕也④。故人卧血归于肝,肝受血而能视,足受血而能步,掌受血而能握,指受血而能摄。

【注释】

①诸脉者皆属于目:脉,经脉。属,络属。脏腑的经脉皆络属于目。五脏六腑的精气循经脉上注于目。

②诸髓者皆属于脑:属,归属。诸髓上注,补益脑髓,故归属于脑。

③诸筋者皆属于节:节,骨关节。诸筋都络属骨关节,约束骨节以利屈伸。

④四肢八溪之朝夕:八溪,指肩、肘、腘、膝八大关节。朝夕,潮汐。意即四肢八大关节是经气往来之所,犹海潮涨落一般。

【语译】 所有的经脉都络属于目,所有的髓多归属于脑,所有的筋都连络于骨关节。全身的血液都归心所主,全身的气都归肺所主。经脉之气往来于四肢八大关节,犹如海潮涨落一般。因此,人睡卧时血归藏于肝,肝藏血,血养目而能够视物,足受血而能够行走,掌受血而能握物,指受血而能摄物。

【提要】 本节原文论述了脉与目、髓与脑、筋与骨节、血气与心肺之间的关系。同时,也论述了肝藏血、调节血量的功能;目、足、掌、指等组织器官得到血的濡养才能发挥正常的功能。

十、五藏别论篇第十一（节选）

别论,另有一论。本篇原文论述藏象,与其他篇章不同,主要论述五脏、六腑、奇恒之腑三类脏腑功能的总区别,故以"五藏别论"名篇。

【原文】 黄帝问曰:余闻方士①,或以脑髓为脏,或以肠胃为脏,或以为腑。敢问更相反,皆自谓是。不知其道,愿闻其说。岐伯对曰:脑、髓、骨、脉、胆、女子胞,此六者,地气②之所生也,皆藏于阴而象于地③,故藏而不泻④,名曰奇恒之腑⑤。夫胃、大肠、小肠、三焦、膀胱,此五者,天气⑥之所生也,其气象天⑦,故泻而不藏⑧,此受五脏浊气⑨,名曰传化之腑⑩,此不能久留,输泻者也。魄门亦为五脏使⑪,水谷不得久藏。

所谓五脏者,藏精气而不泻也,故满而不能实⑫。六腑者,传化物而不藏,故实而不能满⑬也。所以然者,水谷入口,则胃实而肠虚;食下,则肠实而胃虚。故曰:实而不满,满而不实也。

【注释】

①方士:通晓方术之士,此指医生。

②地气:阴气。

③象于地:《黄帝内经》时代认为地是静而不动的。象于地,指奇恒之腑的功能像地一样静藏阴精。

④藏而不泻:藏,贮藏阴精。泻,输泻水谷。藏而不泻,指奇恒之腑贮藏阴精而不输泻水谷。

⑤奇恒之腑:奇,异也。恒,常也。因其形似六腑,功类五脏,异于常腑,故称奇恒之腑。

⑥天气:阳气。

⑦其气象天:《黄帝内经》时代认为天体是运转不息的。其气象天,指传化之腑的功能像天体一样运转不息,输泻水谷。

⑧泻而不藏:输泻水谷而不贮藏阴精。

⑨此受五脏浊气:浊气,指糟粕。水谷之精微由五脏所藏,糟粕由六腑传化排泄,所以说,六腑受五脏浊气。

⑩传化之腑:传导消化水谷的腑。

⑪魄门亦为五脏使:魄,通"粕"。粕门,即肛门。使,使役。肛门的启闭,有赖五脏功能的调节,而其启闭的正常与否,又影响着脏腑气机的升降。故为五脏使。

⑫满而不能实:满,指精气充满。实,指水谷充实。五脏只能为精气所充满,不能为水谷所充实。

⑬实而不能满:指六腑只能为水谷所充实,不能为精气所充满。

【语译】 黄帝问道:我听医生们说,有的认为脑髓是脏,有的认为肠胃是脏,有的认为是腑,再一次问,回答相反,但都认为自己是正确的。我不知道其中的原因,愿意听一听其中的道理。岐伯回答说:脑、髓、骨、脉、胆、女子胞,这六个脏器,是由阴气所产生的,都贮藏阴精而功能像地的静藏不动,所以贮藏阴精而不输泻水谷,名称叫作奇恒之腑。胃、大肠、小肠、三焦、膀胱,这五个脏器,是由阳气所产生的,它的功能像天的运转不息,所以输泻水谷而不贮藏阴精,这些脏器接受五脏藏精之后的浊气,名称叫作传化之腑。水谷在这些脏器中不能停留过久,要不断地转输排泄。肛门启闭也由五脏所调节,水谷不得在体内停留过久。五脏是贮藏阴精而不输泻水谷的,所以,只能为精气所充满,不能为水谷所充实。六腑是运转消化水谷而不贮藏阴精的,所以,只能为水谷所充实而不能为精气所充满。之所以是这样,因为水谷入口,胃中充实而肠中空虚,食物从胃排入肠中时,肠中充实而胃中空虚。所以说,实而不满,满而不实。

【提要】 本节原文论述了五脏、六腑、奇恒之腑各自的功能及其特点。

(1)五脏、奇恒之腑,功能是"藏而不泻",即贮藏阴精,不输泻水谷。特点是"满而不实",即只能为精气所充满,不能为水谷所充实。

(2)六腑(传化之腑),功能是"泻而不藏",即输泻水谷,不贮藏阴精。特点是"实而不满",即只能为水谷所充实,不能为精气所充满。

【原文】 凡治病必察其下①,适其脉,观其志意,与其病②也。拘于鬼神者,不可与言至德③。恶于针石者,不可与言至巧④。病不许治者,病必不治,治之无功矣。

【注释】

①必察其下:《太素》作"必察其上下",可从。

②病:指疾病症状表现。

③至德:高深的医学理论。

④至巧:精巧的针石技术。

【语译】 凡是在治病时,必须诊察病人的全身上下情况,诊候病人的脉象,观察病人的情志变化,并结合病人的症状表现。如果病人执意迷信鬼神,就不可能对他讲述高深的医学理论。如果病人厌恶针灸砭石,就不可能对他讲述针石的技巧。如果病人不愿意接受治疗,他的病就无法治疗,若勉强为之治疗也不会有效果。

【提要】 本节原文论述了全面诊察和医、患合作的重要性。

1. 全面诊察

临床诊察疾病,要全身上下都要观察,切候脉象,观察病人的精神情志状态,再结合疾病的证候表现,综合分析四诊得来的资料,才能做出正确的诊断。

2. 医患合作

治病要发挥医生和病人两个方面的积极性,才能取得好的治疗效果。医生要认真负责,病人要信任医生,积极配合医生的治疗。正如《素问·汤液醪醴论》指出:"并为本,工为标,标本不得,邪气不服。"

十一、汤液醪醴论篇第十四(节选)

汤液和醪醴是古代的两种剂型,都是由五谷制成的酒类。其清稀淡薄的是汤液,稠浊甘甜的叫醪醴。本文首先阐述汤液醪醴的医疗作用和制作材料,其次提出"病为本,工为标",标本相得的治病观点,最后讨论水肿的病因、症状和治疗。由于首论汤液醪醴,故以"汤液醪醴"名篇。

【原文】 帝曰:形弊血尽①而功不立者何? 岐伯曰:神不使②也。帝曰:何谓神不使? 岐伯曰:针石,道也。精神不进,志意不治,故病不可愈。今精坏神去,荣卫不可复收,何者? 嗜欲无穷,而忧患不止,精气弛坏③,荣泣卫除④,故神去之而病不愈也。

【注释】

①形弊血尽:形,指形体。弊,败坏。血,概指气血。尽,耗竭。形弊血尽,指病情危重,已经到了形体败坏、气血竭尽的程度。

②神不使:神,人体脏腑气血的功能作用。使,运用,役使。神不使,即人体脏腑气血的功能作用不能对各种治疗做出反应。

③精气弛坏:形容精气衰微到了严重程度。

④荣泣卫除:泣,同"涩"。除,撤除。指营血瘀涩,流行不畅,卫气浮散,失掉了卫外的作用。

【语译】 黄帝问:一个病人发展到了形体败坏,气血竭尽的地步,治疗就没有办法见效,这是什么道理? 岐伯说:这是因为病人的神气,已经不能发挥它应有的作用的关系。黄帝问:什么叫作神气不能发挥它应有的作用? 岐伯说:针石治病,这不过是一种方法而已。现在病人的神气已经散越,意志已经散乱,纵然有好的方法,病也不能好。病人的严重程度,是已经达到精神败坏,神气离去,营卫之气不可以再恢复的地步了,为什么病情会发展到这样地步呢? 由于不懂得养生之道,嗜好欲望没有穷尽,而忧患没有止境,以致一个人的精气败坏,营血枯涩,卫气作用消失,所以神气失去应有的作用,对治疗上的方法已失去反应,当然他的病就好不了。

【提要】 本段论述治疗疾病重"神气"的道理。神气,即人体脏腑气血的功能作用,是各种治法赖以发挥作用的生理基础。嗜欲无穷,忧患不止,使精气衰败,营卫俱损,人体脏腑气血的功能不能对各种治疗作出反应,造成神不使而功不立。重视神气思想,是《黄帝内经》治疗学重视内因观点的重要体现。发挥神气的作用,是取得临床治疗效果的关键所在。

【原文】 岐伯曰:病①为本,工②为标,标本不得③,邪气不服,此之谓也。

【注释】

①病:病人。

②工:医生。

③标本不得:言医生的诊断、治疗与病人的病情不相符合。姚止庵注:"本犹先也,标犹后也,言先有病而后有医治之也。病必得医而后愈,医能胜任谓之良。倘真良者或不任,而所任者未必良,则邪仍暴横,病何由愈,是谓标本不相得。"

【语译】 岐伯说:病人是本,医生为标,病人和医生不能合作,邪气就不能被制服,道理就在这里。

【提要】 本段提出医患关系理论,指出病人为本,医生为标,医生的诊疗方法和措施必须一切从病人的病情及其相关情况出发,同时还要充分调动病人的主观能动性,发挥神气的作用。倘若医患不能很好地配合,病邪是不能被制服的。

【原文】 帝曰:其有不从毫毛而生,五脏阳以竭也,津液充郭①,其魄独居②,孤精于内,气耗于外③,形不可与衣相保,此四极急而动中④,是气拒于内而形施于外⑤,治之奈何? 岐伯曰:平治于权衡⑥,去宛陈莝⑦,微动四极,温衣,缪刺⑧其处,以复其形。开鬼门,洁净府⑨,精以时服⑩,五阳已布,疏涤五脏,故精自生,形自盛,骨肉相保,巨气⑪乃平。

【注释】

①津液充郭:津液,此处指水气。郭,通"廓",指形体胸腹。张介宾注:"津液,水也;郭,形体胸腹也。《胀论》曰:夫胸腹,脏腑之郭也。"

②其魄独居:魄,指阴精。五脏阳气衰竭,阴津不化,水液凝聚,所以阴精独居体内。

③孤精于内,气耗于外:精中无气,阴中无阳,在内凝聚为水邪,在外表现为阳气虚损。张介宾注:"精中无气,则孤精于内;阴内无阳,则气耗于外。"

④四极急而动中:四极,即四肢。动中,指中气喘动。言四肢极度浮肿而中气喘动。

⑤气拒于内而形施于外:施,读"易"者,改变的意思。水气格拒于内,形体因浮肿变易于外。

⑥平治于权衡:权衡,称锤与称杆,在此有衡量揆度之义。衡量揆度病情,以平调阴阳的偏盛、偏衰。吴昆注:"平治之法,当如权衡,阴阳各得其平,勿令有轻重低昂也。"

⑦去宛陈莝:宛,通"郁",郁积。陈,陈腐。莝,斩草。去宛陈莝,即去掉堆积的陈草,此指祛除体内郁积已久的水液废物。

⑧缪刺:病在左而刺右,病在右而刺左的刺络法。

⑨开鬼门,洁净府:鬼门,即汗孔。净府,即膀胱。指发汗,利小便的治法。

⑩服:行也。《左传·文公十八年》注:"服,行也。"

⑪巨气:人体的正气。

【语译】 黄帝说:有的病不是从皮毛而发生的,是由于五脏的阳气被阻遏所致,水气充满于皮肤胸腹,阴精独居于内,阳气耗竭于外,形体肿胀,原来穿的衣服也不合适了,四肢肿甚而扰动内脏,出现咳嗽气喘,这是水气格拒于内,形体改变于外,应当怎样治疗呢?岐伯说:要权衡病情的轻重缓急,使人体阴阳之气平调,驱除体内郁积的水液,轻微地活动四肢,多穿些衣服以保暖,并可用缪刺的方法针刺肿处,以恢复原来的形体,用发汗、利小便的方法驱除水邪,使阴精及时地归于平复,五脏的阳气逐渐敷布,疏通荡涤五脏的郁积。这样,精气自然会复生,形体自然会强盛,骨骼和肌肉也可保持正常状态,人体的正气也就恢复正常了。

【提要】 本段论述水肿病的病机、治法和护理。

1. 病机

"五脏阳以竭"是对水肿病病机较为全面的认识与概括。阳竭阴津不化,可为水肿;另一说"竭"字,是"遏"之误,即阻遏之意。阳气阻遏也可形成水肿之病。水肿病的形成与五脏功能失调有关,尤以肺、脾、肾三脏为主。肺失宣降,不能通调水道,脾失健运,不能运化水湿,肾失气化,不能开合关门,却能引起水液潴留,形成水肿。

2. 治法

外用"缪刺",内用"去宛陈莝"即祛除血液的瘀结,消散水邪的蓄积;"开鬼门,洁净府"即发汗、利小便,能够使水邪随汗而外解,随小便而下泄,对临床实践很有指导意义。

3. 护理

针对水肿阳虚不行的特点,采用"温衣""微动四极"等护理方法,以生发阳气,荡涤水邪。

十二、脉要精微论篇第十七(节选)

脉,指脉诊;要,要领,大要;精微,精纯而微妙。本篇的主要内容有诊病的原则,切脉、望色、闻声、察形的原理及应用,四时脉象变化规律,阴阳盛衰与梦境关系,色脉合参以及尺肤诊等。全篇虽讲四诊,但以论脉为主,其理至精至微,故以"脉要精微"名篇。正如马莳所说:"此篇论诊脉之要,至精至微,故名篇。"

【原文】 黄帝问曰:诊法①何如?岐伯对曰:诊法常以平旦,阴气未动,阳气未散②,饮食未进,经脉未盛,络脉调匀,气血未乱,故乃可诊有过之脉③。

【注释】

①诊法:诊病的原则和方法。按下文"诊法常以平旦……"之意,诊法在此当指诊脉。张介宾注:"诊,视也、察也、候脉也。凡切脉望色,审问病因,皆可言诊。而此节以诊脉为言。"

②阴气未动,阳气未散:阴气、阳气,指运行于阴经与阳经之气。平旦是气由阴出阳的交接时刻,此时人刚刚醒来,尚未劳作,阴气未扰动,阳气未耗散,皆处于相对平静状态。

③有过之脉:有病的脉。

【语译】 黄帝问道:诊脉怎样去做呢?岐伯回答说:诊脉应当在平旦的时候进行,因为那时人体阴阳之气未曾扰动,又未用过饮食,经脉之气不会充盛,络脉之气亦很调和,气血又未扰乱,这样,才可以诊出有病的脉象。

【提要】 本段论述了平旦诊脉的原理。主要缘于两个方面。

(1)是平旦之时,自然界阴阳处于相对平衡状态,人体阴阳与自然阴阳相应,阴阳经脉气血亦处于相对平衡状态。

(2)是平旦之时,人经过一夜的睡眠休息,刚刚醒来,一未进饮食,二未活动,阴阳气血平衡状态未受到扰乱。因此,在平旦之时,病理变化最容易从脉象上反映出来,此时诊脉,准确性较高。平旦是诊脉的最佳时间。

【原文】 夫脉者,血之府①也。长则气治,短则气病②;数则烦心,大则病进③;上盛则气高,下盛则气胀④;代则气衰,细则气少,涩则心痛⑤;浑浑革至如涌泉,病进而色弊⑥;绵绵其去如弦绝,死⑦。

【注释】

①脉者,血之府:经脉是血液汇聚和流通之处。

②长则气治,短则气病:长短指脉体。脉应指而长,超过本位,则气血平和无病。脉应指而短,不及本位,属气血不足之病。

③数则烦心,大则病进:脉数为热,热则心烦不安。脉象满指而大,表示邪气盛,病情在发展。

④上盛则气高,下盛则气胀:上,指上部脉,下,下部脉。张介宾注:"上盛者,邪壅于上也。气高者,喘满之谓;下盛者,邪滞于下,故腹为胀满。"

⑤代则气衰,细则气少,涩则心痛:代,代脉,指脉来缓弱而有规则的间歇,主脏气衰弱。细,细脉,脉细如丝,主诸虚劳损,血气衰少。涩,涩脉,脉往来涩滞,主气滞血瘀,故现心痛之症。

⑥浑浑革至如涌泉,病进而色弊:浑浑,滚滚之意。革,急也。色弊,气色败坏。谓脉来滚滚而急,如泉水涌出,主邪气亢盛,病情加重,气色也见败坏。

⑦绵绵其去如弦绝,死:绵绵,脉微细欲绝。弦绝,弓弦断绝。王冰注:"绵绵,言微微似有,而不甚应手也。如弦绝者,言脉卒断,如弦之绝去也。"

【语译】 脉是血液所聚的地方,而血的循行,是依赖气的统帅。脉长说明气机顺达,脉短说明气分有病;脉数说明心里烦热,脉大是表示病势进增;若见上部脉盛,是邪气塞于胸;若见下部脉盛,是邪气胀于腹;代脉是脏气衰,细脉是血气少,涩脉是气滞血瘀而痛;脉来刚硬过甚,势如涌泉,这是病情加重,到了危险地步;若脉来似有似无,其去如弓弦断绝,那是必死的。

【提要】 本段原文举例论述常见脉象主病。有短、数、大、盛、代、细、涩、如泉涌、如弦绝等。诸脉主病,虽只言气病而实际包括气血病。因原文首先指出"脉者,血之府",岂有气病而血不病之理。《黄帝内经》文理如此,读者不可拘泥。

结合临床,同一脉象主病,一般有虚实之分。短脉一般主气血衰少,然湿阻气郁,亦可见短脉。数脉主热,然数而有力为热盛,数而无力为虚热。脉由浮紧变洪大有力,表示邪由太阳深入阳明,病情在深入发展;脉大但按之无力,甚至大而无根,则又是虚劳精气亏损之征,如《金匮要略·虚劳》说"脉大为劳,极虚亦为劳"。

【原文】 五脏者,中之守也①。中盛脏满②,气盛伤恐者,声如从室中言,是中气之湿也。言而微,终日乃复言者,此夺气也③。衣被不敛,言语善恶,不避亲疏者,此神明之乱④也。仓廪不藏者,是门户不要也⑤。水泉不止⑥者,是膀胱不藏也。得守者生,失守者死。

夫五脏者,身之强也⑦。头者,精明之府⑧,头倾视深⑨,精神将夺矣。背者,胸中之府⑩,背曲肩随,府将坏矣⑪。腰者,肾之府,转摇不能,肾将惫矣。膝者,筋之府,屈伸不能,行则偻附⑫,筋将惫矣。骨者,髓之府,不能久立,行则振掉⑬,骨将惫矣。得强则生,失强则死⑭。

【注释】

①五脏者,中之守也:五脏主藏精气,藏而不泻,故谓"中之守"。

②中盛脏满:指胸腹胀满。

③言而微……此夺气也:语声低微,气不接续,很长时间才能说下一句话,是气被劫夺所致。

④神明之乱:神明错乱。

⑤门户不要:门户,幽门、阑门、魄门等肠胃之门户。要,通"约",约束之意。门户不要,即大便失禁。

⑥水泉不止:指小便失禁。

⑦五脏者,身之强也:身,指形体。五脏藏精,是身形强壮的根本。

⑧头者,精明之府:精明,精气神明。头是精气神明藏守之处。

⑨头倾视深:头倾,头低垂不能举。视深,目下陷而无光。

⑩背者,胸中之府:胸中,指居于胸中之心肺二脏。

⑪背曲肩随,府将坏矣:随,同垂。背曲不能直,肩垂不能举,是脏气精微不能营于肩背,心肺失强之象。

⑫偻附：偻，身体屈曲不伸。附，行动不便，必依附于他物而行。

⑬振掉：行走时震颤摇摆。

⑭得强则生，失强则死：五脏精气旺盛，则身形强健，谓之"得强"，故生；若五脏精气衰败，则身形败坏，谓之"失强"，故死。

【语译】 五脏主藏精气，是人体的内守。如果邪盛于中，脏气壅满，喘息气急，容易恐惧，说话的声音重浊不清，好像从密室中发出的一样，这是中焦有湿邪的表现。语声低微，断续难接，说话重复，这是正气被劫夺的表现。不知敛盖衣被，言语好坏不分亲疏远近，这是神明错乱的表现。脾胃不能藏纳水谷，大便泄泻不止，这是门户不能约束的表现。小便失禁，这是膀胱不能贮藏津液的表现。若五脏功能正常，能守护精气，那么虽然有病也能好转；反之，五脏功能失常，不能守护精气，就有死亡的可能。

五脏是保持身体强健的根本。头是精气神明汇聚的地方，如果头低垂不举，两目深陷无光，这是精神将要衰败了。背是胸中心肺所居之处，如果背部弯曲、两肩下垂，这是心肺之气将要败坏了。腰部是肾脏所在的地方，如果腰部转动不灵活，这是肾气将要衰败了。膝是筋汇聚的地方，如果膝关节屈伸不能自如，行走时要曲身附物，这是筋将要衰败了。骨是髓汇聚的地方，如果不能长时间站立，行走时摇晃不稳，这是骨将要衰败了。五脏精气旺盛，身体强健，虽然有病预后亦良好；若五脏精气衰败，形体失去强健，就有死亡的可能。

【提要】 本段原文列举闻语声、问二便、望形体等诊察方法来判断五脏盛衰和疾病预后。

1. 闻语声

语声重浊不清，"如从室中言"，症见腹胀满，这是中焦为湿邪所困的表现。语声低微，气难接续，这是肺气衰夺的表现。言语善恶不避亲疏，衣被不敛，不知羞耻，这是心之神明错乱的表现。

2. 问二便

大便失禁，"仓廪不藏"，是脾气失守的表现。小便失禁，"水泉不止"，是肾气不守，膀胱不能藏津液的表现。

3. 望形体

头低垂不能抬举，两目内陷无光，是精气神明将要衰夺的表现。脊背弯曲，两肩下垂，是心肺二脏虚衰的表现。腰部不能转动，是肾气虚衰的表现。膝关节屈伸不利，行走不便，必附于物而行，是肝气虚衰的表现。不能站立过久，行走震颤动摇，是肾气虚衰的表现。

4. 五脏得守失守，得强失强

五脏藏守精气于内，充养形体于外。精气内守者，病虽重犹有生机，精气失守，则病预后不良。形体不衰，预后良好，形体衰败，说明五脏精气已衰，预后不良。

十三、平人气象论篇第十八（节选）

本篇说明平人的脉息至数与其变化，以及各种疾病的脉象和诊察方法。其中阐述脉从四时之理，指出四时五脏的平脉、病脉、死脉。归结到底，总以胃气为本。

【原文】 黄帝问曰：平人何如？岐伯对曰：人一呼脉再动，一吸脉亦再动，呼吸定息脉①五动，闰以太息②，命曰平人。平人者，不病也。常以不病调③病人，医不病，故为病人平息以调之为法。

【注释】

①定息：息，呼吸。定息，一息既尽，而换息未起之际。

②太息：呼吸延长。

③调：以息调脉。

【语译】 黄帝问道：健康不病之人的脉象是怎样的？岐伯回答说：人一呼脉跳动两次，一吸脉也跳动两次，一呼一吸为一息，一息脉动是四次，呼吸之余，是为定息，有时一息脉跳动五次，是因为呼吸较长的缘故，这就是平人的脉率。所谓平人，就是无病的人。诊脉的法则，通常是以没病的常人的呼吸为标准，来测量病人的脉息，医生是没病的人，因此可以调匀自己的呼吸再次病人的脉搏次数。

【提要】 本段讨论平人的脉动至数及平息调脉的方法。正常人的脉搏，是一息五至，大体相当于每分钟 72～80 次。反此，如果脉搏至数超过或不及，均为有病的脉象。医生可以根据自己的呼吸（正常的）候测病人的脉搏至数，这就是平息调脉法。

【原文】 平人之常气禀于胃，胃①者，平人之常气也；人无胃气曰逆，逆者死。

【注释】

①胃：指脉中的胃气。脉有胃气，则显柔和、从容、和缓之象。

【语译】 人的正常脉气是来源于胃的，胃气就是平人脉息的正常之气，人的脉息如无胃气，叫做逆象，逆象是可以致死的。

【提要】 本段指出诊脉必须重视察脉中胃气，即从容、和缓的脉象。人以胃气为本，若脉无胃气，则为逆象，预后不良。

【原文】 胃之大络，名曰虚里①。贯膈络肺，出于左乳下，其动应衣，脉宗气②也。盛喘数绝者，则在病中；结而横③，有积矣；绝不至曰死。乳之下其动应衣，宗气泄也。

【注释】

①虚里：心尖搏动的部位，相当于乳根穴。

②宗气：按《广雅·释诂三》"宗，聚也"。胃为十二经之海，虚里为众脉之气所聚，故曰宗气。

③结而横：吴昆说"脉来迟，时一止曰'结'。'横'横格于指下也"。《素问识》说"'横'谓其动横及于右边。"

【语译】 胃经的大络，名叫虚里，它的脉系从胃贯穿膈肌，上络于肺，出现于左乳之下，它的跳动可以用手感知，从而诊断宗气的盛衰。如果跳动甚剧急促而时有歇止的，这是病在胸中的表现；跳动迟滞时止而横格于指下，这是有积滞的表现；如果跳动断绝而不再来，这是死亡的征象。如果左乳虚里的跳动剧烈，外应于衣，这是宗气不能藏蓄而外泄的危象。

【提要】 本段论述了诊虚里的方法。从虚里的动势可以判断疾病的轻重安危。虚里是胃的大络，而人以胃气为本。诊虚里可以诊察宗气的盛衰变化，从而辨别病情的轻重安危。虚里之动，若按之应手，动而不紧，缓而不急者，是正常现象。若按之动微，为不及，是宗气内虚；如果动甚而振衣或急迫如喘，时有断绝，是宗气外泄，不守于中；若虚里停止跳动，则宗气已绝，生命停止。

十四、经脉别论篇第二十一（节选）

本篇首先讨论了惊、恐、恚、劳、逸、过用等原因，导致经脉失常、五脏功能紊乱而致的喘、汗等病变；继而通过对饮食入胃后，在人体输布过程的论述，阐明经脉的作用及诊寸口"以决死生"的道理；又论三阴、三阳脉气独至的病变、脉象和治法。因为本篇所论经脉与《黄帝内经》中其他论述经脉篇章的内容有较大区别，故以"经脉别"名篇。

【原文】 食气入胃，散精于肝，淫气于筋①。食气入胃，浊气②归心，淫精于脉③。脉气流经，经气归于肺，肺朝百脉，输精于皮毛。毛脉合精④，行气于腑⑤，腑精神明，留于四脏⑥，气归于权衡⑦，权衡以平，气口成寸，以决死生。

饮入于胃，游溢精气⑧，上输于脾，脾气散精，上归于肺，通调水道，下输膀胱，水精四布，五经并行⑨。合于四时五脏阴阳，揆度以为常也⑩。

【注释】

①淫气于筋：淫，浸淫满溢，此处为滋养濡润之意。肝主筋，谷食之气散于肝而濡养于筋。

②浊气：指谷食气中的浓稠部分。

③淫精于脉：精，指由谷食精气所化生的营血。营血行于脉中，故曰"淫精于脉"。

④毛脉合精：肺主皮毛，心主血脉。肺藏气，心主血。毛脉合精，即言气血相合。

⑤行气于腑：腑，指经脉而言。行气于府，即精气行于血脉之中。

⑥腑精神明，留于四脏：神明，言脉中精气的运行正常不乱。留，通"流"。四脏，指心、肝、脾、肾。姚止庵注"脏本五而此言四者，盖指心肝脾肾言。以肺为诸脏之盖，经气归肺，肺朝百脉，而行气于心肝脾肾，故云留于四脏也"。

⑦气归于权衡：权衡，即平衡。言精气化为气血入于脉，其输布保持平衡协调。

⑧游溢精气：游，浮游。游溢，浮游盈溢之意。精气，即饮之精气。

⑨水精四布，五经并行：张志聪注"水精四布者，气化则水行，故四布于皮毛，五经并行者，通灌于五脏之经脉也"。

⑩揆度以为常也：揆度，测度也。言饮食精微的生成输布，气血津液的生化运行，可从测度脉象变化得知，并要结合四季阴阳和人体五脏阴阳变化综合分析。

【语译】 饮食进入人体，经胃的腐熟消化，其中精微营养部分，经脾向有关部位转输。其中有经脾转输于肝而营养于筋者；有稠厚者入归于心脉，化之为血，借助肺朝百脉作用，外达于皮毛，内输于五脏六腑者；有经脾上归于肺，化以为气，营养全身者。在肺朝百脉、主治节的作用下，使气血相合，血脉平调，津液四布，下输膀胱。

水谷精气的生成与输布，是在五脏六腑的综合作用下进行的，并可通过经脉而反映于寸口，所以诊察寸口脉象的变化能测知人体各脏腑的生理与病理。

【提要】 本段论述了"食"和"饮"入胃后，化生精气在人体的输布过程。对谷食精微的输布，提出了两个方面：一是散精于肝，经肝气的疏泄，滋养周身筋脉，这就阐明了肝和筋的关系，为"肝主筋"的论点提出了依据；二是浊气归心，注之于血脉，再通过肺气的宣发，敷布周身内外，这是人体谷食精微输布的概要过程。这里提出的"肺朝百脉"的理论，不仅说明了肺主一身之气，其气化功能对谷食精微的生化输布所起的作用，而且阐明了切按寸口脉能诊断疾病的原理。

饮入于胃后，水精上输于脾，再经过肺气的宣降，将清者四布周身，浊者下输膀胱，这就是后世所说"肺为水之上源"的理论导源。现在临床常用开肺气以利水的方法，来治疗某些水液停留的病证，就是在这一理论指导下产生的。

十五、宣明五气篇第二十三（全选）

本篇根据病因、病情、脉搏、药物性味、饮食宜忌，阐明五脏功能的变化规律及其在诊断治疗上的运用。

【原文】 五味所入：酸入肝，辛入肺，苦入心，咸入肾，甘入脾。是谓五入。

五气所病：心为噫，肺为咳，肝为语①，脾为吞，肾为欠、为嚏，胃为气逆、为哕、为恐，大肠、小肠为泄，下焦溢为水。膀胱不利为癃；不约为遗溺。胆为怒。是为五病。

五精所并②:精气并于心则喜,并于肺则悲,并于肝则忧,并于脾则畏,并于肾则恐,是谓五并,虚而相并者也③。

五脏所恶④:心恶热,肺恶寒,肝恶风,脾恶湿,肾恶燥。是谓五恶。

五脏化液⑤:心为汗,肺为涕⑥,肝为泪,脾为涎⑦,肾为唾。是谓五液。

五味所禁⑧:辛走气,气病无多食辛;咸走血,血病无多食咸;苦走骨,骨病无多食苦;甘走肉,肉病无多食甘;酸走筋,筋病无多食酸。是谓五禁,无令多食。

五病所发:阴病发于骨⑨,阳病发于血⑩,阴病发于肉⑪,阳病发于冬⑫,阴病发于夏⑬。是谓五发。

五邪所乱:邪入于阳则狂⑭,邪入于阴则痹⑮,搏阳则为巅疾,搏阴则为瘖,阳入之阴⑯则静,阴出之阳则怒。是谓五乱。

五邪所见:春得秋脉,夏得冬脉,长夏得春脉,秋得夏脉,冬得长夏脉,名曰阴出之阳,病善怒,不治。是谓五邪,皆同命,死不治。

五脏所藏:心藏神,肺藏魄,肝藏魂,脾藏意,肾藏志。是谓五脏所藏。

五脏所主⑰:心主脉,肺主皮,肝主筋,脾主肉,肾主骨。是为五主。

五劳所伤:久视伤血,久卧伤气,久坐伤肉,久立伤骨,久行伤筋。是谓五劳所伤。

五脉应象:肝脉弦,心脉钩,脾脉代⑱,肺脉毛,肾脉石。是谓五脏之脉。

【注释】

①肝为语:张志聪说"肝气欲达则为语,此言春令之肝气不舒故也"。

②五精所并:五脏之精气偏盛于一脏。吴昆注:"并,合而入之也。五脏精气,各藏其脏则不病;若合而并于一脏,则邪气实之,各显其志。"

③虚而相并者也:据上下文例,此六字疑为后人注文。

④所恶:憎厌。

⑤五脏化液:张志聪注"五脏受水谷之精,淖注于外窍而化为五液"。

⑥涕:"涕"是"洟"之借字。《说文解字·水部》"洟,鼻液也"。

⑦涎:口液。

⑧禁:禁忌。

⑨阴病发于骨:骨属肾,肾为阴中之阴,故谓阴病发于骨。

⑩阳病发于血:血属心,心为阳中之阳,故谓阳病发于血。

⑪阴病发于肉:肉属脾,脾为阴中之至阴,故谓阴病发于肉。

⑫阳病发于冬:冬日阴气盛,阴盛则阳病,故谓阳病发于冬。

⑬阴病发于夏:夏日阳气盛,阳盛则阴病,故谓阴病发于夏。

⑭邪入于阳则狂:杨上善注"热气入于阳脉,重阳故为狂病"。

⑮邪入于阴则痹:杨上善注"寒邪入于阴脉,重阴故为血痹"。

⑯阳入之阴:《素问识》"之字训变。阳病在外则躁,若入而变阴则静。下文'出之阳'意同"。

⑰主:主宰,关联。

⑱脾脉代:张介宾注"代,更代。脾脉和软,分王四季。如春当和软而兼弦,夏当和软而兼钩,秋当和软而兼毛,冬当和软而兼石,随时相代,故曰代。此非中止之谓"。

【语译】 五味入胃后,各归其所喜的脏器:酸味先入肝,辛味先入肺,苦味先入心,咸味先入肾,甘味先入脾。这就叫五入。

五脏之气失调各自产生不同的病变:心气失调则噫气,肺气失调则咳嗽,肝气失调则多言,脾气失调则吞酸,肾气失调则呵欠、喷嚏,胃气失调则气逆、呃逆,或有恐惧感,大肠和小肠之气失调则泄泻,下焦分利失职,水溢肌皮则为水肿,膀胱气化不利则小便不通,其不能约束则为遗尿,胆气失调则容易发怒。这就叫五病。

五脏之精气相并于某一脏所发生的病变:精气并聚于心则喜笑失常,并聚于肺则悲哀,并聚于肝则忧愁,并聚于脾则畏惧,并聚于肾则恐慌。这就叫五并。是由于本脏气虚而引起相并的。

五脏各有所厌恶:心厌恶热,肺厌恶寒,肝厌恶风,脾厌恶湿,肾厌恶燥。这就叫五恶。

五脏化生的液体:心化液为汗,肺化液为涕,肝化液为泪,脾化液为涎,肾化液为唾。这就叫五液。

五味各有所禁忌:辛味能入气,气病者不可多吃辛味;咸味能入血,血病者不可多吃咸味;苦味能入骨,骨病者不可多吃苦味;甘味能入肉,肉病者不可多吃甘味;酸味能入筋,筋病者不可多吃酸味。这就叫五禁,不可使之多食。

五种疾病的发生:阴性疾病多发生在骨,阳性疾病多发生在血,阴性疾病多发生在肉,阳虚的疾病多发生在冬季,阴虚的疾病多发生在夏季。这就叫五发。

五脏之气被病邪扰乱而发病:病邪侵入阳分则发生狂乱,病邪侵入阴分则发生血脉阻滞的痹症,病邪搏击于阳分则发生巅顶(头)部位的疾病,病邪搏击于阴分则导致声嘶之疾,病邪由阳入阴则病人较安静,病邪由阴出阳则病人多怒躁动。这就叫五乱。

五脏之邪所见的反常脉象:春天出现秋天的毛脉,夏天出现冬天的石脉,长夏出现春天的弦脉,秋天出现夏天的钩脉,冬天出现长夏的软脉。这就是五邪脉。其预后是相同的,都是不治的死证。

五脏各有所藏的精神活动:心藏神,肺藏魄,肝藏魂,脾藏意,肾藏志。这就叫五脏所藏。

五脏各有所主管的五体:心主管血脉,肺主管皮毛,肝主管筋,脾主管肌肉,肾主管骨骼。这就叫五主。

五种过度的疲劳对人体所造成的损伤:长久地用眼则耗伤血,长久地睡卧则耗伤气,长久地静坐则伤肌肉,长久地站立则伤骨骼,长久地行走则伤筋。这就叫五劳所伤。

五脏应四时的脉象:肝脉端直以长应春季而弦,心脉来盛去衰应夏季而钩,脾脉濡软柔缓应长夏而代,肺脉轻虚以浮应秋季而毛,肾脉沉应冬季而石。这就是五脏的平脉。

【提要】 本篇承五脏之气法象四时的理论,宣扬阐明了人体五脏之气的生理、病理等活动变化规律,并结合病因、脉象、药物、性味、饮食宜忌等方面,按照五行法则,加以分类归纳,从而作为临床诊治的指导原则。

十六、通评虚实论篇第二十八(节选)

本篇主要是讨论虚实的问题,以"邪气盛则实,精气夺则虚"为要点,推论五脏、四时、气血、经络、脉搏等各种虚实。同时介绍对痈肿、霍乱、惊风等疾患施行针刺治疗的方法。

【原文】 黄帝问曰:何谓虚实? 岐伯对曰:邪气盛则实①,精气夺则虚②。
【注释】
①邪气盛则实:邪气,指各种致病因素,如六淫、七情、瘀血、痰饮等。邪正相搏,邪气亢盛,正气不衰,则成为正盛邪实的实证。
②精气夺则虚:精气,泛指人体正气,如精、气、血、津、液等。夺,损伤、丧失的意思。人体正气衰弱则形成虚证。
【语译】 黄帝问道:什么叫作虚实呢? 岐伯答说:邪气盛,就是实证,正气被伤,就是虚证。
【提要】 本段提出了虚实的概念,为补虚泻实的治疗法则的确立提供了依据。

【原文】 帝曰:肠澼①便血何如? 岐伯曰:身热则死②,寒则生。帝曰:肠澼下白沫何如? 岐伯曰:脉沉则生,脉浮则死。帝曰:肠澼下脓血何如? 岐伯曰:脉悬绝③则死,滑大则生。帝曰:肠澼之属,身不热,脉不悬绝何如? 岐伯曰:滑大者曰生,悬涩者曰死,以脏期之④。
【注释】
①肠澼:亦名滞下,即痢疾。
②身热则死:姜国伊注"便血者,热逼血下,身灼热而皮肤枯槁则阴亡"。
③脉悬绝:"悬绝"与"滑大"相对,是谓脉之绝涩绝小。肠澼下脓血,多为里之菀热,故脉涩小为逆,滑大为顺。
④以脏期之:根据五脏五行相克而定其死期。
【语译】 黄帝问:肠澼中赤痢的变化怎样? 岐伯说:痢兼发热的,则死;身寒不发热的,则生。黄帝问:肠澼而下白沫的,其变化怎样? 岐伯说:脉沉则生,浮则死。黄帝问;肠澼而脓血俱下的,其变化又怎样呢? 岐伯说:脉象小涩的则死,滑大的则

生。黄帝问：如果身热，脉不小涩，又怎样呢？岐伯说：脉象滑大的可生，脉象涩小的，就可能死。至于什么时候死，那要根据五脏克胜之日来定。

【提要】　本段论述了肠澼病证的分类及其预后。肠澼，即痢疾之类，《黄帝内经》按病情的表现，分为便血、下白沫、下脓血三种，这是痢疾最初的分类法。这种分类法与现今之赤痢、白痢、赤白下痢三种分类基本是一致的。由此说明，远在两千多年前，古人对痢疾即有比较详细的认识。关于预后的推断，脉证相合为顺，脉证相反为逆，脉有胃气者佳，脉无胃气者危，有其重要的临床意义。

十七、太阴阳明论篇第二十九（节选）

本篇讨论了足太阴脾、足阳明胃的生理功能、病理变化，以及脾胃的相互关系。故以"太阴阳明"名篇。

【原文】　黄帝问曰：太阴阳明为表里，脾胃脉也。生病而异者，何也？岐伯对曰：阴阳异位①，更虚更实②，更逆更从③，或从内，或从外④，所从不同，故病异名也。

帝曰：愿闻其异状也。岐伯曰：阳者，天气也，主外；阴者，地气也，主内。故阳道实，阴道虚。故犯贼风虚邪者阳受之，食饮不节，起居不时者，阴受之。阳受之则入六腑，阴受之则入五脏⑤。入六腑则身热，不时卧⑥，上为喘呼；入五脏则䐜满闭塞，下为飧泄，久为肠澼。故喉主天气，咽主地气⑦。故阳受风气，阴受湿气⑧。故阴气从足上行至头，而下行循臂至指端；阳气从手上行至头，而下行至足。故曰：阳病者，上行极而下；阴病者，下行极而上⑨。故伤于风者，上先受之；伤于湿者，下先受之。

【注释】

①阴阳异位：一指经脉循行有上行下行之异。如王冰注："脾脏为阴，胃腑为阳，阳脉下行，阴脉上行。"二指脏腑阴阳所主不同。如张介宾注："脾为脏，阴也。胃为腑，阳也。阳主外，阴主内；阳主上，阴主下，是阴阳异位也。"两说互为发明。

②更虚更实：春夏为阳，阳明之气与之相应，故春夏季阳明实而太阴虚；秋冬为阴，太阴之气与之相应，故秋冬季太阴实而阳明虚。

③更逆更从：春夏为阳，阴盛为逆，阳盛为从；秋冬为阴，阳盛为逆，阴盛为从。

④或从内，或从外：言经脉循行不同。如杨上善注"手三阴，从内向外也；手三阳，从外向内也。足之三阴，从外向内；足之三阳，从内向外也"。

⑤阳受之则入六腑，阴受之则入五脏：张介宾注"贼风虚邪，外伤也，故阳受之而入腑；饮食起居，内伤也，故阴受之而入脏"。

⑥不时卧：《甲乙经》作"不得卧"。即应睡而不能入睡。

⑦喉主天气，咽主地气：天气，清阳之气。地气，水谷之气。喉司呼吸，肺气所出，故喉主天气；咽纳水谷，下通于胃，故咽主地气。

⑧阳受风气,阴受湿气:风为阳邪,故人体阳分受之;湿为阴邪,故人体阴分受之。同气相求也。

⑨阳病者,上行极而下;阴病者,下行极而上:邪气随经脉而行,故阳病在上者,久而下行;阴病在下者,久而上逆。

【语译】 黄帝问道:太阴、阳明两经,互为表里,而所生的疾病不同,这是什么道理呢?岐伯答道:脾属阴经,胃属阳经,二者经脉循行的部位不同,或虚、或实、或顺、或逆也各不相同;或者从内,或者从外,发病的原因又不同,所以病名也就相异了。

黄帝道:我希望你说说它不同的情况。岐伯说:阳像天,为人体的外卫,阴像地,为人体的内护。外邪多有余,所以阳道常实;内伤多不足,所以阴道常虚。贼风虚邪伤人时,阳分首当其冲;而饮食不慎,起居失调,阴分独受其害。外表受病,就传入六腑;内在受病,就传入五脏。如果邪入六腑,就会发热,不能安眠,发端;如果病在五脏,就会胀满发闷,飧泄,经过一段时间,会成为肠澼的病。喉是管呼吸的,所以主天气;咽是管纳食的,所以主地气。阳气易感风邪,阴气易感湿邪。三阴之经脉,是由足上行至头,由头而下循臂至手指的尖端。三阳之经脉,是由手上行至头,再下至足。所以阳经的病邪,先上行到极点,再向下行;阴经的病邪,先向下行到极点,再向上行。因此外感风邪,多在上部;外中湿气,多在下部。

【提要】 本节阐述了脏腑经脉之阴阳不同之理及太阴阳明的病理是"阳道实,阴道虚"。

【原文】 帝曰:脾病而四肢不用,何也?岐伯曰:四肢皆禀气于胃,而不得至经①,必因于脾乃得禀也。今脾病不能为胃行其津液,四肢不得禀水谷气,气日以衰,脉道不利,筋骨肌肉,皆无气以生,故不用焉。

【注释】

①至经:《黄帝内经太素》作"径至",直接到达。四肢需赖胃中水谷精微之滋养,然胃中水谷精微不能直接到达四肢,必经脾气之运行才能到达于四肢。

【语译】 黄帝问:脾一有病四肢就不能正常活动,这是什么道理?岐伯说:四肢都受胃气的营养。但是胃气不能直达四肢,必须经过脾的运化,水谷精微才能布达于四肢,现在脾有病了,不能把胃的水谷精微输送出去,四肢因得不到水谷精气,一天一天的衰弱,经脉不通,筋骨肌肉也因无营养充实它,所以四肢就不能活动了。

【提要】 本段论述了脾为胃行其津液的理论。脾胃为表里,以膜相连。脾为胃行其津液。胃为五脏六腑之海,所化生的精微赖脾转输,全身上下内外,无处不到,四肢也莫能外。因此,脾病不能运化水谷精气以营养四肢,筋骨肌肉得不到水谷精气的滋养,因而肢体不能随意运动。

十八、热论篇第三十一（全选）

本篇对外感发热性疾病的成因、主症、传变规律、治疗大法，以及预后、禁忌等进行了全面的论述，故以"热论"名篇，是现存最早的关于"热病"的文献。

【原文】　黄帝问曰：今夫热病者，皆伤寒①之类也。或愈或死，其死皆以六七日之间，其愈皆以十日以上者，何也？不知其解，愿闻其故。岐伯对曰：巨阳②者，诸阳之属③也。其脉连于风府④，故为诸阳主气⑤也。人之伤于寒也，则为病热，热虽甚不死，其两感⑥于寒而病者，必不免于死。

【注释】

①伤寒：病名，外感热病的总称。有广、狭二义，由四时邪气所致的外感热病称广义伤寒，由寒邪所致的外感热病称狭义伤寒。

②巨阳：巨，大也。巨阳即太阳经脉。

③诸阳之属：诸阳，指所有的阳经。属，统率、聚会之意。太阳经脉为六经之长，统帅阳分，故诸阳经脉为其所属。

④风府：穴名，在项后正中入发际一寸处，属督脉。

⑤诸阳主气：太阳经脉统摄人身之阳经，其经脉上连督脉的风府穴，而风府穴会聚督脉和阳维脉，督脉为阳经之海，阳维脉维系三阳经，所以太阳主持人身阳经之气。

⑥两感：表里两经同时受邪发病，如太阳与少阴、阳明与太阴、少阳与厥阴两感。

【语译】　黄帝问道：现今的热病，大都属于外感伤寒一类疾病的范畴。有的人痊愈，有的人死亡，那些病死的大部分在发病后六七日之内，那些痊愈的大部分在发病后十天以上，这是为什么？我不知道其中的道理，愿听其中的原因。岐伯回答说：太阳经脉统摄全身阳经，其经脉上连于风府穴，所以能主持全部阳经之气。人体感受邪气则发为热病，热势虽重但不至于死亡。而表里两经同时受邪发病的，必不免于死亡。

【提要】　本段为全篇的提纲，论热病的要点有二。

1. 关于"伤寒"

可分为广义伤寒和狭义伤寒，本文"今夫热病者，皆伤寒之类也"所指为广义伤寒，属于外感热病的范畴。"寒"泛指四时邪气，"热病"的成因是感受四时邪气。谓之热病，是以症状特点来命名，因为人体感受邪气后，正邪相争，出现发热为主的共同症状。

2. 热病的预后

热病的预后，一般取决于邪正力量的消长变化。正气强者预后良好，正气衰者预后差。具体有两种情况：

（1）不两感于寒的预后良好：不两感而发病的，一般是一经受病，正气未伤，正能抗邪，故热势虽重，只要治疗得当，发汗解表则邪气自退，预后良好。

（2）两感于寒的预后差：表里两经同时受病，邪气迅速内传，伤及脏腑及营卫气血，邪盛正衰，此时攻邪则伤正，扶正又碍邪，治疗两难，故预后不好。文中"死"与"不死"是指病情之轻重，预后之好坏而言，其实即使是"两感于寒"者，只要治疗及时，方法得当，亦有可生之机。

【原文】　帝曰：愿闻其状。岐伯曰：伤寒一日①，巨阳受之，故头项痛，腰脊强。二日，阳明受之，阳明主肉，其脉侠鼻络于目，故身热②，目疼而鼻干，不得卧③也。三日，少阳受之，少阳主胆④，其脉循胁络于耳，故胸胁痛而耳聋；三阳经络皆受其病，而未入于脏者，故可汗而已⑤。四日，太阴受之，太阴脉布胃中络于嗌⑥，故腹满而嗌干。五日，少阴受之，少阴脉贯肾络于肺，系舌本，故口燥舌干而渴。六日，厥阴受之，厥阴脉循阴器而络于肝，故烦满而囊缩⑦。三阴三阳，五脏六腑皆受病，荣卫不行，五脏不通，则死矣。

其不两感于寒者，七日⑧，巨阳病衰，头痛少愈。八日，阳明病衰，身热少愈。九日，少阳病衰，耳聋微闻。十日，太阴病衰，腹减如故，则思饮食。十一日，少阴病衰，渴止不满⑨，舌干已而嚏⑩。十二日，厥阴病衰，囊纵，少腹微下⑪，大气⑫皆去，病日已矣。

帝曰：治之奈何？岐伯曰：治之各通其脏脉⑬，病日衰已矣。其未满三日者，可汗而已；其满三日者，可泄而已⑭。

帝曰：热病已愈，时有所遗⑮者，何也？岐伯曰：诸遗者，热甚而强食之，故有所遗也。若此者，皆病已衰，而热有所藏，因其谷气相薄，两热相合，故有所遗也。帝曰：善。治遗奈何？岐伯曰：视其虚实，调其逆从，可使必已矣。帝曰：病热当何禁之？岐伯曰：病热少愈，食肉则复⑯，多食则遗，此其禁也。

【注释】

①一日：一日与下文二日、三日、四日、五日、六日，都是指外感热病传变的次序与发展阶段，而不能简单地理解为具体的日数。

②身热：指身体发热，按之烫手，愈按愈热。因阳明主肌肉，热甚在肌肉，全身发热。

③不得卧：阳明受邪，胃气不安，故不得卧。

④少阳主胆：胆，《针灸甲乙经》《黄帝内经太素》均作"骨"，即少阳主骨，胆与肝相表里，肝主筋，筋会于骨，故少阳主骨。

⑤未入于脏者，故可汗而已：三阳为表属腑，邪在表而未入三阴之脏者，皆可用发汗解表法散邪。

⑥嗌：咽。

⑦烦满而囊缩:满,同"懑",烦闷之意。囊缩,阴囊收缩。

⑧七日:七日与下文的八日、九日、十日、十一日、十二日均指热病过程中邪退正复、疾病转愈的概数,其时间长短取决于邪正力量的对比。

⑨不满:此二字为衍文。

⑩嚏:少阴病邪气初退,正气来复,故嚏。《灵枢·口问》云:"阳气和利,满于心,出于鼻,故为嚏。"

⑪囊纵,少腹微下:阴囊收缩及少腹拘急的症状逐渐缓解。

⑫大气:指邪气。

⑬治之各通其脏脉:通,疏通,调治。脏脉,脏腑之脉。即调治病变所在的脏腑经脉。

⑭其未满三日者,可汗而已;其满三日者,可泄而已:三日,非一定之日数,不可拘泥。汗,指发汗,泄,指泄热。未满三日者,病在三阳之表,可用汗法;已满三日者,邪已入三阴之里,应用泄法。此治法指针刺。

⑮遗:遗留、残留之意。指病邪遗留不尽,迁延不愈。

⑯复:指病愈而复发。

【语译】 黄帝说:愿听听说热病的症状。岐伯说:伤寒一日,太阳受邪,所以头项痛,腰脊僵硬。二日,阳明受邪,阳明主肌肉,经脉夹鼻络目,所以全身发热,目疼,鼻中干燥,睡卧不安。三日,少阳受邪,少阳主骨,经脉循行胸胁上络于耳,所以胸胁痛,耳聋。三阳经脉都受邪但未入三阴之里的,可用汗法治愈。四日,太阴受邪,太阴经脉散布胃中,上络于咽,所以腹满,咽干。五日,少阴受邪,少阴经脉穿过肾络肺,系于舌根,所以口燥,舌干,口渴。六日,厥阴受邪,厥阴经脉循行阴器而络于肝,所以烦闷,阴囊收缩。三阴三阳经脉、五脏六腑都受邪而病,营卫运行不畅,五脏之气闭塞不通,则病死。

那些不两感于寒而病的,七日,太阳病邪衰减,头痛等症稍愈。八日,阳明病邪衰减,身热等症稍愈。九日,少阳病邪稍减,听力稍微恢复。十日,太阴病邪稍减,腹满症减,恢复正常,则思进饮食。十一日,少阴病邪衰减,口渴停止,喷嚏出。十二日,厥阴病邪衰减,阴囊收缩、少腹拘急等症缓解,邪气都消退,疾病逐渐向愈。

黄帝说:怎样治疗?岐伯说:治疗上分别疏通、调理病变所在脏腑的经脉,病邪逐渐衰退而愈。病未满三日的,可用汗法治疗而愈;病已满三日的,当用泄热法治疗而愈。

黄帝说:热病已愈,有时发生病邪遗留、疾病迁延不愈的情况,是什么原因?岐伯说:凡是病邪遗留的,是在热势正盛时勉强进食,所以造成病邪遗留。如果是这种情况,病势已退而热邪有所留藏,与谷食之气相搏结,邪热与谷热两热相合,所以发生热邪遗留。黄帝说:好。怎样治疗热遗呢?岐伯说:诊察病的虚实,调理逆从,可使热遗病愈。黄帝说:热病有什么禁忌吗?岐伯说:病的热势稍愈时,进食肉食则疾病复发,进食过多则热遗,这就是热病的禁忌。

【提要】 本段原文论述了热病的六经主证、传变规律、治疗大法和预后禁忌。

1. 六经主证

多为实证、热证。

(1)太阳经证:头项痛,腰脊强。

(2)阳明经证:目痛鼻干,身热不得卧。

(3)少阳经证:胸胁痛而耳聋。

(4)太阴经证:腹满而嗌干。

(5)少阴经证:口燥舌干而渴。

(6)厥阴经证:烦闷,囊缩。

2. 传变规律

伤寒在经之邪有向里传与不向里传的区别。其向里传的规律为由表及里、由阳入阴,传变次序为太阳、阳明、少阳、太阴、少阴、厥阴。邪若不内传,各经缓解的时间在受病后的第七天。

3. 治疗大法

总的治疗精神是"各通其脏脉",注重疏通,体现了外感热病治疗以"祛邪"为主的原则。具体治法是邪在三阳之表用发汗法,邪在三阴之里用泄热法。

4. 禁忌

在热病稍愈时,不宜过早进肉食,也不宜多食。因为热病后胃气虚弱,多食或进食肉类肥甘之品不能运化,使食停化热,与余热相合而产生病复、热遗。热遗的治疗当根据证候的虚实予以补泄调理。

【原文】 帝曰:其病两感于寒者,其脉应与其病形何如?岐伯曰:两感于寒者,病一日,则巨阳与少阴俱病,则头痛口干而烦满;二日,则阳明与太阴俱病,则腹满身热,不欲食,谵言;三日,则少阳与厥阴俱病,则耳聋囊缩而厥[1],水浆不入,不知人,六日死[2]。帝曰:五脏已伤,六腑不通,荣卫不行,如是之后,三日乃死,何也?岐伯曰:阳明者,十二经脉之长也[3],其血气盛,故不知人三日,其气乃尽,故死矣。

【注释】

①厥:手足逆冷。

②水浆不入,不知人,六日死:水浆不入,指不能进食,为胃气竭乏的表现;不知人,指昏迷不省人事,为神气大伤的表现。均属危重症,预后不良。

③阳明者,十二经脉之长也:胃为水谷之海,阳明经多气多血,是十二经脉气血之源,故为十二经脉之长。

【语译】 黄帝说:那些发病是两感于寒的,脉象反应与病症形态是什么样的?岐伯说:两感于寒的,发病第一日,太阳经与少阴经同病,所以头痛口干烦闷;第二日,阳明经与太阴经同病,所以腹满身热,不思进食,谵语;第三日,少阳经与厥阴经同病,所以耳聋,阴囊收缩,手足逆冷,水浆不能入口,昏迷不省人事,六日内死亡。

黄帝说:五脏已伤,六腑不通,营卫之气运行不畅,这种情况发生以后,三日内会死亡,是为什么?岐伯说:阳明经,是十二经脉之首,其经脉血气旺盛,所以三日内人事不省,等到阳明经气耗尽,就死亡了。

【提要】 本段原文论述了两感于寒的症状、传变与预后。

两感于寒的病证表现,不仅有实证、热证,也有虚证、寒证。实热证的症状有头痛,口干,烦闷,腹满,身热,谵语,纳呆等,虚寒证的症状有手足逆冷、水浆不入,不知人等。

两感于寒是外感热病中最为严重的病证,邪盛正衰,脏腑皆伤,营卫不通,起病急,发展快,"六日死"说明病情重,预后差。热病预后好坏,与阳明胃气盛衰存亡密切相关。如出现"水浆不入,不知人",说明胃气衰败,神气竭乏,故生命垂危。

【原文】 凡病伤寒而成温①者,先夏至日者为病温,后夏至日者为病暑。暑当与汗皆出,勿止②。

【注释】

①温:指温热病。

②暑当与汗皆出,勿止:汗出则暑邪随之外泄,故不可止汗,止汗则暑邪内陷。

【语译】 凡感受邪气而发为温热病的,在夏至日以前受邪发病的称为"温病",在夏至日以后受邪发病的称为"暑病"。应当让暑邪随汗出而解,不要止汗。

【提要】 本段原文论述了温病、暑病的概念和暑病的治疗原则。

(1)温病:在夏至日以前受邪发病,以发热为主的称为"温病"。

(2)暑病:在夏至日以后受邪发病,以发热为主的称为"暑病"。

(3)暑病治则:暑病汗出,则暑邪有出路,当用清暑泄热的方法治疗,不能见汗而单纯止汗,否则暑邪内闭,邪陷心包,产生危重证候。

十九、评热病论篇第三十三(节选)

"评",评议。本篇评议了阴阳交、风厥、劳风、肾风等热病的病理变化和预后吉凶,并着重阐明了邪正消长的变化规律,所以篇名"评热病论"。

【原文】 黄帝问曰:有病温者,汗出辄复热①,而脉躁疾②不为汗衰,狂言不能食,病名为何?岐伯对曰:病名阴阳交③,交者死也。帝曰:愿闻其说。岐伯曰:人所以汗出者,皆生于谷,谷生于精④,今邪气交争于骨肉而得汗者,是邪却而精胜也。精胜,则当能食而不复热。复热者,邪气也。汗者,精气也⑤,今汗出而辄复热者是邪胜也,不能食者,精无俾⑥也。病而留者,其寿可立而倾也。且夫《热论》⑦曰:汗出而脉尚躁盛者死,今脉不与汗相应,此不胜其病⑧也,其死明矣。狂言者,是失志⑨,失志者死。今见三死⑩,不见一生,虽愈必死也。

【注释】

①汗出辄复热:辄,立刻。指汗出热退后又立即再度发热。

②脉躁疾:脉象躁动不安而急数。

③阴阳交:阴,指阴精正气。阳,指阳热邪气。交,交结,交争。阴阳交,指阳热邪气入于阴分,邪正交结不解,正不胜邪的危重病证。

④谷生于精:"于"为助词,无义。即水谷是精气化生之源。

⑤汗者,精气也:水谷化生精气,精气外达从表而出则为汗。张介宾注:"谷气内盛则生精,精气外达则为汗。"

⑥精无俾:俾,补益,补充。即精气得不到补益、充养。

⑦《热论》:指《灵枢·热病》。《热论》谓"热病已得汗而脉尚躁盛,此阴脉之极也,死;得其汗而脉静者,生。"与本篇所载"汗出而脉尚躁盛者死"文意相近。

⑧不胜其病:指上文精不胜邪之义。

⑨失志:阳邪盛,扰乱神志,神志受伤而不能安藏。

⑩三死:指三个死候,即汗出复热而不能食、脉躁疾、狂言三症。

【语译】 黄帝问道:有温热病人,汗出热退后又立即再度发热,而脉躁疾,并不因为出汗而减退,言语狂乱,不能进食,这病名是什么? 岐伯回答说:这病名字叫阴阳交,邪正交结不解则死亡。黄帝说:我想听听具体解释。岐伯说:人之所以有汗出,是来源于水谷,水谷化生精气,现在邪气交争于骨肉间而有汗出,是邪气退却、精气充盛的原因。精气旺盛,就应当能进食,而且不再发热。再度发热是因为有邪气。汗是精气外达的表现,现在汗出热退又立即再度发热,是因为邪气大盛,不能进食则精气得不到补充。邪热稽留不退,病人生命就非常危险了。而且《热论》说:汗出而脉还是躁盛不安的病人会死亡。现在脉不与汗相应,这是正气不能胜邪的表现,病人预后死亡就很明显了。言语狂乱是神志大伤的表现,神志大伤者会死亡。现在见到汗出复热而不能食、脉躁疾、狂言三种死亡证候,未见到一个能生存向愈的表现,所以即使暂时好转,最终必定会死亡。

【提要】 本段原文对阴阳交的病机、症状、预后进行了系统论述。

(1)病机:热邪亢盛入于阴分,邪正交结不解,阴精正气不能胜邪。

(2)症状:汗出而复热,说明邪热亢盛,正不胜邪;不能进食,说明里热燔灼,胃阴大亏;脉躁疾,说明邪热充斥脉道,阴不制阳;狂言,说明热扰神明,神气大伤。

(3)预后:热留伤精"其寿可立而倾也",说明病情凶险严重,预后不良。

整个疾病过程紧紧围绕着阳热亢盛、阴精不足、正不胜邪这一病机来认识疾病的严重性,强调了阳邪与阴精双方的胜负存亡在温热病转归中所起的决定性作用。

二十、咳论篇第三十八(全选)

本篇讨论了咳嗽的成因、分类、症状、病理传变,阐明了五脏六腑咳的临床表现,并指出了咳嗽的针刺治疗大法,是《黄帝内经》论咳的专篇。

【原文】 黄帝问曰:肺之令人咳,何也?岐伯对曰:五脏六腑皆令人咳,非独肺也。帝曰:愿闻其状。岐伯曰:皮毛者,肺之合也,皮毛先受邪气,邪气以从其合也。其寒饮食入胃,从肺脉上至于肺①,则肺寒,肺寒则外内合邪②,因而客之,则为肺咳。五脏各以其时受病③,非其时,各传以与之④。人与天地相参,故五脏各以治时⑤,感于寒则受病,微则为咳,甚则为泄、为痛。乘⑥秋则肺先受邪,乘春则肝先受之,乘夏则心先受之,乘至阴则脾先受之,乘冬则肾先受之。

【注释】
①其寒饮食入胃,从肺脉上至于肺:手太阴肺经起于中焦,还循胃口,上膈属肺。寒冷饮食伤于胃,寒气从肺脉上犯于肺,成为咳的病因之一。
②外内合邪:外寒与饮食之寒相合为病。
③五脏各以其时受病:五脏各在其所主的时令感受病邪而发病。
④非其时,各传以与之:非其时,非肺所主的时令。之,指肺。不在肺所主的秋季,脏腑感受时令邪气,分别传于肺而引起咳嗽。
⑤治时:治,主持。治时即所主的时令,如肝主春,心主夏等。
⑥乘:趁着,顺应。

【语译】 黄帝问道:肺能使人咳,是什么原因?岐伯回答说:五脏六腑都能使人咳嗽,不止是肺。黄帝问道:我愿意听听它的病证情况。岐伯说:皮毛是肺的外合,皮毛先感受邪气,邪气从皮毛内传其相合的肺。寒冷的饮食入胃后,从肺脉上传到肺,引起肺寒,这样外感寒邪和饮食之寒气相合,损伤于肺,则发生咳嗽。五脏各在其所主的时令感受邪气而发病,虽然不在肺所主的季节,也可分别传于肺而引起咳嗽。人与自然是相应的,所以五脏各在其所主的时令感受邪气而发病,邪浅病轻则表现为咳嗽,邪深病重则表现为泄泻、疼痛。在秋天则肺先受邪,在春天则肝先受邪,在夏天则心先受邪,在长夏则脾先受邪,在冬天则肾先受邪。

【提要】 本段原文讨论了咳嗽的病因病机及咳嗽与脏腑的关系。

咳嗽的病因为风寒之邪,其受邪途径有两条:一为邪从皮毛而入,由表及里内传于肺;二为内伤生冷饮食,寒气从肺脉上传于肺。外感与内伤合邪,损伤于肺,发为咳嗽。

咳嗽与脏腑的关系表现为:

(1)咳为肺之本病:篇首明确提出"肺之令人咳",咳嗽的病位主要在肺,也是肺病的主症,凡外感、内伤,影响肺之宣发、肃降功能,均可致咳。

(2)五脏六腑皆令人咳:人是一个有机整体,它脏有病可影响本脏,本脏有病也可传至它脏。五脏六腑有病累及于肺,导致肺失宣降,都可以出现咳嗽。所以咳嗽不仅仅是肺脏的病变。

【原文】 帝曰：何以异之？岐伯曰：肺咳之状，咳而喘息有音①，甚则唾血。心咳之状，咳则心痛，喉中介介如梗状②，甚则咽肿喉痹③。肝咳之状，咳则两胁下痛，甚则不可以转④，转则两胠⑤下满。脾咳之状，咳则右胁下痛，阴阴⑥引肩背，甚则不可以动，动则咳剧。肾咳之状，咳则腰背相引而痛，甚则咳涎⑦。

帝曰：六腑之咳奈何？安所受病？岐伯曰：五脏之久咳，乃移于六腑。脾咳不已，则胃受之，胃咳之状，咳而呕，呕甚则长虫⑧出。肝咳不已，则胆受之，胆咳之状，咳呕胆汁。肺咳不已，则大肠受之，大肠咳状，咳而遗失⑨。心咳不已，则小肠受之，小肠咳状，咳而失气⑩，气与咳俱失。肾咳不已，则膀胱受之，膀胱咳状，咳而遗溺。久咳不已，则三焦受之，三焦咳状，咳而腹满，不欲食饮⑪。此皆聚于胃，关于肺⑫，使人多涕唾而面浮肿气逆也。

帝曰：治之奈何？岐伯曰：治脏者，治其俞；治腑者，治其合；浮肿者，治其经⑬。帝曰：善。

【注释】

①咳而喘息有音：有音，即痰鸣音。指咳嗽伴有气喘、喉间痰鸣。

②介介如梗状：介，通"芥"，小草，杂草。形容咽部不舒如有物梗阻。

③咽肿喉痹：痹，闭阻不通。指咽喉肿痛，闭塞不通，甚至吞咽或呼吸困难。

④不可以转：指咳嗽时牵引两胁，疼痛难以转侧。

⑤胠：指腋下胁上的部位。

⑥阴阴：隐隐。

⑦咳涎：久咳肾虚，肾水上泛为涎。

⑧长虫：指蛔虫。

⑨遗失：失，即"矢"，矢，通"屎"。指大便失禁。

⑩失气："矢气"，肛门排气。

⑪久咳不已，……不欲食饮：久咳，指上述种种咳嗽。三焦总司一身之气化，故久咳不已，皆可传于三焦。咳在三焦，气机壅滞而不行，所以腹部胀满，不思饮食。

⑫聚于胃，关于肺：水饮聚于胃，从肺脉上溃于肺而为咳嗽。这是以上诸咳嗽的总结语。咳嗽虽与五脏六腑都有关，但与肺胃的关系最为密切。

⑬治脏者，治其俞；治腑者，治其合；浮肿者，治其经：俞、合、经，指五输穴中的输穴、合穴、经穴。五脏的俞穴分别为：肺俞太渊，脾俞太白，心俞神门，肾俞太溪，肝俞太冲。六腑合穴分别为：大肠合曲池，胃合三里，小肠合小海，膀胱合委中，三焦合天井，胆合阳陵泉。五脏经穴如肺之经渠，脾之商丘等。六腑经穴如小肠之阳谷，三焦之支沟等。

【语译】 黄帝说：咳嗽症状怎样区别？岐伯回答说：肺咳的症状，咳嗽伴有气喘、喉间痰鸣，甚至咯血。心咳的症状，咳时心痛，咽中如有物梗阻不畅，甚至咽喉肿痛闭塞。肝咳的症状，咳时两胁下痛，甚至难以转侧，转侧时腋下胁上部位胀满。脾咳的症状，咳则右胁下痛，隐隐牵引肩背，严重者不能活动，活动则咳嗽加剧。肾咳的症状,咳则腰背相互牵引而痛,甚至咳吐涎沫。

　　黄帝说:六腑咳的症状是怎样的? 是从哪里得病的呢? 岐伯说:五脏久咳不愈就可传于六腑。脾咳不愈,则胃受邪,胃咳的症状,咳嗽伴有呕吐,呕吐严重时还可呕出蛔虫。肝咳不愈,则胆受邪,胆咳的症状,咳嗽伴有呕吐胆汁。肺咳不愈,则大肠受邪,大肠咳的症状,咳嗽时伴有大便失禁。心咳不愈,则小肠受邪,小肠咳的症状,咳嗽时伴有矢气。肾咳不愈,则膀胱受邪,膀胱咳的症状,咳嗽时伴有小便失禁。久咳不愈,则三焦受邪,三焦咳的症状,咳嗽伴有腹部胀满,不思饮食。总之,以上咳嗽的病机都与肺、胃关系密切,所以使人产生多痰涎、面部浮肿、气机上逆等症状。

　　黄帝说:怎样治疗呢? 岐伯回答说:治疗五脏咳就取其俞穴,治疗六腑咳就取其合穴,治疗浮肿就取其经穴。黄帝说:好。

　　【提要】　本段论述了五脏六腑咳的症状、针刺治疗大法。

1. 五脏咳的症状

(1)肺咳:咳而喘息、痰鸣,严重者咳血。

(2)心咳:咳嗽心痛,咽喉如有物梗阻不畅,严重者咽喉肿痛闭塞。

(3)肝咳:咳时两胁下痛,甚至难以转侧,转侧时腋下胁上部位胀满。

(4)脾咳:咳则右胁下痛,隐隐牵引肩背,严重者不能活动,活动则咳嗽加剧。

(5)肾咳:咳则腰背相互牵引而痛,甚至咳吐涎沫。

2. 六腑咳的症状

(1)胃咳:咳嗽伴有呕吐,呕吐严重时还可呕出蛔虫。

(2)胆咳:咳嗽伴有呕吐胆汁。

(3)大肠咳:咳嗽时伴有大便失禁。

(4)小肠咳:咳嗽时伴有矢气。

(5)膀胱咳:咳嗽时伴有小便失禁。

(6)三焦咳:咳嗽,腹部胀满,不思饮食。

3. 针刺治疗大法

治疗五脏咳取其俞穴,治疗六腑咳取其合穴,治疗浮肿取其经穴。

二十一、举痛论篇第三十九(节选)

　　本篇讨论了由于寒邪客于脏腑经脉所引起的多种疼痛,阐述了问诊、望诊、切诊在临证时的具体应用,此外还对"九气"致病的症状和病理进行了讨论。因原文首论疼痛,故名篇。

　　【原文】　帝曰:愿闻人之五脏卒痛,何气使然? 岐伯对曰:经脉流行不止,环周不休。寒气入经而稽迟①,泣②而不行,客于脉外则血少,客于脉中则气不通,故卒然而痛。

岐伯曰:寒气客于脉外则脉寒,脉寒则缩踡③,缩踡则绌急④,绌急则外引小络,故卒然而痛,得炅⑤则痛立止。因重中⑥于寒,则痛久矣。寒气客于经脉之中,与炅气相薄则脉满,满则痛而不可按也。寒气稽留,炅气从上⑦,则脉充大而血气乱,故痛甚不可按也。寒气客于肠胃之间,膜原⑧之下,血不得散,小络急引故痛,按之则血气散,故按之痛止。寒气客于侠脊之脉⑨,则深按之不能及,故按之无益也。寒气客于冲脉,冲脉起于关元⑩,随腹直上,寒气客则脉不通,脉不通则气因之,故喘动⑪应手矣。寒气客于背俞之脉⑫则脉泣,脉泣则血虚,血虚则痛,其俞注于心,故相引而痛。按之则热气至,热气至则痛止矣。寒气客于厥阴之脉,厥阴之脉者,络阴器,系于肝,寒气客于脉中,则血泣脉急。故胁肋与少腹相引痛矣。厥气⑬客于阴股,寒气上及少腹,血泣在下相引,故腹痛引阴股。寒气客于小肠膜原之间,络血之中,血泣不得注于大经⑭,血气稽留不得行,故宿昔⑮而成积矣。寒气客于五脏,厥逆上泄,阴气竭,阳气未入⑯,故卒然痛死不知人,气复返,则生矣。寒气客于肠胃,厥逆上出,故痛而呕也。寒气客于小肠,小肠不得成聚,故后泄腹痛矣。热气留于小肠,肠中痛,瘅热⑰焦渴,则坚干不得出,故痛而闭不通矣。

【注释】

①稽迟:稽,留止。迟,徐行。稽迟,即气血运行阻滞不利。

②泣:在此同"涩"。

③缩踡:屈而不伸,不舒展貌。

④绌急:屈曲拘急。

⑤炅:热也。

⑥重(chóng)中(zhòng):重复感受。

⑦从上:上,疑为"之"字之误。

⑧膜原:张介宾注"膜,筋膜也。原,肓之原也"。又在《痹论》注中说:"肓者,凡胸腹肉理之间,上下空隙之处,皆谓之肓。"又在《痿论》注中说:"盖膜犹幕也,凡肉理脏腑之间,其成片连络薄筋,皆谓之膜,所以屏障血气者也。凡筋膜所在之处,脉络必分,血气必聚,故又谓之膜原,亦谓之脂膜。"可从之。

⑨侠脊之脉:脊柱两旁深部之经脉。

⑩关元:任脉穴,在脐下三寸。

⑪喘动:喘,当为"揣"。指按之应手而动。

⑫背俞之脉:足太阳膀胱经,其行于背部的部分有五脏六腑之俞穴,故名。

⑬厥气:寒逆之气。

⑭大经:指手太阳小肠经。

⑮宿昔:同义复词,经久之义。

⑯厥逆上泄,阴气竭,阳气未入:泄,向上泄越。竭,音义皆同"遏",即遏止,阻隔不通。寒气客于五脏,阴气阻隔于内,阳气泄越于外,阴阳之气不相顺接,暂时处于离绝状态,故卒然痛,昏不知人。

⑰瘅热:热甚也。

【语译】 黄帝说:愿意听您讲解内脏突然疼痛,是什么原因所引起的? 岐伯回答说:人体经脉气血流行不止,循环不休。如果寒邪侵入经脉之中,经脉气血阻滞,凝涩不行。寒邪侵入经脉之外,则经脉收缩,脉中血行减少;寒邪侵入经脉之中,则经脉气血不畅。所以,发生突然疼痛。

岐伯说:寒邪侵犯经脉之外,经脉因寒而拘急挛缩,并牵引小脉络而发生突然的疼痛,若得热则疼痛马上停止;若多次受寒,寒气重则疼痛持久。寒气侵犯经脉之中,与阳热之气相搏结,则经脉阻滞胀满,疼痛拒按。寒气内阻,阳热之气从之,则经脉充大而气血逆乱,所以疼痛剧烈拒按。寒邪侵犯肠胃之间、膜原以下,血气不得布散,小脉络拘急收引而发生疼痛。用手揉按则血气布散,所以疼痛停止。寒邪留于侠脊之脉,位于深部,按之无效。寒邪侵犯冲脉,冲脉起于关元,随腹直向上行,寒邪侵犯则经脉不通,经气因而上逆,所以局部疼痛,按之应手而动。寒邪侵犯背俞之脉,经脉滞涩不通而血少,血少行缓故痛。由于背俞注于心,所以心胸与背相互牵引而痛。若按之则阳热之气到达,疼痛停止。寒气侵犯厥阴经脉,厥阴经脉络于阴器,上系于肝,寒邪侵入经脉,气血滞涩,经脉拘急,所以胁肋与少腹相互牵引疼痛。寒逆之气侵犯大腿内侧,向上影响到少腹,气血凝滞,所以少腹疼痛牵引大腿内侧。寒邪侵犯小肠膜原之间的络脉之中,络脉气血凝滞不能注入手太阳小肠经,瘀积日久就会形成积块。寒邪侵犯五脏,使五脏气机逆乱而泄越,阴气阻隔,阳气不得入内,阴阳之气不相顺接,所以突然疼痛,昏迷不省人事,若阳气来复即可苏醒。寒邪侵犯肠胃,肠胃气机上逆,所以疼痛伴有呕吐。寒邪侵犯小肠,小肠不能受盛化物,所以疼痛伴有腹泻。若热邪滞留于小肠,灼伤津液,则肠中疼痛,内热盛,口焦渴,大便干结不通。

【提要】 本段原文讨论了卒痛的病因病机、十四种疼痛的诊断要点。

1. 卒痛的病因病机

寒邪侵犯是发生卒痛的主要原因。寒邪侵犯经脉,导致经脉收缩,血流减少,气血运行迟缓,甚至阻滞不通,不通则痛,是其主要病机。

2. 疼痛的诊断要点

(1)疼痛的部位:本段讨论的疼痛以腹痛为主,有经脉循行部位的疼痛,如侠脊脉、背俞脉、厥阴脉等,也有牵引痛,如心背相引而痛,腹部引痛,阴股引痛等。

(2)疼痛的时间与程度:疼痛的时间与程度常可反应病情的轻重。疼痛可缓解的病情轻;痛甚无休止、疼痛日久者病情重;若"卒然痛死不知人,气复返则生",说明阴阳暂时离绝,病情更重。

(3)疼痛的寒热属性:一般而言,疼痛喜温喜按,得热痛减者,为寒证,常伴面白身冷、舌淡脉迟等寒象;疼痛喜冷拒按,得凉痛减者,为热证,常伴身热口渴、尿赤便干、舌红脉数等热象。

(4)疼痛对按压的反应:疼痛对按压的反应常可反应疾病的虚实与病位的深

浅。痛而拒按者,是寒热搏结,按之则气血更加逆乱;按之痛不减,是因为病位深,揉按不达病所;按之痛减,一是因为揉按使凝滞的血气得以疏散,二是使壅闭的阳气得以通达;按之搏动应手,是因为邪气留于冲脉使血滞而上逆所致。

(5)疼痛的兼症:疼痛的兼症是辨别病位以及寒热虚实的重要依据。痛兼积聚,为邪久留小肠膜原之间;痛伴昏厥,为寒邪伤脏,阴阳之气不相顺接;痛兼呕吐,为寒犯肠胃,失于和降;痛兼腹泻,为寒犯小肠,清浊不分;痛兼便秘、口渴,为热灼肠液,津伤化燥所致。

【原文】 帝曰:善。余闻百病生于气也。怒则气上,喜则气缓,悲则气消,恐则气下,寒则气收,炅则气泄,惊则气乱,劳则气耗,思则气结,九气不同,何病之生?岐伯曰:怒则气逆,甚则呕血及飧泄,故气上矣。喜则气和志达,荣卫通利,故气缓①矣。悲则心系急,肺布叶举,而上焦不通,荣卫布散,热气在中,故气消②矣。恐则精却③,却则上焦闭,闭则气还,还则下焦胀,故气不行矣。寒则腠理闭,气不行,故气收矣。炅则腠理开,荣卫通,汗大泄,故气泄。惊则心无所倚,神无所归,虑无所定,故气乱矣。劳则喘息汗出,外内皆越④,故气耗矣。思则心有所存,神有所归,正气留而不行,故气结矣。

【注释】
①气缓:在此有二义,一是气徐缓,指生理而言,适度的喜能使气和志达;二是指气涣散,指病理而言,喜太过可致心气涣散。张介宾注:"气脉和调,故志畅达。营卫通利,故气徐缓。然喜甚则气过于缓,而渐致涣散。"

②气消:悲则心系急,肺布叶举,致营卫之气壅遏于上焦,气郁化热,热耗胸中气血,故谓气消。

③精却:精气衰退。恐伤肾,肾伤则精气衰退。

④外内皆越:越,散越。喘则内气散越,汗则外气散越。

【语译】 黄帝说:好。我知道所有的疾病都发生于气。大怒导致气机上逆,大喜导致正气耗散,大恐导致气机下沉,寒邪使气收敛,热邪使气外泄,大惊导致气机逆乱,过劳则耗伤正气,过思导致气机结滞。以上九气不通同,分别产生什么疾病?岐伯说:大怒则肝气伤逆,严重的导致呕血及完谷不化的泄泻,所以说怒则气上。一般程度的喜客使气和志达,营卫通利,但喜之过度,可导致心气涣散,所以说喜则气缓。大悲则心系急,肺布叶举,营卫之气壅遏于上焦而不通,郁而化热,消耗正气,所以说悲则气消。大恐则伤肾,肾精衰退,不能上交,则上焦闭塞不通,气机下行,则下焦胀满,所以说恐则气下。寒邪外袭,致腠理闭塞不能宣散,所以说寒则气收。热邪升散,致腠理开泄,营卫之气随汗外泄,所以说炅则气泄。大惊则心神无所倚持,思维无所定向,所以说惊则气乱。过度劳倦则喘息汗出,喘则内气耗散,汗则外气散越,所以说劳则气耗。过度思虑则心神归存留止,正气郁结不行,所以说思则气结。

【提要】 本段原文论述了九气为病的病机特点。

1. 情志为病的病机

(1)大怒,伤肝,气机伤逆,血随气逆,则呕血;横逆于脾,则飧泄。

(2)喜,适度则气和志达,营卫通利;过度则心气涣散。

(3)大悲,心气急,肺布叶举,上焦不通,郁而化热,消耗正气。

(4)大恐,伤肾,精气衰退,上下闭塞不通。

(5)大惊,伤心,心神不宁,心气逆乱。

(6)过思,伤脾,脾气结滞不行。

2. 外感邪气的病机

原文以寒、热为例。

寒邪侵袭,腠理闭塞,卫气不宣,无汗等症。

热邪侵袭,腠理开泄,卫气外泄,汗出等症。

3. 劳倦的病机

过度劳累,喘息则肺气内耗;汗出则气随津泄。

二十二、痹论篇第四十三(全选)

本篇系统地论述了痹病的病因、病机、分类、证候、传变、治疗及预后等,故名篇。痹,此指因感受风、寒、湿邪所致的气血凝滞、经脉闭塞不通、脏腑功能障碍的一类疾病。论"痹"是《黄帝内经》中的重要命题,书中有 40 余篇涉及痹证。关于"痹",高世栻注:"痹,闭也,血气凝涩不行也。有风寒湿三气之痹,有皮、肌、脉、筋、骨,五脏外合之痹,六腑有俞,五脏亦有俞,五脏有合,六腑亦有合,故有五脏六腑之痹。荣卫流行,则不为痹。痹之为病,或痛,或不痛,或不仁,或寒或热,或燥或湿,举而论之,故曰'痹论'。"

【原文】 黄帝问曰:痹之安生? 岐伯对曰:风寒湿三气杂至合而为痹也。其风气胜者为行痹①,寒气胜者为痛痹②,湿气胜者为着痹③也。

帝曰:其有五者何也? 岐伯曰:以冬遇此者为骨痹,以春遇此者为筋痹,以夏遇此者为脉痹,以至阴④遇此者为肌痹,以秋遇此者为皮痹⑤。

帝曰:内舍⑥五脏六腑,何气使然? 岐伯曰:五脏皆有合⑦,病久而不去者,内舍于其合也。故骨痹不已,复感于邪,内舍于肾;筋痹不已,复感于邪,内舍于肝;脉痹不已,复感于邪,内舍于心;肌痹不已,复感于邪,内舍于脾;脾痹不已,复感于邪,内舍于肺。所谓痹者,各以其时重感于风寒湿之气⑧也。

【注释】

①行痹:以肢节酸痛,游走无定处为特点的痹病,也称风痹。

②痛痹:以疼痛剧烈为特点的痹病,也称寒痹。

③着痹:以痛处重着固定,或顽麻不仁为特点的痹病,也称湿痹。

④至阴:长夏季节。

⑤以冬遇此者为骨痹,……筋痹,……脉痹,……肌痹,……皮痹:根据风寒湿三气侵入人体的不同季节,以及五脏应五时、合五体的理论进行命名的五种痹病,合称为五体痹。

⑥内舍:指病邪入内,稽留潜藏。

⑦五脏皆有合:五脏都有与之相联系的五体,如心合脉、肝合筋、肺合皮、脾合肉、肾合骨。

⑧各以其时重感于风寒湿之气:各在其所主的时令季节,又重复感受了风寒湿之邪。

【语译】　黄帝问道:痹是怎样发生的呢?岐伯回答说:风、寒、湿三种邪气夹杂侵犯人体就发为痹病。以风邪偏盛的为行痹,以寒邪偏盛的为痛痹,以湿邪偏盛的为着痹。

黄帝说:痹有五种,是什么道理?岐伯说:在冬季感邪发病的为骨痹,在春季感邪发病的为筋痹,在夏季感邪发病的为脉痹,在长夏感邪发病的为肌痹,在秋季感邪发病的为皮痹。

黄帝说:痹邪向内侵入五脏六腑,是什么气使之这样的?岐伯说:五脏与外在的五体相合,五体痹病久不愈,邪气就内侵相应的脏腑。所以,骨痹不愈,重感邪气,邪气就内侵入肾;筋痹不愈,重感邪气,邪气就内侵入肝;脉痹不愈,重感邪气,邪气就内侵入心;肌痹不愈,重感邪气,邪气就内侵入脾;皮痹不愈,重感邪气,邪气就内侵入肺。所谓内脏痹者,是各脏在主旺季节重感风寒湿邪气而形成的。

【提要】　本段原文讨论了痹的病因、发病季节,论述了三痹、五体痹的发病情况。

1. 痹的病因

原文明确指出"风寒湿三气杂至合而为痹也",说明风寒湿邪所伤是致痹的主要原因,三邪侵袭人体,使气血凝滞,经络闭阻,而成为痹证。结合下文,痹证病因除了外感三邪外,亦有内因。

2. 痹的发病与季节

外邪致病有明显的季节性,本文以五体痹的发生为例,五体内合五脏,外应于四时,在不同季节感受风寒湿之邪就可能在不同部位发生相关的痹证,如骨痹多发于冬季,筋痹多发于春季,脉痹多发于夏季,肌痹多发于长夏季,皮痹多发于秋季。

3. 三痹

指行痹、痛痹、着痹,是依据病因而分类的。感受风邪为主的称行痹,感受寒邪为主的称痛痹,感受湿邪为主的称着痹。三痹的症状原文未明确指出,但从其病名看,行痹以肢节疼痛游走无定处为特征;痛痹以肢节疼痛剧烈为特征;着痹以痛处固定、重着或麻木不仁为特征。

4. 五体痹

指骨痹、筋痹、脉痹、肌痹、皮痹,是依据发病部位来命名的。病因是由于五脏外合五体,在脏气主旺的季节感受风寒湿之邪病在五体所致。肾主骨旺于冬,冬受邪,病在骨为骨痹;肝主筋旺于春,春受邪,病在筋为筋痹;心主脉旺于夏,夏受邪,病在脉为脉痹;脾主肌肉旺于长夏,长夏受邪,病在肌肉为肌痹;肺主皮旺于秋,秋受邪,病在皮为皮痹。五体痹久不愈,病邪可以内传于五脏,再重复感受风寒湿之邪则可发为五脏痹。

关于五体痹的证候,本篇原文论述较少。现据有关篇章补充如下:

筋痹,《素问长刺节论》:"病在筋,筋挛节痛,不可以行,名曰筋痹,刺筋上为故。"《医宗金鉴》:"筋痹,则筋挛节痛,曲而不伸也。"

脉痹,《医宗金鉴》:"脉痹,则脉中血不流而涩变也。"

肌痹,《素问长刺节论》:"病在肌肤,肌肤尽痛,名曰肌痹,伤于湿,刺大分小分。"

皮痹,本篇:"痹聚……在皮则寒。""皮肤不荣,故为不仁。"《医宗金鉴》:"皮痹,则皮虽麻尚微觉痛痒也。"

骨痹,本篇:"痹聚在骨则重。"《医宗金鉴》:"骨痹,则骨重酸疼不能举也。"

【原文】 凡痹之客五脏者,肺痹者,烦满,喘而呕。心痹者,脉不通,烦则心下鼓①,暴上气而喘,嗌干,善噫②,厥气③上则恐。肝痹者,夜卧则惊,多饮,数小便,上为引如怀④。肾痹者,善胀,尻以代踵,脊以代头⑤。脾痹者,四肢解墯⑥,发咳,呕汁,上为大塞⑦。肠痹者,数饮而出不得⑧,中气喘争⑨,时发飧泄。胞痹⑩者,少腹膀胱按之内痛,若沃以汤⑪,涩于小便,上为清涕⑫。

阴气⑬者,静则神藏,躁则消亡⑭。饮食自倍,肠胃乃伤。淫气喘息,痹聚在肺⑮。淫气忧思,痹聚在心。淫气遗溺,痹聚在肾。淫气乏竭⑯,痹聚在肝。淫气肌绝⑰,痹聚在脾。

诸痹不已,亦益内⑱也。其风气胜者,其人易已也。

帝曰:痹,其时有死者,或疼久者,或易已者,其故何也? 岐伯曰:其入脏者死,其留连筋骨间者疼久,其留皮肤间者易已。

帝曰:其客于六腑者,何也? 岐伯曰:此亦其食饮居处,为其病本也。六腑亦各有俞,风寒湿气中其俞,而食饮应之,循俞而入,各舍其腑也。

帝曰:以针治之奈何? 岐伯曰:五脏有俞⑲,六腑有合⑳,循脉之分,各有所发㉑,各随其过则瘳㉒也。

【注释】

①心下鼓:鼓,动也。指心悸。

②噫:噫,嗳气。

③厥气:逆气。

④上为引如怀:引,《说文解字》"开弓也"。弓开满则形圆。形容腹部胀大如引满之弓,有似怀孕之状。

⑤尻以代踵,脊以代头:尻,尾骶部。踵,足跟。尻以代踵,指足不能行,以尻代

之。脊以代头,指头俯不能仰,脊柱弯曲,以致脊高于头。

⑥四支解堕:支,通"肢"。解,通"懈"。指四肢倦怠乏力。

⑦大塞:大,当为"不"字之误。不,通"否","否"通"痞"。大塞,即痞塞。

⑧出不得:指小便不通。

⑨中气喘争:谓肠中之气转动剧烈,即肠鸣。

⑩胞痹:胞,膀胱。即膀胱痹。

⑪若沃以汤:沃,灌溉。汤,热水。形容少腹膀胱内灼热,如灌以热水。

⑫上为清涕:足太阳膀胱经上额交巅,入络脑,故邪气上蒸于脑而为清涕。

⑬阴气:指五脏之精气。

⑭静则神藏,躁则消亡:五脏主藏精气和神气。人能安静,精神内守,邪不能内侵。若躁扰妄动,精神耗散,脏气内虚,邪得以乘之而发生痹病。

⑮淫气喘息,痹聚在肺:淫气,指五脏失和之气。皮肉筋骨之邪浸淫入里,若见喘息,则是痹邪内侵停聚在肺的表现。下皆仿此。

⑯乏竭:疲乏,衰竭。肝主筋,筋痹内传为肝痹,筋脉疲乏,活动无力。

⑰肌绝:肌肉消瘦。

⑱益内:益,通"溢",蔓延之意。指病甚向内发展。

⑲俞:指"五输穴"中的输穴。

⑳合:指六腑的合穴。

㉑各有所发:各经受邪,均在经脉所循行的部位发生病变而出现症状。

㉒各随其过则瘳:过,病变。瘳,病愈。即各随其病变部位治疗则病愈。

【语译】 凡痹邪侵犯五脏,其临床表现不同。肺痹可见烦闷、喘息、呕吐等症。心痹,可出现血脉不通、心烦、心悸、突然气上逆而喘、咽干、嗳气等症,若厥逆之气上冲则出现恐惧感。肝痹,可见夜间睡眠易于惊醒,多饮水而小便频数,腹部胀大如怀孕之状。肾痹,可见腹胀,下肢不能行,脊背弯曲,头部但俯不能仰。脾痹,四肢倦怠乏力,咳嗽,呕吐清水,胸腹痞塞不通。肠痹,饮水多而小便困难,腹中肠鸣,时时腹泻,完谷不化。胞痹,可见少腹膀胱部位按痛、灼热,如热水浇灌一样,小便不利,鼻流清涕。

五脏的精气,安静时能精神内守,躁扰时则易于消散。饮食过度,肠胃就会受到损伤。五脏失和之气内侵,出现喘息的,是痹邪停聚在肺的表现。五脏失和之气内侵,出现忧愁思虑的,是痹邪停聚在心的表现。五脏失和之气内侵,出现遗尿的,是痹邪停聚在肾的表现。五脏失和之气内侵,出现疲乏衰竭的,是痹邪停聚在肝的表现。五脏失和之气内侵,出现肌肉消瘦的,是痹邪停聚在脾的表现。

各种痹证久而不愈,都可向内蔓延传变。其中风邪偏盛的痹证容易治愈。

黄帝说:痹证有时发生死亡,有时疼痛经久不愈,有的容易治愈,这是什么原因?岐伯说:如果痹邪传入五脏就会死亡,痹邪留连筋骨之间的,疼痛日久,痹邪留在皮肤之间的容易治愈。

黄帝说:痹邪侵入六腑又是怎样呢?岐伯说:这是饮食居处失当,成为六腑痹的根本原因。六腑也有输穴,风寒湿邪气外中于俞穴,而饮食所伤为内应,邪气循俞穴内传,侵犯相应的腑。

黄帝说:怎样用针刺治疗呢?岐伯说:五脏各有输穴,六腑各有合穴,沿着经脉所循行的部位表现出各自的症状,分别按照病变部位进行针刺,痹病就会治愈。

【提要】 本段原文论述了脏腑痹的症状、痹的预后、针刺治疗原则。

1. 五脏痹

(1)五脏痹的发病机制:结合全文,可以看出五脏痹的发病有内外因双重作用。一是五体痹久病不愈,二是各脏在其所应季节感受风寒湿邪,三是五脏精气内伤,四是营卫失常,五脏受损。

(2)五脏痹的临床表现:①肺痹可见烦闷,喘息,呕吐。②心痹可见心烦,心悸,突然上气喘促,咽干,嗳气,恐惧,忧思。③肝痹可见夜间睡卧多惊,多饮水,小便频,腹大如怀孕状,疲乏无力。④肾痹可见腹胀,下肢不能站立,脊背弯曲,头不能仰,遗尿。⑤脾痹可见四肢疲乏无力,咳嗽,呕清水,胸腹痞塞,肌肉消瘦。

2. 六腑痹

(1)六腑痹的发病机制:风寒湿邪侵犯了分布于肌表的六腑经脉,邪气循俞穴内侵,这是外因;饮食失常,肠胃受伤,这是内因。内外合邪,导致六腑功能失调,形成六腑痹。

(2)六腑痹的临床表现:(本文只涉及肠痹、胞痹)①肠痹可见饮水多但小便困难,腹中肠鸣,腹泻,完谷不化。②胞痹可见少腹膀胱部位疼痛拒按,灼热如热水浇灌,小便不利,鼻流清涕。

3. 痹证的预后

本文对痹证的预后,主要从感邪的性质、病位的深浅以及病程的长短来分析的。从感邪性质而论,风为阳邪,其性轻扬,易于祛除,故风邪偏盛者易于痊愈;寒性凝滞,湿性重浊,难于祛除,故寒湿之邪偏盛者难于痊愈。从病位深浅判断,邪在皮肤之间者,病位轻浅,易于祛除,容易治愈;邪在筋骨之间者,阻塞经络气血,使其凝滞不通,病位较深,不易治愈;若邪气侵入五脏,损伤精神气血,正虚邪盛,病位更深,预后较差。从病程长短而论,病程短者,病邪轻浅易治愈;病程长者,病邪缠绵不去,病重难治愈。

4. 痹证的刺治原则

基本原则是"辨证论治",按病变的经脉部位循经取穴治疗,即"五脏有俞,六腑有合,循脉之分",五脏痹取其俞穴、六腑痹取其合穴为主刺。

【原文】 帝曰:荣卫之气,亦令人痹乎?岐伯曰:荣者,水谷之精气①也,和调于五脏,洒陈于六腑②,乃能入于脉也,故循脉上下,贯五脏,络六腑也。卫者,水谷之悍气③也,其气慓疾滑利,不能入于脉也,故循皮肤之中,分肉之间,熏于肓膜④,

散于胸腹。逆其气则病,从其气则愈,不与风寒湿气合,故不为痹。

帝曰:善。痹或痛,或不痛,或不仁,或寒,或热,或燥,或湿,其故何也?岐伯曰:痛者,寒气多也,有寒故痛也。其不痛不仁⑤者,病久入深,荣卫之行涩,经络时疏,故不通⑥,皮肤不营,故为不仁。其寒者,阳气少,阴气多,与病相益⑦,故寒也。其热者,阳气多,阴气少,病气胜,阳遭阴⑧,故为痹热。其多汗而濡者,此其逢湿甚也。阳气少,阴气盛,两气相感⑨,故汗出而濡也。

帝曰:夫痹之为病,不痛何也?岐伯曰:痹在于骨则重,在于脉则血凝而不流,在于筋则屈不伸,在于肉则不仁,在于皮则寒,故具此五者⑩,则不痛也。凡痹之类,逢寒则虫⑪,逢热则纵⑫。帝曰:善。

【注释】

①精气:水谷精微中清静柔和之气,具有营养作用。

②和调于五脏,洒陈于六腑:洒陈,布散之意。谓营气运行布散于五脏六腑。

③悍气:水谷精微中剽悍之气,具有温养作用。

④肓膜:体腔内脏之间的膜。

⑤不痛不仁:不觉痛痒,即麻木不仁。

⑥不通:《黄帝内经太素》《针灸甲乙经》均作"不痛",可从。

⑦阳气少,阴气多,与病相益:阳气少,阴气多,指人的体质偏于阴盛。病,此指风寒湿邪。益,增加、助长之意。意指素体阴盛者,再感受风寒湿邪,其寒更甚。

⑧阳气多,阴气少,病气胜,阳遭阴:遭,《针灸甲乙经》作"乘"。乘,战而胜之也。此指病人素体阳盛阴虚,感受风寒湿之邪后,阴不胜阳,邪气从阳化热,故为热痹。

⑨两气相感:指人体偏盛的阴气与以湿邪为主的风寒湿邪相互作用。

⑩此五者:五者,指风寒湿邪在骨、脉、筋、肉、皮五个方面。

⑪逢寒则虫:虫,《针灸甲乙经》《黄帝内经太素》均作"急",拘急之意。风寒湿邪的痹证,遇寒则拘急疼痛加重。

⑫逢热则纵:纵,松弛、舒缓。风寒湿邪的痹证,遇热则疼痛缓解。

【语译】 黄帝说:营卫之气也可以使人发生痹证吗?岐伯说:营气,是水谷精微中清轻柔和之气,它布散于五脏六腑,营养全身,就能进入脉中,所以,它能循着经脉上下运行,贯通五脏,联络六腑。卫气,是水谷精微中剽悍之气,流行迅速,不能进入脉中,所以它循行于皮肤肌肉之间,温熏体腔与内脏的筋膜,布散于胸腹之内。如果营卫之气循行逆乱,就会发病,营卫之气顺畅和调,病就痊愈。因此,营卫之气不与风寒湿等邪气相合,就不会发生痹证。

黄帝说:好。痹证,临床表现有的疼痛,有的不痛,有的麻木不仁,有的表现出寒,有的表现出热,有的表现出燥,有的表现出湿润,这是什么道理?岐伯说:疼痛的是阴寒之气偏盛,有寒则痛。不痛不仁的,是病久邪气深入,营卫运行涩滞,经络空疏,所以不痛。皮肤得不到气血的营养,所以麻木不仁。表现为寒象的,是因为患者素体阳气偏少,阴气偏盛,风寒湿邪从寒化,所以寒象加重。表现为热象的,是因为患者素体阳气偏盛,阴气偏虚,风寒湿邪与阳热之气相合,从热而化,所以出现热痹。表现为汗出过多、皮肤湿润的,是感受湿邪太盛的原因,素体阳气少,阴气盛,湿邪与阴盛之气相合,所以表现出多汗、皮肤湿润之征。

黄帝说:有的痹症不痛,是什么道理?岐伯说:痹病在骨则沉重,在脉则气血凝滞不通,在筋则关节屈伸不利,在肌肉则麻木不仁,在皮肤则表现出寒象。如果具有这五个方面的情况,就不会有明显的疼痛症状。凡是痹证,一般遇到寒冷则拘急疼痛加重,遇到温热则经脉舒缓,疼痛减轻。黄帝说:好。

【提要】 本段原文论述了营卫之气与痹证发生的关系、痹证的发病类型以及与体质的关系。

1. 营卫之气与痹证的关系

(1)营卫之气的生成、性能、循行:营卫之气来源于水谷精微,营气清静柔和,具有营养脏腑的作用,卫气剽悍滑利,具有温养脏腑的作用。营气行于脉中,随经脉贯通五脏六腑,卫气行于脉外的皮肤、分肉、胸腹的肓膜。

(2)营卫之气与痹证的关系:营卫运行正常,气血和调,五脏六腑、四肢百骸得养,卫外功能强大,若无风寒湿邪侵袭,则不会发生痹证。若痹证已经发生了,只要营卫之气恢复正常运行,经脉气血畅通,痹证亦向愈。若营卫之气逆乱,又感受风寒湿邪,则经脉气血凝滞不通,就会发生痹证。可见,痹证的发生与营卫失调关系密切。

2. 痹证的发病类型及与体质的关系

痹证的临床表现有多种类型,有以疼痛为主的,有麻木不仁的,有偏寒偏热的,有偏燥偏湿的,有屈伸不利的。其发病类型多与邪气的性质、病位的深浅有关。如感受寒邪偏盛的,病证表现以疼痛为主;感受湿邪偏盛的,病证表现以多汗、皮肤湿润为主;痹邪在皮肤的,气血不荣,病证表现以麻木不仁为主;痹邪在骨的,病位深,病证表现以肢体沉重为主;痹邪在筋,筋脉弛缓,病证表现以屈伸不利为主。

痹证的发病类型与体质有一定的关系。阴寒偏盛的体质,感受风寒湿之邪,邪易从阴化,表现出寒痹;阳热偏盛的体质,感受风寒湿之邪,邪易从热化,表现出热痹。这种体质可以影响疾病性质转化的学术思想,对于分析疾病的类型、演变转归、辨证用药等,都具有重要的指导意义。

二十三、痿论篇第四十四(全选)

痿,同"萎",一指枯萎,一指痿软无力。痿证,是指肢体枯萎、痿软无力的一类疾病。本篇论述了痿的病因病机、分类、治疗,是论痿的专篇,故名。

【原文】 黄帝问曰:五脏使人痿何也?岐伯对曰:肺主身之皮毛,心主身之血脉,肝主身之筋膜,脾主身之肌肉,肾主身之骨髓。故肺热叶焦①,则皮毛虚弱急薄②,着则生痿躄③也。心气热,则下脉厥而上,上则下脉虚,虚则生脉痿,枢折挈④,胫纵而不任地也。肝气热,则胆泄口苦筋膜干,筋膜干则筋急而挛,发为筋痿。脾气热,则胃干而渴,肌肉不仁,发为肉痿。肾气热,则腰脊不举⑤,骨枯而髓减,发为骨痿。

【注释】

①肺热叶焦:形容热邪伤肺,津液耗损,宣肃不能的状态。

②急薄:形容皮毛干枯的样子。

③着则生痿躄:着,邪气留而不去。躄,两腿行走不便。痿躄,指四肢萎废不用的病。

④枢折挈:枢,指关节。折,折断。挈,提举。枢折挈,形容关节迟缓,不能提举,犹如枢轴折断不能活动的样子。

⑤腰脊不举:腰脊不能活动。

【语译】 黄帝问道:五脏的病变使人发生痿证,是什么道理?岐伯回答说:肺主全身的皮毛,心主全身的血脉,肝主全身的筋膜,脾主全身的肌肉,肾主全身的骨髓。所以热邪伤肺,津液耗损,皮毛干枯不泽,热邪留而不去,就发生四肢痿废不用的病证。心有热邪,气血上逆,则下部血脉空虚,而形成脉痿,关节如折不能提举,足胫松弛不能站立。肝有热邪,则胆气上泄而口苦,筋膜失养而干枯、拘急,形成筋痿。脾有热,使胃中干燥而口渴,肌肉失荣而麻木不仁,形成肉痿。肾有热邪,使骨髓减少,骨失濡养而干枯,腰脊不能活动,形成骨痿。

【提要】 本段原文论述了五体痿的病机和症状。

1. 痿的病机

五脏气热是发生五体痿的主要病机。因肺主皮毛,心主血脉,肝主筋膜,脾主肌肉,肾主骨髓,五脏有热,阴精受伤,五体失养,渐而成痿。其中肺热叶焦是致痿的关键,因为五脏阴精有赖肺气的输布,才能通达全身,濡养五体。

2. 四痿的症状

原文论述了脉痿、筋痿、肉痿、骨痿,无"皮痿"之名。肺热叶焦所致的痿躄,是痿的通称。

(1)脉痿:关节如折不能提举,足胫松弛不能站立。

(2)筋痿:口苦,筋脉拘急挛缩。

(3)肉痿:口干渴,肌肤麻木不仁。

(4)骨痿:腰脊不能活动。

【原文】 帝曰:何以得之?岐伯曰:肺者,脏之长①也,为心之盖②也。有所失亡③,所求不得,则发肺鸣④,鸣则肺热叶焦。故曰:五脏因肺热叶焦,发为痿躄,此之谓也。悲哀太甚,则胞络绝⑤,胞络绝则阳气内动,发则心下崩⑥,数溲血也。故

《本病》⑦曰：大经空虚，发为肌痹⑧，传为脉痿。思想无穷，所愿不得，意淫于外，入房太甚，宗筋⑨驰纵，发为筋痿，及为白淫⑩。故《下经》曰：筋痿者，生于肝，使内⑪也。有渐于湿⑫，以水为事，若有所留，居处相湿⑬，肌肉濡渍，痹而不仁，发为肉痿。故《下经》曰：肉痿者，得之湿地也。有所远行劳倦，逢大热而渴，渴则阳气内伐⑭，内伐则热舍于肾。肾者，水脏也。今水不胜火⑮，则骨枯而髓虚，故足不任身，发为骨痿。故《下经》曰：骨痿者，生于大热也。

【注释】

①肺者，脏之长：长，首领之意。肺主全身之气，朝百脉，主治节，布津液达于全身，又居于五脏的上部，故为五脏之长。

②心之盖：肺在心之上，如华盖。

③失亡：事不如意，如所爱之物亡失。

④肺鸣：指因肺气不畅所致的咳喘声音。

⑤胞络绝：指心包之脉络阻绝不通。

⑥心下崩：崩，大量出血。心气上下不通，心阳妄动，迫血下行而尿血。

⑦《本病》：古医书，已佚。

⑧肌痹：《黄帝内经太素》作"脉痹"，可从。

⑨宗筋：指众筋，泛指全身筋膜。

⑩白淫：指男子滑精，女子带下一类疾病。

⑪使内：指房事。

⑫有渐于湿：渐，浸渍。即被湿邪所伤。

⑬相湿：《针灸甲乙经》作"伤湿"，可从。

⑭阳气内伐：伐，侵犯。谓阳热邪气内侵，使津液耗伤。

⑮水不胜火：谓肾之阴精受损，不能制胜火热之邪。

【语译】 黄帝说：痿是怎样形成的？岐伯说：肺为诸脏之首，为心之盖，若遇到事不如意，就会引起肺气不利的咳喘，咳喘久而郁热，致使肺热叶焦，精微津液不能输布全身。所以说，五脏因肺热叶焦不得滋养，发生痿躄，说的就是这个道理。若悲哀过度，就会使心包络阻隔不通，心气上下不通，心阳妄动，迫血下行，常见血尿。所以《本病》说：大经脉空虚，就发生脉痹，传变为脉痿。若胡思乱想，愿望不能达成，精神意志游荡于外，房劳过度，筋脉弛缓不收，发生筋痿，兼见滑精、带下症状。所以《下经》上说：筋痿之病生于肝，是房劳过度所致。若被湿邪所伤，如长期在水中作业或居处潮湿，久而久之，肌肉为湿邪浸渍，就会出现肌肉麻木不仁，而发生肉痿。所以《下经》上说：肉痿是久居湿地造成的。若远行劳累，又逢气候炎热，口渴，这是热邪内侵于肾，津液耗伤的缘故。肾为水脏，现肾水耗伤不能制约火热，则精髓空虚，骨失所养而枯，使双足不能支撑身体，成为骨痿。所以《下经》上说：骨痿是大热造成的。

【提要】 本段论述了痿证的病因，概括起来有四点。

1. 肺热叶焦

这是致痿的主要病因。因肺主全身之气,朝百脉,主治节,位居五脏之上,布散精微津液以养五脏五体。在各种原因作用下,肺热津伤,肺叶受灼,则五脏失养而发为痿证。

2. 情志太过

情志太过,郁而生热,灼伤阴精津液,致使筋脉失养而发为筋痿、脉痿。

3. 劳倦过度

肝主筋,为罢极之本,肾主骨,为作强之官。房劳、劳倦太过,耗伤肝肾精血,复因阴虚内热,使筋骨经脉失去濡养,则发为筋痿、骨痿。

4. 伤湿、伤热

久居湿地,水中作业,湿伤肌肉,发为肉痿。远行逢大热,热伤肾之阴液,发为骨痿。

【原文】 帝曰:何以别之?岐伯曰:肺热者,色白而毛败;心热者,色赤而络脉溢①;肝热者,色苍而爪枯;脾热者,色黄而肉蠕动②;肾热者,色黑而齿槁。

帝曰:如夫子言可矣。论③言治痿者,独取阳明何也?岐伯曰:阳明者,五脏六腑之海④,主闰⑤宗筋,宗筋主束骨而利机关⑥也。冲脉者,经脉之海也,主渗灌谿谷⑦,与阳明合于宗筋,阴阳揔宗筋之会⑧,会于气街⑨,而阳明为之长⑩,皆属于带脉,而络于督脉。故阳明虚,则宗筋纵,带脉不引⑪,故足痿不用也。帝曰:治之奈何?岐伯曰:各补其荥而通其俞⑫,调其虚实,和其逆顺,筋脉骨肉,各以其时受月⑬,则病已矣。帝曰:善。

【注释】

①脉络溢:指表浅的部位血络充血。

②肉蠕动:肌肉不由自主地跳动。

③论:指《灵枢·根节篇》,该篇有"痿疾者,取之阳明"的记载。

④阳明者,五脏六腑之海:阳明经为水谷化生精微之地,五脏六腑皆受气于阳明,故为脏腑之海。

⑤闰:通"润",滋润。

⑥宗筋主束骨而利机关:机关,指关节。谓宗筋具有约束骨节、滑利关节的作用。

⑦谿谷:肉之大会为谷,肉之小会为谿。

⑧阴阳揔宗筋之会:阴阳,指阴经、阳经。揔,音义同"总",会聚之义。宗筋,此特指前阴。谓阴阳经脉会聚于前阴。

⑨气街:穴位名,属足阳明经,在横骨两端鼠蹊上一寸。

⑩阳明为之长:阳明为五脏六腑之海,而阴阳总宗筋之会,会于阳明经之气街,故阳明为之长。意即在诸经主润宗筋方面,阳明经起主导作用。

⑪带脉不引:引,收引。阴阳经脉皆属于带脉的约束,若带脉不能收引,宗筋弛缓则足痿不用。

⑫各补其荥而通其俞:针刺荥穴以补其气,针刺俞穴以通其气。

⑬各以其时受月:分别在各脏所主季节进行针刺治疗。

【语译】 黄帝说:怎样鉴别五脏之热呢?岐伯说:肺热,面白而毛发干枯脱落;心热,面赤而络脉充盈浮现;肝热,面青而爪甲萎缩枯燥;脾热,面黄而肌肉不由自主跳动;肾热,面黑而牙齿枯槁。

黄帝说:如你以上所说的是对的。但《灵枢·根结篇》上讲治痿独取阳明,这又是什么道理?岐伯说:阳明胃经,是五脏六腑精微的来源,功能滋润宗筋,宗筋主管约束骨节,使关节滑利。冲脉是经脉气血会聚之处,主管渗灌肌肉分腠,与阳明经脉会合于宗筋,阴阳经脉总会于前阴,再会于气街,而阳明又是诸经之统领,诸经连属带脉,连络于督脉。所以阳明胃经虚,宗筋弛缓,带脉不能收引约束,则两足痿软不能活动。黄帝说:怎样治疗痿证呢?岐伯说:用针刺的方法,分别补经脉的荥穴,通经脉的输穴,辨病之虚实逆顺而调治。病在筋、脉、骨、肉,分别在其脏气当旺的月份进行治疗,病就会痊愈。黄帝说:好。

【提要】 本段原文论述了五脏之热的诊断要点、阳明胃虚致痿的病机和痿证治则。

1. 五脏之热的诊断要点

可以从面色和五脏外合的五体变化来诊断:如肺热面白,心热面赤,肝热面青,脾热面黄,肾热面黑。五体赖五脏精血滋养,若五脏内热,阴液亏损,则五体失荣而现枯槁之状,如肺热皮毛干枯,心热脉络充盈浮现,肝热爪甲萎缩,脾热肌肉蠕动,肾热牙齿(肾主骨,齿为骨之余)枯槁。

2. 阳明胃虚致痿的病机

胃为气血生化之源,阳明经多气多血,主润宗筋,阴阳经总会于宗筋,合于阳明。阳明盛,气血充,诸筋得以濡养,则关节滑利,活动自如。若阳明虚,气血少,宗筋失养,则生痿证。

3. 痿证的治则

概括起来有三条,一是"独取阳明",二是辨证论治,三是因时治疗。

(1)独取阳明:因为阳明胃虚是致痿的重要病机,调理阳明可以资助生化之源。

(2)辨证论治:辨虚实,根据病位,虚则补其荥穴,实则通其输穴。

(3)因时治疗:痿的表现在五体,但病本在五脏,五脏分别主旺一季,在该脏当旺的时候进行针刺,效果更佳。

二十四、厥论篇第四十五(节选)

厥,逆也。这里指厥证,包括脏腑气血逆乱而致的四肢厥冷或热,以及猝然昏倒不省人事等病证。本篇首先讨论了寒厥、热厥的病因、病机、病证,又论述了十二经厥逆诸种厥证的病因病机、临床表现、治疗原则及预后等,是讨论厥证的专篇,故以名篇。

【原文】 黄帝问曰:厥之寒热者,何也?岐伯对曰:阳气衰于下^①,则为寒厥;阴气衰于下,则为热厥。

帝曰:热厥之为热也,必起于足下者,何也?岐伯曰:阳气起于^②足五指之表^③;阴脉者,集于足下而聚于足心,故阳气胜,则足下热^④也。帝曰:寒厥之为寒也,必从五指而上于膝者何也?岐伯曰:阴气起于五指之里,集于膝下而聚于膝上。故阴气胜,则从五指至膝上寒。其寒也,不从外,皆从内^⑤也。

【注释】
①下:足部。下文同。
②起于:循行之意。
③五指之表:指,通"趾"。表,外侧。
④下热:阳胜阴虚,阳乘阴位,故自足下而热。
⑤其寒也,不从外,皆从内:不从外,指非外邪所致。皆从内,言寒从中生,阳虚不制阴则寒。

【语译】 黄帝问道:厥有寒热,是怎么回事?岐伯回答说:阳气从下而衰就发生寒厥;阴气从下而衰就发生热厥。

黄帝问:热厥的发热,必从足底开始,这是什么道理?岐伯说:阳经之气循行于足五趾的外侧,阴经之气聚于足下,聚结在足心,所以阳经之气偏盛,足下就会发热。黄帝说:寒厥的发冷,必从足五趾向上至膝关节,这是什么道理?岐伯说:阴经之气循行于足五趾的内侧,集于膝下而聚结于膝上,所以阴经之气偏胜,就会从足五趾到膝上发冷;这种寒冷产生的原因,不是来自体外的邪气,而是体内阳虚所致。

【提要】 本段原文论述了寒厥、热厥的病机及病证特点。

热厥由阴气虚于下所致。因为足三阴起于足趾内侧端,沿下肢内侧上行,故阴经气虚,阴不制阳而阳亢,故足下热。

寒厥由阳气虚于下所致。因为足三阳沿下肢外侧止于足趾外侧端,阳经气虚,阳不制阴而阴盛,故足寒先从脚趾端开始,沿经脉循行向上冷至膝盖。

本篇所论寒厥、热厥,与《伤寒论》的寒厥、热厥是不同的。

二十五、奇病论篇第四十七(全选)

本篇论述了瘖、息积、伏梁、疹筋、厥逆、脾瘅、胆瘅、厥、胎病、肾风等十种病的病因、病机、病证、治法及预后。因所论都是异于一般的病,故以"奇病"名篇。

【原文】 黄帝问曰:人有重身^①,九月而瘖^②,此为何也?岐伯对曰:胞之脉络绝③也。帝曰：何以言之？岐伯曰：胞络者，系于肾，少阴之脉，贯肾系舌本，故不能言④。帝曰：治之奈何？岐伯曰：无治也，当十月复⑤。《刺法》曰：无损不足，益有余⑥，以成其疹⑦，然后调之⑧。所谓无损不足者，身羸瘦，无用镵石也。无益其有余者，腹中有形而泄之，泄之则精出，而病独擅⑨中，故曰疹成也。

【注释】

①重身：指妇女怀孕。

②瘖：同"喑"，声嘶不能出。在此指"子瘖"。

③胞之脉络绝：胞，即子宫。绝，阻绝。即胞宫脉络阻绝不通畅。

④不能言：胞宫脉络系于肾，少阴肾经系舌本，九个月胎儿长大，压迫胞宫脉络，胞宫脉络不通，少阴肾经之经气不通，所以不能发声。

⑤复：恢复。此指恢复发声。

⑥损不足，益有余：损，指泄法。益，指补法。

⑦疹：指疾病。

⑧然后调之：新校正云："《针灸甲乙经》及《黄帝内经太素》无此四字"，可从。

⑨擅：盘踞。此指疾病稽留。

【语译】 黄帝问道：妇女怀孕，至九个月的时候，声嘶不能发音，这是什么道理？岐伯回答说：是胞宫脉络阻绝不通畅所致。黄帝说：为什么这么说呢？岐伯说：胞宫的脉络系于肾，少阴经脉贯肾系于舌本，所以不能发声。黄帝问：怎么治疗呢？岐伯说：不必治疗，等十个月胎生下后自然会恢复。《刺法》上说：不要用泄法治疗正气不足之证，用补法治疗邪气有余之证，这样会促生疾病。所谓"无损不足"，就是身体羸瘦的不要用针石治疗以伤其正气。所谓"无益有余"，就是腹中有孕而妄用泄法，用泄法则精气耗伤，而病邪独自稽留，正虚邪实，所以疾病就形成了。

【提要】 本段原文论述了子瘖的病机、症状，提出了"无损不足，益有余"的治疗原则。

子瘖，即怀孕后期出现的不能发声的病证，其原因是由胎儿压迫胞宫，使胞络不通，影响到少阴肾经经气不利所致。如无其他不适，可不必治疗，待胎儿分娩后胞络压迫解除，症状自然消除。

本段提出了"无损不足，益有余"的治疗原则，不仅针对刺法而言，也是临床治疗用药必须遵循的原则。后世对虚证所用的益气、补血、养阴、温阳；对实证所用的发汗、攻下、清热、消导等方法，都是遵循这一原则发展起来的具体治疗方法，如果违背了这一原则，就会导致不良后果。

【原文】 帝曰：病胁下满，气逆①，二、三岁不已，是为何病？岐伯曰：病名曰息积②，此不妨于食，不可灸刺，积为导引③服药，药不能独治也。

帝曰：人有身体髀股䯒皆肿，环齐④而痛，是为何病？岐伯曰：病名曰伏梁，此风根⑤也。其气溢于大肠，而着于肓，肓之原在齐下。故环齐而痛也。不可动之，动之为水溺涩⑥之病也。

【注释】

①气逆：气逆喘促。

②息积：息，逆气喘息。积，积留。息积，指胁下逆满，气逆喘促，久而不愈的一类病证。

③积为导引：积，累积，渐次。导引，指调整呼吸、吐浊纳清、运动肢体等方法，是古代的保健与治疗术。

④环齐：齐，通"脐"。指绕脐。

⑤风根：风寒之气。

⑥水溺涩：指小便涩滞不利。

【语译】 黄帝说：有病胁下胀满，气逆喘促，二三年不好的，是什么疾病呢？岐伯说：病名叫息积，病在胁下而不在胃，故不妨碍饮食，治疗时不可用艾灸和针刺，必须逐渐用导引法疏通气血，并结合药物慢慢调治，若单靠药物也是不能治愈的。

人有身体髀部、大小腿都肿胀，并且绕脐疼痛，这是什么疾病呢？岐伯说：病名叫"伏梁"，这是由于风寒之邪久留体内所致。邪气溢于大肠，留着于肓膜，因为肓膜起源于脐下，所以环脐而痛。这种病不可用按摩方法治疗，否则会造成小便涩滞不利的疾病。

【提要】 本段论述了息积与伏梁两种病。它们都属于积聚一类疾病，但病因病机有异。具体有待进一步研究。

1. 息积病

历代医家注解有所不同。吴崑注："息积，即息贲，肺积也。"张琦注："肺脉横出腋下，呼吸之间偶有阻滞，气即留之，久成为积，遂至胀满气逆，然不痛，故知非实邪也。"张介宾注："积不在中而在胁之下者，初起微小，久而至大，则胁满气逆，喘促息难，故名息积。"王冰注："腹中无形，胁下逆满，频岁不愈，息且形之，气逆难息，故名息积也。"综上所注，息积病位可确定在胁下，为积聚一类的病，由于气郁久积，逆满而上，气血涩滞，故见肺气不利的"喘促"症状。治疗可采取导引配合药物疗法，疏通气血。

2. 伏梁病

在《黄帝内经》有关篇章记载亦不相同。《灵枢·邪气脏腑病形》篇云："心脉……微缓，为伏梁，在心下，上下行，时唾血。"《灵枢·经筋》亦云："手少阴之筋……其病内急，心承伏梁。"《素问·腹中论》云："少腹盛，上下左右皆有根。"《难经·五十六难》云："心之积名曰伏梁，起脐上，大如臂，上至心下。"大致属于痞块或积聚之类的病。本文论述的伏梁病是由于风寒之邪久留于体内，阻碍气血运行，使气血凝滞，积聚而成的病。

【原文】 帝曰：人有尺脉数甚①，筋急②而见，此为何病？岐伯曰：此所谓筋疭③，是人腹必急④，白色黑色见，则病甚。帝曰：人有病头痛以数岁不已，此安得之，名为何病？岐伯曰：当有所犯大寒，内至骨髓，髓者以脑为主，脑逆⑤，故令头痛，齿亦痛⑥，病名曰厥逆。帝曰：善。

【注释】

①尺脉数甚：丹波元简将"尺脉数"解为尺数(尺肤热)和脉数两个方面，可从。《黄帝内经》无寸关尺三部脉的划分，但多数注家认为是寸口尺部脉，此说亦与临床相一致。

②筋急：王冰注"筋急，谓掌后尺中两筋急也。《脉要精微论》曰：尺外以候肾，尺里以候腹中。今尺脉数急，脉数为热，热当筋缓，反尺中筋急而见，腹中筋当急，故问为何病乎？《灵枢经》曰：热即筋缓，寒则筋急。"

③筋疭：疭，病也。筋疭，即筋之病。

④腹必急：因为尺肤里候腹中，尺中筋脉拘急，则腹中亦拘急。

⑤逆：指寒邪至髓上逆入脑。

⑥齿亦痛：齿为骨之余，寒入骨髓，故齿痛。

【语译】 黄帝说：人有尺肤热，脉数，尺中筋脉拘急外现的，这是什么病？岐伯说：这就是所谓的"筋疭"，此人腹部必然拘急，如果面部见到或黑或白的颜色，病情则更加严重。黄帝说：有人患头痛多年不愈，这是怎么得的？叫什么病呢？岐伯说：此人受过严重的寒邪侵犯，寒邪向内侵入骨髓，脑为髓海，寒气由骨髓上逆入脑，所以使人头痛，牙齿也会痛，病由寒邪上逆所致，故病名叫做"厥逆"。黄帝说：好。

【提要】 本段原文论述了筋疭的主症、厥逆的病机和主症。

1. 筋疭

症见尺肤热，脉数，尺中筋脉拘急，腹部拘急，严重者可见面部或黑或白的颜色变化。

2. 厥逆

由寒邪侵入骨髓，上逆入脑引起，症见头痛不愈，齿痛。

【原文】 帝曰：有病口甘者，病名为何？何以得之？岐伯曰：此五气①之溢也，名曰脾瘅②。夫五味入口，藏于胃，脾为之行其精气，津液在脾，故令人口甘也，此肥美③之所发也，此人必数食甘美而多肥也，肥者令人内热，甘者令人中满，故其气上溢，转为消渴④。治之以兰⑤，除陈气也。

帝曰：有病口苦，取阳陵泉⑥。口苦者病名为何？何以得之？岐伯曰：病名曰胆瘅⑦。夫肝者，中之将也，取决于胆，咽为之使⑧。此人者，数谋虑不决，故胆虚，气上溢，而口为之苦。治之以胆募、俞⑨，治在《阴阳十二官相使》⑩中。

【注释】

①五气：饮食五味之气。

②脾瘅：瘅，热也。脾瘅即脾热证。

③肥美：肥甘厚味。

④消渴：病名，由热邪久留，耗伤阴液所致的多饮、多食、多尿、口渴、消瘦一类的病。

⑤兰：兰草，即佩兰，有醒脾化湿、清暑辟浊之效。

⑥阳陵泉：足少阳胆经的合穴。

⑦胆瘅：胆气热证。

⑧咽为之使：足少阳胆经之脉上夹咽，足厥阴肝经之脉循喉咙之后，肝胆之脉会于咽，所以咽为其外使。

⑨胆募、俞：胆经募穴名日月，在乳下三胁处。胆俞穴，在第十脊椎旁开一寸五分处。

⑩《阴阳十二官相使》：言治法的经书，今已亡佚。若"治"作"论"解，则似指《灵兰秘典论》。

【语译】 黄帝说：有患口中发甜的，病名叫什么？是怎样得的呢？岐伯说：这是由于饮食五味上溢所致，病名叫"脾瘅"。五味入口，藏于胃，其精气上输于脾，脾为胃输送食物精华，因病津液停留在脾，致使脾气向上泛溢，就会使人口中发甜，这是由于肥甘厚味所引起的疾病。患这种病的人，必然经常吃肥甘厚味，肥腻能使人生内热，甘味能使人中满，所以脾运失常，脾热上逆，就会转成消渴病。本病可用佩兰治疗，以排出蓄积郁热之气。

黄帝说：有病口中发苦的，应取足少阳胆经的阳陵泉治疗。这是什么病？怎么样得的？岐伯说：病名叫胆瘅。肝为将军之官，主谋虑，胆为中正之官，主决断，诸谋虑取决于胆，咽为其外使。患者因多次谋虑而不能决断，情绪苦闷，使胆失去正常功能，胆汁循经上泛，所以口苦。治疗应取胆的募穴和背部胆的俞穴，这种治法记载于《阴阳十二官相使》中。

【提要】 本段原文论述了脾瘅和胆瘅的病因病机、主症和治疗。

1. 脾瘅

即脾热证。多由饮食肥甘厚味，导致内热郁积，中焦胀满，脾气上溢。主症为口甘，脘腹胀满，重者转为消渴病。本文提出以"兰草"来治疗，为后世治疗脾瘅确立的"醒脾化湿清热"之法提供了指导。

2. 胆瘅

即胆热证。多由情志抑郁、胆气不舒引起，胆郁化热，熏蒸胆汁，胆汁上泛，故主症为口苦，亦可见情志抑郁，优柔寡断。针刺治疗可取胆经募穴日月和背部胆经俞穴。

【原文】 帝曰：有癃①者，一日数十溲，此不足也。身热如炭，颈膺如格②，人迎躁盛③，喘息，气逆④，此有余也。太阴脉微细如发⑤者，此不足也。其病安在？名为何病？岐伯曰：病在太阴，其盛在胃，颇在肺⑥，病名曰厥，死不治。此所谓得五有余⑦，二不足⑧也。帝曰：何谓五有余，二不足？岐伯曰：所谓五有余者，五病之气有余也。二不足者，亦病气之不足也。今外得五有余，内得二不足，此其身不表不里⑨，亦正死明亦。

【注释】

①癃：小便不利之症。张介宾注："癃，小水不利也。"

②颈膺如格：颈，咽喉部位。膺，胸部。格，上下不通。指咽喉胸膺之间上下不通。

③人迎躁盛：人迎，穴位名，在喉结旁，为阳明经所过。人迎脉躁盛急速，是阳明热盛所致。

④气逆：肺气上逆，呼吸急促。

⑤太阴脉微细如发：太阴脉，指寸口肺脾脉。微细如发，形容肺脾气虚之脉。

⑥颇在肺：颇，通"迫"。胃热迫肺，肺气上逆，故名。

⑦五有余：指身热如炭，颈膺如格，人迎躁盛，喘息，气逆等症状。

⑧二不足：指癃而一日数十溲，太阴脉微细如发等症状。

⑨不表不里：此疾病内有二不足之证，外有五有余之证，表里皆病，正虚邪实，补泄难取舍，故说是不表不里之病。

【语译】 黄帝说：有患癃闭的，一天数十次小便，这是正气不足的现象。同时又有身热如炭，咽喉与胸膺之间有格塞不通的感觉，人迎脉躁动急数，呼吸喘促，肺气上逆，这又是邪气有余的现象。寸口太阴脉微细如发，这也是正气不足的现象。这种病的原因究竟在哪里？叫什么病呢？岐伯说：此病是太阴脾脏不足，热邪炽盛在胃，上迫于肺，症状重在肺，病名叫作厥，属于不能治的死症。这就是所谓的五有余、二不足的证候。黄帝说：什么叫五有余、二不足呢？岐伯说：所谓五有余，就是身热如炭，颈膺如格，人迎躁盛，喘息，气逆这五种病气有余的症状，所谓二不足，就是癃而一日数十溲，太阴脉微细如发这两种正气不足的症状。现在患者外见五有余，内见二不足，这种病既不能依其外有余而攻其表，又不能依其内不足而补其里，所以说必死无疑了。

【提要】 本段原文论述了厥证的病机、主症及预后。

厥，在《黄帝内经》里论述颇多，不同篇章所论的含义是不同的。本段所论的厥，指肺脾不足、热邪壅胃导致的上下不通、阴阳逆乱之证。因阳明燥热，热邪迫肺，肺气上逆，故见身热如炭，颈膺如格，人迎躁盛，喘息，气逆这五种病气有余的症状，而内有肺脾气虚，故见癃而一日数十溲，太阴脉微细如发这两种正气不足的症状。本病病机属虚实错杂，治疗攻补两难，所以预后不良。

【原文】 帝曰：人生而有病巅疾①者，病名曰何？安所得之？岐伯曰：病名为胎病,此得之在母腹中时,其母有所大惊,气上而不下,精气并居②,故令子发为巅疾也。

帝曰:有病痝然③如有水状,切其脉大紧,身无痛④者,形不瘦⑤,不能食,食少⑥,名为何病? 岐伯曰:病生在肾,名为肾风⑦。肾风而不能食,善惊,惊已,心气痿者死⑧。帝曰:善。

【注释】

①巅疾:巅,同"癫"。即癫痫病。

②精气并居:精,指人体精气。气,指惊恐后的逆乱之气。惊则气乱,气乱则精亦随之,故精气与逆乱之气同扰于胞胎。

③痝然:面目浮肿,色泽夭然不荣。

④身无痛:因病不在表,故身体外在肢节不痛。

⑤形不瘦:因水气上泛,所以身形不瘦。

⑥不能食,食少:因风水之邪侵犯脾,脾失健运,所以不欲饮食,既食也食不多。

⑦肾风:因肾主水,病生在肾,水因风动,故名肾风。与今之"风水"类似。

⑧心气痿者死:肾水受风,水邪凌心,扰乱心神,耗散心气,最终导致心肾俱伤而神气消亡,故为死证。

【语译】 黄帝说:人出生以后就患有癫痫病的,病名叫作什么? 是怎样得的呢? 岐伯说:病名叫作胎病,这种病是胎儿在母腹中得的,由于其母曾受到很大的惊吓,气逆上而不下,精也随之逆乱,影响到胎儿,故其子生下来就患有癫痫。

黄帝说:面目浮肿,象有水状,切按脉搏大而紧,身体不痛,形体也不瘦,但不能饮食,或者吃得很少,这种病叫什么呢? 岐伯说:这种病发生在肾,名叫肾风。肾风病人到了不能饮食,常常惊恐的阶段,若惊吓后心气不能恢复,心肾俱败,神气消亡,就为死证。黄帝说:好。

【提要】 本段原文论述了癫痫的病因、肾风的症状和预后。

1. 癫痫

本段论述小儿先天性癫痫的发病原因是胎儿时期母体受到惊吓,因惊则气乱,精随气乱,影响胎儿发育所致。这是中医学中关于先天性疾病的最早记载,对后世医学有深远影响。

2. 肾风

肾风一病,类似今之"风水",主症可见面目浮肿,脉大而紧,身不痛,形体不瘦,饮食不佳。病因虽然在本段未论述,但从主症可知与外感邪气有关,病在肾,可累及到脾。关于肾风的预后,本文提到若水邪犯心而致心气耗散、心肾俱伤的话,预后不良。

二十六、标本病传论篇第六十五(节选)

本篇是《黄帝内经》中集中讨论疾病治疗原则的篇章之一。篇中的前半部分论述了疾病的标本及治法的逆从,后半部分论述了疾病的传变规律和预后,故以"标本病传"名篇。

【原文】 黄帝问曰:病有标本①,刺有逆从②,奈何? 岐伯对曰:凡刺之方③,必别阴阳,前后相应,逆从得施④,标本相移⑤,故曰有其在标而求之于标,有其在本而求之于本,有其在本而求之于标,有其在标而求之于本。故治有取标而得者,有取本而得者,有逆取而得者,有从取而得者,故知逆与从,正行无问⑥,知标本者,万举万当,不知标本,是谓妄行。

【注释】

①标本:标本是一个相对概念。本篇所论主要指病之先后主次。

②刺有逆从:刺法有逆治和从治。病在本治其标、病在标治其本为逆刺,病在本治其本,病在标治其标为从刺。

③方:方法,原则。

④逆从得施:指针刺的逆从应用要得当。

⑤标本相移:治疗标病与本病,其先后次序没有固定不变的模式,可根据疾病的具体情况而定。

⑥正行无问:自己正确施行,而不必询问他人。

【语译】 黄帝问道:疾病有标病、本病的区别,治法有逆治、从治的不同,其中的道理是什么呢? 岐伯回答说:治疗的原则是,必须先辨清疾病的属阴属阳,并将先病和后病联系起来分析,然后确定应用恰当的治法,治标或者治本。所以说有病在标而治标的,有病在本而治本的,有病在本而治标的,有病在标而治本的。因此,有治标而愈的,有治本而愈的,有逆治而愈的,有从治而愈的。所以懂得逆治与从治的原则,就能掌握正确的治疗方法而无所疑虑;懂得了标本之间的轻重缓急,就能屡治屡验,治无遗误,如果不知标本,那就是盲目治疗。

【提要】 本段原文论述了辨别标病和本病的标准及其施治原则。

1. 标病和本病的标准

一般情况下,先病、原发病为本,后病、继发病为标;主要病证为本,次要病证为标。辨别标本是正确施治的前提,不知标本治疗就会陷入盲目。

2. 标本施治原则

凡治疗疾病,既要遵循调节阴阳盛衰的大法,又要注重标本先后的原则。所谓逆治,即病在本而先治标,或病在标而先治本。所谓从治,即病在本先治本,病在标先治标。这种逆治与从治之间的选择,就是"标本相移",完全要根据病情的变化和治疗的需要而定。

二十七、六元正纪大论篇第七十一(节选)

六元,即风、火、湿、热、燥、寒六种气候变化的本元,也就是主岁的六气。正,即

"政"。纪,记其事。由于本篇记载了六气司天于上,在泉于下,左右间气纪步,以及运气合治,客主加临等,适三十年为一纪,六十年为一周。其中有化有变,有胜有复,有用有病,其政其候等的演变规律,各不相同,所以"六元正纪"名篇。

【原文】 用寒远寒①,用凉远凉,用温远温,用热远热。

【注释】

①用寒远寒:前一个"寒",指药性之寒。后一个"寒",指时令气候之寒。远,避免之意。

【语译】 用寒性药物时当避开寒气主令的时节,用凉性药物时当避开凉气主令的时节,用温性药物时当避开温气主令的时节,用热性药物时当避开热气主令的时节。

【提要】 本段原文体现了治疗用药的"因时制宜"原则。因为寒性药物在寒气当令的时节使用,用之不当则易伤人体阳气,热性药物在热气当令时节使用,用之不当则易助内热,伤人体阴液。如后世所谓的"冬不用石膏,夏不用附桂",就是例证。本段原文对临床治疗具有重要的指导意义。当然,治疗还要根据具体情况具体分析,只要辨证准确,也不是绝对不可用的。

二十八、至真要大论篇第七十四(节选)

至,极也;真,纯正;要,纲要。本篇内容十分丰富,主要论述运气学、制方、病机和治法等,其理论极为真切重要,故以"至真要"名篇。

【原文】 夫百病之生也,皆生于风寒暑湿燥火,以之化之变①也。经言盛者泻之,虚者补之,余锡以方士②,而方士用之,尚未能十全,余欲令要道③必行,桴鼓相应④,犹拔刺雪汙⑤,工巧神圣⑥,可得闻乎? 岐伯曰:审查病机⑦,无失气宜⑧,此之谓也。

帝曰:愿闻病机何如? 岐伯曰:诸风掉眩⑨,皆属于肝;诸寒收引⑩,皆属于肾;诸气膹郁⑪,皆属于肺;诸湿肿满,皆属于脾;诸热瞀瘛⑫,皆属于火;诸痛痒疮,皆属于心;诸厥固泄⑬,皆属于下⑭;诸痿喘呕,皆属于上⑮;诸禁鼓慄⑯,如丧神守⑰,皆属于火;诸痉项强⑱,皆属于湿;诸逆冲上⑲,皆属于火;诸胀腹大⑳,皆属于热;诸躁狂越㉑,皆属于火;诸暴强直㉒,皆属于风;诸病有声,鼓之如鼓㉓,皆属于热;诸病胕肿㉔,疼酸惊骇,皆属于火;诸转反戾㉕,水液㉖浑浊,皆属于热;诸病水液,澄澈清冷㉗,皆属于寒;诸呕吐酸,暴注下迫㉘,皆属于热。故《大要》㉙曰:谨守病机,各司其属,有者求之,无者求之㉚,盛者责之,虚者责之㉛。必先五胜㉜,疏其血气,令其条达,而致和平,此之谓也。帝曰:善。

【注释】

①之化之变:化,化生,气化。变,变动。指风寒暑湿燥火的化生和变异。

②锡以方士:锡,通"赐",传授之意。方士,即医生。谓将虚实补泻之治法传授给医生们。

③要道:要,重要。道,道理。指医学中重要的理论与技术。

④桴鼓相应:桴鼓,即鼓槌。用桴打鼓而声相应,比喻疗效显著。

⑤雪汙:汙,同"污"。雪,洗也。即洗雪污垢。

⑥工巧神圣:指医生高明的诊断技术。

⑦病机:机,机要,机制。病机,指疾病发生发展变化的机制。

⑧无失气宜:气宜,六气主时之所宜。无失气宜,指审察病机要从六气主时出发,治疗也不要违背这一规律。

⑨掉眩:掉,摇也,指身体不由自主地摇摆或震颤。眩,眩晕,指视物动幻不定。

⑩收引:收,收敛。引,拘急。谓筋脉收缩牵引拘急。

⑪膹郁:膹,气逆喘急。郁,痞闷。指胸闷喘息之证。

⑫瞀瘛:瞀,昏闷不清。瘛,抽掣,手足时伸时缩。

⑬厥固泄:厥,在病证多指昏厥和肢厥。固,二便不通,闭经精窍不利等症。泄,二便泻利不禁,崩漏,滑精遗精等症。

⑭下:指人体下部的脏腑,如肝、肾、膀胱、大肠、小肠、子宫等。

⑮上:指人体上部的脏腑,如肺、心、胃贲门等。

⑯禁鼓慄:禁,通"噤",即牙关紧闭。鼓,鼓颌。慄,战栗,指身体寒战。

⑰如丧神守:形容鼓颌战栗而不能自控。

⑱痉项强:痉,病名,症见牙关紧闭,项背强急,角弓反张。项强,项部强硬不舒,转动困难。

⑲逆冲上:指气机急促上逆而致的病证,如急性呕吐、呃逆等。

⑳胀腹大:指腹部胀满膨隆。

㉑躁狂越:躁,躁扰不宁。狂,言语行为错乱。越,举止越常。

㉒暴强直:暴,猝然。强直,四肢伸而不屈,身躯仰而不俯。暴强直,指突然发生的全身筋脉挛急。

㉓诸病有声,鼓之如鼓:有声,指腹中肠鸣。鼓之如鼓,形容叩击腹部如打鼓一样作响。

㉔胕肿:胕,通"腐"。指局部红肿溃烂。

㉕转反戾:转,扭转。反,背反张。戾,身体屈曲。转反戾,指身体扭转、背反张、身体屈曲等症状。

㉖水液:主要指尿液,也包括涕、泪、唾、涎、痰、白带等分泌物。

㉗澄澈清冷:形容水液清稀而寒冷。

㉘暴注下迫:暴注,形容突发剧烈的泄泻。下迫,即里急后重,欲便不能,肛门窘迫疼痛。

㉙《大要》:古医经名。

㉚有者求之,无者求之:求,探求。有、无,指有无邪气的存在。有者求之,指有邪气的要进一步探求是何种邪气。无者求之,指无邪气的要进一步探求是何脏腑之病。

㉛盛者责之,虚者责之:责,追究,分析。谓分析疾病虚实的机制。

㉜必先五胜:五,五运五行之气。胜,更胜。即必须首先掌握天之五气与人之五脏间的五行更胜关系。

【语译】 黄帝说:许多疾病的发生,大都生于风、寒、暑、湿、燥、火六气的异常变化。医经上说邪气盛的实证用泻法治疗,正气亏的虚证用补法治疗。我把这些道理告诉医生们,而医生们运用后仍不能收到满意的效果。我想使重要的医学理论与技术得到普遍的应用,收到桴鼓相应的疗效,如同拔掉肉中刺、洗雪污垢一样见效明显。这些高超的医疗技术,你可以讲来听听吗?岐伯说:在审察疾病的病机和治疗疾病时,不要违背六气的主时规律,说的就是这个道理。

黄帝说:愿听病机是怎样的? 岐伯说:许多风病出现动摇眩晕等症状,其病大多属于肝;许多疾病出现蜷缩拘挛等症状,其病大多属于肾;许多疾病出现胸中气满、呼吸急促的症状,其病大多属于肺;许多湿病出现浮肿、腹满等症状,其病大多属于脾;许多热病出现昏闷、抽搐等症状,其病大多属于火;许多疼痛、瘙痒、疮疡等症状,其病大多属于心;许多厥证、二便不通或二阴失禁等病证,其病大多属于下焦;许多痿证、喘逆、呕吐等症状,其病大多属于上焦;许多病出现口噤、鼓颌、战栗等神气不能自持的症状,其病大多属于火;许多痉病、颈项强直等病证,其病大多属于湿;许多气逆上冲的病证,其病大多属于火;许多胀满、腹大等病证,其病大多属于热;许多病出现躁动不安、狂乱等症状,其病大多属于火;许多病突然出现身体强直等症状,其病大多属于风;许多病出现腹中肠鸣、腹胀大叩之如鼓等症状,其病大多属于热;许多病出现局部红肿溃烂、疼痛酸楚、惊骇不宁等症状,其病大多属于火;许多病出现转筋、拘急、背反张、分泌物或排泄出的水液浑浊等症状,其病大多属于热;许多病出现分泌物或排泄出的水液清稀寒冷的症状,其病大多属于寒;许多病出现呕吐酸水、急性腹泻、里急后重等症状,其病大多属于热。所以《大要》说:谨慎地审查并掌握病机,分别明确其病机所属,有邪气存在的要辨明邪气的性质,没有邪气存在的要辨明是何脏之不足,邪气盛的要推究邪气为什么盛,无邪的要推究正气为什么不足。首先掌握天之五气与人之五脏之间的五行更胜关系,疏通人体气血,使机体恢复健康状态。这就是所说的病机的道理。

【提要】 本段原文论述了审察病机的重要性和原则,提出了十九条基本病机作为临床的范例。

1. 审察病机的重要性

病机概括了疾病发生发展变化的机制,掌握病机是正确诊断、治疗疾病的关键。一般医生都知道"盛者泻之,虚者补之",但临床效果却不理想,关键原因在于没有掌握疾病的病机。

2. 审察病机的原则

一是各司其病机所属,分辨虚实证候的不同,分别病位的不同,即"各司其属,有者求之,无者求之,盛者责之,虚者责之"。二是无失气宜,必先五胜,了解天之六气与人之五脏之间的五行更胜规律,并在治疗时不要违背这些规律。

3. 病机十九条

原文列举的十九条病机,并不能概括临床所有病机变化,只是起到示范作用。学者可以从中执简驭繁、触类旁通。现将十九条病机归纳如下。

(1)六淫病机(12条)

属火(5条)——诸热瞀瘛;诸禁鼓慄,如丧神守;诸逆冲上;诸躁狂越;诸病胕肿,疼酸惊骇。

属热(4条)——诸胀腹大;诸病有声,鼓之如鼓;诸转反戾,水液浑浊;诸呕吐酸,暴注下迫。

属湿(1条)——诸痉项强。

属风(1条)——诸暴强直。

属寒(1条)——诸病水液,澄澈清冷。

(2)五脏病机(5条)

属心——诸痛痒疮。

属肺——诸气膹郁。

属肝——诸风掉眩。

属脾——诸湿肿满。

属肾——诸寒收引。

(3)上下部位病机(2条)

属上焦——诸痿喘呕。

属下焦——诸厥固泄。

【原文】 寒者热之,热者寒之①,微者逆之②,甚者从之③,坚者削之④,客者除之⑤,劳者温之⑥,结者散之⑦,留者攻之⑧,燥者濡之⑨,急者缓之⑩,散者收之⑪,损者温之⑫,逸者行之⑬,惊者平之⑭,上之下之⑮,摩之浴之⑯,薄之劫之⑰,开之发之⑱,适事为故⑲。

帝曰:何谓逆从?岐伯曰:逆者正治,从者反治⑳,从少从多,观其事也。

帝曰:反治何谓?岐伯曰:热因热用,寒因寒用㉑,塞因塞用,通因通用㉒。必伏其所主,而先其所因㉓,其始则同,其终则异㉔,可使破积,可使溃坚,可使气和,可使必已。帝曰:善。

【注释】

①寒者热之,热者寒之:寒病用温热法治疗,热病用寒凉法治疗,即以热治寒、以寒治热的正治法。

②微者逆之:微,指病势轻浅、病情单纯无假象。逆,指治法,逆其病象而治。意即针对病势轻、病情单纯无假象的病证,可以逆其病象而治疗。

③甚者从之:甚,指病势较重、病情复杂或有假象。从,指治法,顺从其病象而治。意即针对病势较重、病情复杂或有假象的病证,要顺从其病象而治疗。

④坚者削之:体内有坚积之病,如积聚肿块等,当用削伐之法,如用三棱、莪术、青皮、枳实等消伐药物治疗。

⑤客者除之:客,外邪侵犯。外邪入侵,当用祛除病邪的方法,如用麻黄、连翘、金银花等解表散邪药物治疗。

⑥劳者温之:虚劳之病当用温补法,如用黄芪、党参等药物治疗。

⑦结者散之:气血郁结,或痰浊、邪气内结等病证,当用消散法,如用桃仁、半夏、芒硝、枳实等药物治疗。

⑧留者攻之:病邪留而不去,如留饮、蓄血、停食、便秘等,当用攻下法,如用大黄、甘遂、桃仁、虻虫等药物治疗。

⑨燥者濡之:津液亏损一类的病证,当用滋润生津之法,如用生地、麦冬、玉竹等药物治疗。

⑩急者缓之:筋脉拘急痉挛一类的病证,当用舒缓法,如用芍药、甘草等药物治疗。

⑪散者收之:精气耗散一类的病证,如自汗、盗汗、遗精、虚喘气短等,当用收敛法,如用五味子、金樱子、龙骨、牡蛎等药物治疗。

⑫损者温之:虚损怯弱之病,当用温补法。

⑬逸者行之:由于过度安逸造成的气血不畅、肢体痿废等病证,当用行气活血通络法,如用川芎、香附、地龙等药物治疗。

⑭惊者平之:惊悸不安一类的病证,当用镇静安神法,如用朱砂、酸枣仁、珍珠母等药物治疗。

⑮上之下之:上之,指病邪在上的,用涌吐法使病邪上越而解。下之,指病邪在下的,用攻下法使病邪从下而解。是因势利导、驱邪愈病的方法。

⑯摩之浴之:摩之,指用按摩法。浴之,指药物浸洗和水浴法。

⑰薄之劫之:薄之,指用药物侵蚀的方法,如古代外用药膏称为"薄贴"。劫之,指用峻猛的药物或治疗手法劫夺病邪的方法。如火针发汗、刺络放血法等。

⑱开之发之:开之,指开泄法。发之,指发散法。

⑲适事为故:选用各种方法,以适应病情为原则。

⑳逆者正治,从者反治:逆者正治,逆其病象而治,为正治法,如以寒治热,以热治寒。从者反治,顺从其病象而治,为特殊的治法,如以热治热,以寒治寒。

㉑热因热用,寒因寒用:前一个"热""寒",指药物的热、寒之性;后一个"热""寒"指疾病的热、寒之象。以温热药物治疗真寒假热证,以寒凉药物治疗真热假寒证。如用通脉四逆汤治疗阴盛格阳证,用白虎汤治疗里热炽盛的手足厥冷证。

㉒塞因塞用,通因通用:塞因塞用,前一个"塞"指补益药物,后一个"塞"指阻塞不通的病证。"塞因塞用"是指用补益药物治疗虚性阻塞不通的病证,又叫"以补开塞"。如用四物汤治疗血枯经闭证,用理中汤治疗脾虚腹满证。通因通用,前一个"通"指通利药物,后一个"通"指通利过度的病证。"通因通用"指用通利药物治疗实性通利过度的病证,如大承气汤治疗热结旁流证。

㉓必伏其所主,而先其所因:伏,制服。主,指疾病的本质。要从疾病的本质来治疗,首先要探求疾病的原因。

㉔其始则同,其终则异:反治的初始阶段,药性与疾病的假象相同,随着药效的发挥,最终假象消失,真相显露,则药性与病象相反了。

【语译】 寒病用温热法治疗,热病用寒凉法治疗。病情轻微无假象的就逆其病象而治,病情较重有假象的就顺从其病象而治。病邪坚积于内的用消伐法治疗,外邪侵犯的用驱除邪气的方法治疗,虚劳之病用温补法治疗,邪气内结的用消散法治疗,病邪久留在体内的用攻邪的方法治疗,津液亏损的干燥证用滋润生津的方法治疗,筋脉拘急痉挛的病证用舒缓法治疗,精气耗散的病证用收敛法治疗,虚损怯弱的病证用温补法治疗,气血运行不畅、肢体痿废不用的病证用行气活血通络法治疗,惊恐不安的病证用镇静安神法治疗,病邪在上部用涌吐法,病邪在下用攻下法,或用按摩法,或用药浴法,或用侵蚀法,或用劫夺法,或用开泄法,或用发散法,都要以适合病情为原则。

黄帝说:什么叫逆治从治? 岐伯说:逆治就是正治,从治就是反治,反治用药的多少根据病情来决定。

黄帝说:什么是反治? 岐伯说:用温热药物治疗真寒假热证,用寒凉药物治疗真热假寒证,用补益药物治疗闭塞不通之证,用通利药物治疗通利过度之证。要制服疾病的根本,必先探求发病的原因。反治法初始阶段药性与病的假象相同,但最终随着药效的发挥,假象消失,真相显露,则药性与病的本质相反了。这种治法,可以破除积滞,消散坚块,调畅气机,使疾病痊愈。黄帝说:对。

【提要】 本段原文论述了正治法和反治法的理论。

正治法,又称"逆治法",逆病象而治的方法,是临床常用的方法。主要内容包括寒者热之、热者寒之、劳者温之、客者除之、坚者削之等。此类治法适用于病情单纯无假象的病证。

反治法,又称"从治法",顺从病象而治的方法,是临床特殊的治法。主要内容包括热因热用、寒因寒用、塞因塞用、通因通用。此类治法适用于病情复杂有假象的病证。反治法顺从的只是疾病出现的假象,其本质还是针对疾病根本病机而设的,所以它也是治病求本的方法。

【原文】 帝曰:论言治寒以热,治热以寒,而方士不能废绳墨①而更其道也。有病热者,寒之而热②;有病寒者,热之而寒③。二者皆在,新病复起,奈何治? 岐伯曰：诸寒之而热者取之阴，热之而寒者取之阳④，所谓求其属⑤也。

【注释】

①绳墨：木匠用的墨线、墨斗。此为准则之意。

②有病热者，寒之而热：有些病，表现为热象，用"热者寒之"的治疗方法，其热象反而不退，因病的本质是阴虚而热。

③有病寒者，热之而寒：有些病，表现为寒，用"寒者热之"的治疗方法，其寒象反而不减，因病的本质是阳虚而寒。

④诸寒之而热者取之阴，热之而寒者取之阳：凡用寒性药物治疗热象病证，其热不退的，是其病本为阴虚内热，当用滋阴以退热。凡用热性药物治疗寒象病证，其寒不减，是其病本为阳虚，当用温阳以消寒。正如王冰所说："壮水之主以制阳光，益火之源益消阴翳。"

⑤求其属：探求疾病本质之所属。

【语译】 黄帝说：医论上说治疗寒病用热药，治疗热病用寒药，医生们不能违背这个准则而变更其理论。但是，有些热病，用寒药治疗而热不退，有些寒病，用热药治疗而寒不减，不仅原来的热、寒仍然存在，而且出现了新的病变，这应当怎样治疗？岐伯说：凡是用寒药治疗热病而热不退的，其病的本质是阴虚内热，应当滋阴以退热；凡是用热药治疗寒病而寒不减的，其病的本质是阳虚内寒，应当温阳以消寒。这就是所谓的治病求本。

【提要】 本段原文论述了治病求本的原则。疾病的寒、热有虚实表里之分，表寒者，辛温发散；里实寒者，温热祛寒；阳虚生寒者，当温阳以消寒。表热者，辛凉发散；里实热者，苦寒清热；阴虚生热者，当滋阴以退热。应辨别疾病的本质而治疗。

二十九、疏五过论篇第七十七（节选）

疏，注疏、布陈，在此指论述、分析。五过，指临床诊治时易出现的五种过失。诊断疾病必须对病人的生活环境、饮食情志、性别年龄、脉搏变化、疾病起因等诸方面进行全面分析，才能做出正确的诊断，否则，就会造成误诊。本文对此进行了分析，故以"疏五过"名篇。

【原文】 帝曰：凡未诊病者①，必问尝贵后贱②，虽不中邪，病从内生，名曰脱营③；尝富后贫，名曰失精④；五气留连，病有所并⑤。医工诊之，不在脏腑，不变躯形，诊之而疑，不知病名，身体日减，气虚无精，病深无气，洒洒然⑥时惊，病深者，以其外耗于内，内夺于荣⑦，良工所失，不知病情，此亦治之一过也。

凡欲诊病者，必问饮食居处，暴乐暴苦，始乐后苦，皆伤精气，精气竭绝，形体毁沮。暴怒伤阴，暴喜伤阳⑧，厥气上行，满脉去形⑨。愚医治之，不知补泻，不知病情，精华日脱，邪气乃并⑩，此治之二过也。

善为脉者,必以比类奇恒从容⑪知之,为工而不知道,此诊之不足贵,此治之三过也。

诊有三常,必问贵贱,封君败伤⑫,及欲侯王⑬。故贵脱势⑭,虽不中邪,精神内伤,身必败亡。始富后贫,虽不伤邪,皮焦筋屈,痿躄为挛⑮。医不能严,不能动神⑯,外为柔弱,乱至失常,病不能移,则医事不行,此治之四过也。

凡诊者,必知终始⑰,有知余绪⑱,切脉问名,当合男女。离绝菀结⑲,忧恐喜怒,五脏空虚,血气离守,工不能知,何术之语。尝富大伤⑳,斩筋绝脉,身体复行,令泽不息㉑。故伤㉒败结,留薄归阳,脓积寒炅㉓。粗工治之,亟刺阴阳㉔,身体解散,四肢转筋,死日有期,医不能明,不问所发,惟言死日,亦为粗工,此治之五过也。凡此五者,皆受术不通,人事不明也。

【注释】

①凡未诊病者《医心方》无"未"字,可从。

②尝贵后贱:尝,曾经。过去曾有较高的职位,后来失势了。

③脱营:病名,因情志不遂而导致的一种疾病。

④失精:病名,为情志不遂,精气耗损之病证。

⑤五气留连,病有所并:五气,指五脏之气。并,气血不行,并而为病。脱营、失精都可导致五脏之气郁积不畅,使气血不行而为病。

⑥洒洒然:形容恶寒的样子。

⑦外耗于内,内夺于荣:病邪深重,在外耗散卫气,在内劫夺营血。

⑧暴怒伤阴,暴喜伤阳:怒伤肝,肝藏血属阴,故伤阴;喜伤心,心藏神属阳,故伤阳。

⑨厥气上形,满脉去形:喜怒之气厥逆而上,充斥于经脉,使神气浮越,去离形体。

⑩邪气乃并:并,合并,积并。指由于误治导致精气耗散,邪气日益积并留连。

⑪比类奇恒从容:一解为《比类》《奇恒》《从容》为古经篇名。亦可理解为诊脉当互相类比,了解异常情况,细心观察。

⑫封君败伤:古代王者以土地与人,立为诸侯,称"封君"。败伤,指削官失势。谓过去高官显赫,后来降位削职。

⑬及欲侯王:及,以及。欲,欲望。指有做侯王的欲望。

⑭贵脱势:过去富贵显赫,后来削职失势。

⑮痿躄为挛:指筋脉拘急,足痿挛缩不能行走。

⑯不能动神:动,开动,动摇,劝导之意。即医生不能开导病人思想,改变其精神面貌。

⑰终始:指疾病初期和现在的病情。

⑱有知余绪:有,通"又"。绪,端。余绪,末端之意。指医生应当知道疾病的本末。

⑲离绝菀结：菀，菀积思虑。结，结固余怨。离绝菀结，指离别绝望，郁积不舒的情绪。

⑳尝富大伤：曾经富有之人，一旦失势，精神大伤。

㉑泽不息：泽，津液。息，生长。指津液不再化生。

㉒故伤：指旧伤。

㉓留薄归阳，脓积寒炅：留薄，留积不散。炅，热也。因旧伤败血郁结，血气不散，郁而化热，归于阳分，久则酿成脓肿，脓血蓄积，使人寒热交作。

㉔亟刺阴阳：亟，多次。阴阳，指阴阳经脉。

【语译】 黄帝说：在诊病时，必须要问病人的生活情况。如果先贵后贱，即使没有感受外邪，也会病从内生，这种病叫"脱营"；如果先富后贫，发病叫"失精"。由于五脏之气郁结不畅，气血不行，积而为病。医生诊察这种病，在病的初期，由于病不在脏腑，所以形体没有改变，医生常诊而疑之，不知是什么病。日久则身体逐渐消瘦，气虚精无以生，病势深重，真气耗伤，因洒洒恶寒而心怵时惊，之所以病势日益深重，是因为邪在外耗损卫气，在内劫夺了营血。这种病即使是医术高明的医生，若不问明病人的情况，不知其致病原因，也不能治愈，这是诊治上的第一个过失。

凡欲诊治疾病，必须要问病人的饮食和居住环境，以及是否有精神上的大喜大苦，或先乐后苦的情况，因为这些都能损伤精气，使精气竭绝，形体败坏。暴怒伤阴，暴喜伤阳，喜怒之气厥逆上行，充斥于经脉之中，使神气浮越，去离形体。技术低劣的医生在诊治这种疾病时，既不知道用补泻之法，又不了解病情，致使病人精气日渐耗散，邪气得以积并，这是诊治上的第二个过失。

善于诊脉的医生，定会诊脉时互相类比，了解异常，细心观察情况，了解病情，如果医生不懂这个道理，诊治技术就没什么可贵之处，这是诊治上的第三个过失。

诊病时必须注意三种情况，即必须问病人社会地位的贵贱，是否有曾被削官失势之事，以及是否有做侯王的欲望。因为原来地位高贵，失势以后，即使未中外邪，其精神情志已经内伤，身体必然败亡。先富后贫的人，虽未伤于邪气，也会发生皮毛憔枯、筋脉拘急，足痿挛缩不能行走的病证。对这类病人，医生如果不能严肃地对其开导，改变其精神面貌，而一味对其柔弱顺从，任其发展，则必然乱之而失常，致病不能变动，治疗也没有效果，这是诊治上的第四个过失。

凡诊治基本，必须了解其发病初期和现在的病情，又要了解病之本末，在诊脉问证时，要结合男女在生理和脉证上的特点。如与亲爱之人离别而怀念不绝，情志抑郁难解，以及忧恐喜怒等，都可使五脏空虚，血气离守，医生若不知道这些道理，还有什么诊治技术可言。曾经富贵的人一旦失财，劳伤心神太过，致筋脉严重损伤，虽然形体仍能行动，但津液已经不再化生了。若旧伤败结，血气留聚不散，郁而化热，归于阳分，久则成脓，脓血蓄积，使人寒热交作。粗率的医生治疗这种病，多次刺其阴阳经脉，使其血气更虚，身体懈散，四肢转筋，离死期不远了，医生对此既不能明辨，又不问发病原因，只说病已危重，这是粗率的医生，此为诊治上的第五个过失。上述五种过失,都是由于医生的学术不精,人情事理不明所造成的。

【提要】 本段原文分析了诊治上的五种过失,归纳如下。

(1)不了解患者生活经历的变迁,不知道其贫富贵贱的变化。

(2)不了解患者饮食起居环境。

(3)不重视切脉:诊脉要求细心安详地观察,并采取类比法,了解异常情况,并结合男女生理、脉象的不同,才能诊察出正确的脉象。

(4)不重视致病的精神因素,不重视精神上的治疗:患者生活经历的变化,如封君败伤、始富后贫、离绝菀结等,均会造成情志郁结而内伤脏腑,导致多种疾病的发生。治疗上要细心开导,改变患者不良的精神面貌。这一点,在现代社会要越来越引起重视。

(5)不了解疾病始末的全过程,只重视一般临床表现。提出诊治疾病"必有终始,有知余绪"的警示。

三十、徵四失论篇第七十八(节选)

徵,同"惩",惩戒之意。四失,指医生在治病中的四种过失。本篇是讨论医生在治病过程中所犯的四种过失要提出来加以惩戒,故以"徵四失"名篇。

【原文】 诊不知阴阳逆从之理,此治之一失矣。受师不卒①,妄作杂术②,谬言为道,更名自功③,妄用砭石,后遗身咎④,此治之二失也。不适贫富贵贱之居,坐之薄厚⑤,形之寒温,不适饮食之宜,不别人之勇怯,不知比类,足以自乱,不足以自明,此治之三失也。诊病不问其始,忧患饮食之失节,起居之过度,或伤于毒,不先言此,卒持寸口,何病能中,妄言作名,为所穷,此治之四失也。

【注释】
①受师不卒:卒,卒业。随师学习没有完成学业。
②杂术:非正常的医术。
③更名自功:更,变更。指随意妄说,自以为是。
④咎:过错。
⑤坐之薄厚:坐,居处之谓。薄厚,指环境的好坏。

【语译】 诊病不知道阴阳逆从的道理,是治疗的第一个过失。随师学习没有卒业,学术未精,乱用杂术,以错误为真理,随意妄说,自以为是,乱施砭石,给自己遗留下过错,这是治疗的第二个过失。治病不能根据病人的贫富贵贱生活特点,不区别个性的勇怯,不知道用取象比类法分析,这种做法只能扰乱自己的思想,不足以自明,这是治疗的第三个过失。诊病时不问病人的发病情况,以及是否曾有过忧患等精神刺激,饮食是否失于节制,起居是否超越常规,或是否曾伤于毒,如果诊病不首先问清楚这些情况,便仓促去诊视寸口脉,怎能诊断病情,只能是乱言病名,使疾病被这种粗率的医疗作风所误,这是治疗的第四个过失。

【提要】 本段原文列举了医生在治疗过程中的四种过失,即学业不精,精神不专,对病人的生活、个性特点不了解,对发病原因不了解。这四种过失,确实是临床常遇到的,也是医生应当时刻警惕的。它告诫医务工作者,一定要精通医学理论,实事求是,专心致志,全面收集病历资料,切不可夸大其词,自鸣得意,否则,不求甚解,妄做诊治,贻害匪浅。

(吴润秋 刘凯军 肖 丹 蒋 俊)

第3章 《灵枢》原文选读

一、本神第八（全选）

本,根本,本源。神,指人体生命活动,包括精神、意识、思维。本文是《黄帝内经》论神的专篇,文中反映了《黄帝内经》关于精神与物质的关系和思维与存在的关系这个哲学上的根本问题。它对临床诊治疾病,对研究中医心理学,都有重要的指导意义。

《黄帝内经》论神,有指自然变化的神,有指人体的神。就《本神》篇而言,是专论人体的神。人的神,其含义有二:一指人体生命活动,后世称此为广义的神。本篇所谓"两精相搏谓之神"的"神",即指人的生命活动。《灵枢·天年》曾指出:"何者为神? 岐伯曰:血气已和,营卫已通,五脏已成,神气舍心,魂魄毕具,乃成为人。"可见,神是对人体生命活动的总称。二指人的思维意识活动,后世称此为狭义的神。本篇所谓"心藏脉,脉舍神"以及魂、魄、意、志、思、虑、智等,皆属此类。又如《素问·灵兰秘典论》中"心者,君主之官也,神明出焉",《素问·宣明五气篇》中"心藏神"等,亦属此类。

【原文】 黄帝问于岐伯曰:凡刺之法,先必本于神①。血脉营气精神,此五脏之所藏也。至其淫泆离脏②则精失,魂魄飞扬③,志意恍乱④,智虑去身⑤者,何因而然乎? 天之罪与? 人之过乎? 何谓德气生精神魂魄心意志思智虑? 请问其故。岐伯答曰:天之在我者德也,地之在我者气也⑥。德流气薄而生者也⑦。故生之来谓之精⑧,两精相搏谓之神⑨,随神往来者谓之魂,并精而出入者谓之魄⑩,所以任物者谓之心⑪,心有所忆谓之意⑫,意之所存谓之志⑬,因志而存变谓之思⑭,因思而远慕谓之虑⑮,因虑而处物谓之智⑯。故智者之养生也,必顺四时而适寒暑,和喜怒而安居处,节阴阳而调刚柔⑰。如是,则僻邪⑱不至,长生久视⑲。

【注释】

①凡刺之法,先必本于神:本于神,即以神为根本。应用针刺方法,首先一定要以人的神为依据。

②淫泆离脏:淫泆,过用放恣,指嗜欲无度,情志过激。离脏,指五脏精气离守耗散。

③魂魄飞扬:魂魄,此指感觉和思维。飞扬,即失散。魂魄飞扬,实指感知丧失。

④志意恍乱:志,神志。意,意识。恍,恍惚。乱,混乱。志意恍乱,指神识模糊。

⑤智虑去身:智虑,即智慧、理智。去,离开。指失去理智。

⑥天之在我者德也,地之在我者气也:德,指形成生命的自然规律;气,指形成生命的物质。我,指人体生命。谓天地自然具有孕育生命的法则与物质。

⑦德流气薄而生者也:薄,通"搏",相交之意。德流气薄,指天德下流,地气上交,阴阳升降相因,始有生命的产生。

⑧生之来谓之精:生命的原始物质叫作精。

⑨两精相搏谓之神:两精,先天父母之精;相搏,相交而结合;神,生命活动。谓父母之精结合而产生一个新的生命。

⑩随神往来者谓之魂,并精而出入者谓之魄:伴随着生命活动表现的知觉功能叫作魂,伴随着形体功能表现的运动本能叫作魄。如汪昂所注:"魂属阳,肝藏魂,人的知觉属魂;魄属阴,肺藏魄,人的运动属魄。"

⑪所以任物者谓之心:任,担任,引申为接受。用以接受外界事物、产生思维活动的器官叫作心。

⑫心有所忆谓之意:忆,忆念。谓心中产生的忆念叫作意。

⑬意之所存谓之志:志,记忆。在意念积存的基础上产生记忆。

⑭因志而存变谓之思:在记忆的基础上多方分析叫作思。

⑮因思而远慕谓之虑:在思的基础上由近而远地推想叫作虑。即深谋远虑之意。

⑯因虑而处物谓之智:经过深思熟虑,对事物做出判断并且进行处理,在此过程中产生了智慧。

⑰节阴阳而调刚柔:节阴阳,指节制男女房事。调刚柔,指调节动静劳逸。

⑱僻邪:僻,偏也,邪也。僻邪,即邪气。

⑲长生久视:视,活也。即延长生命、健康长寿之意。

【语译】 黄帝问岐伯:一般而言,针刺治疗的法则,首先一定要以病人的神气为依据。血、脉、营、气、精、神,这些都是由五脏所藏蓄的。若到了情志过激、任意放恣的程度,就可使五脏精气离守耗散,使人的精气散失,出现魂魄飞扬,感知丧失,意识模糊,并失去理智,这是什么原因造成的呢?是上天的惩罚,还是人为的过失呢?为什么说德与气产生人的精、神、魂、魄、心及意、志、思、智、虑?请问其中的缘故。岐伯回答说:天赋予人体生命的是自然的规律,地赋予人体生命的是物质,天德下流,地气上交,始有生命的产生。人生命的原始物质叫作精,男女两精相结合便可产生新的生命,伴随着生命活动一同出现的知觉功能叫作魂,伴随着形体功能表现出的运动本能叫作魄,用以接受外界事物、产生思维活动的器官叫作心,心中产生的忆念叫作意,在意念积存的基础上产生记忆,叫作志,在记忆的基础上多方分析、反复思考叫作思,在思的基础上由近而远地推想、深思远虑叫作虑,经过深思熟虑,对事物做出判断并且进行处理,产生智慧,叫作智。所以聪明智慧之人的养生方法,一定会顺应四时的阴阳而适应寒暑的变迁,调和精神情志而安定生活环境,节制男女房事而调节动静劳逸。这样,邪气就不至于侵犯人体,便能够延长生命,健康长寿。

【提要】 本节原文先提出并讨论了生命活动的产生,神的产生及发展过程。

1. 生命活动的产生

原文指出:"天之在我者德也,地之在我者气也,德流气薄而生者也。故生之来谓之精,两精相搏谓之神。"它肯定了生命起源于物质,而精则是形与神的物质基础,神来源于精气。原文又指出:"所以任物者谓之心,心有所记谓之意,意之所存谓之志,因志而存变谓之思,因思而远慕谓之虑,因虑而处物谓之智。"它认识到人的思维活动有一个整体而连贯的发展过程,并将其划分为"意""志""思""虑""智"等各个不同的阶段。这实际上也是古人对人的神志思维活动过程的微妙认识。

2. 神的重要性

神是人体生命功能活动,它以精气为物质基础,神也是脏腑气血盛衰的外在表现。因此,本文从诊治疾病和养生保健两个方面阐明了神的重要性。

(1)诊治疾病方面:"凡刺之法,先必本于神。"无论针刺以及任何治疗方法,都必须通过并依靠病人的神,才能发挥作用。《素问·移精变气论》并指出:"得神者昌,失神者死。"所以原文强调:"是故用针者,察观病人之态,以知精神魂魄之存亡得失之意,五者以伤,针不可以治之也。"

(2)养生保健方面:"故智者之养生也,必顺四时而适寒暑,和喜怒而安居处,节阴阳而调刚柔。如是,则僻邪不至,长生久视。"它与《素问·四气调神大论》所述:"春气之应,养生之道","夏气之应,养长之道","秋气之应,养收之道","冬气之应,养藏之道"等"春夏养阳,秋冬养阴"的法则一样,强调并突出了调养精神在养生方面的重要性。

【原文】 是故怵惕思虑①者则伤神,神伤则恐惧,流淫②而不止。因悲哀动中③者,竭绝而失生④。喜乐者,神惮散而不藏⑤。愁忧者,气闭塞而不行。盛怒者,迷惑而不治⑥。恐惧者,神荡惮而不收⑦。

心,怵惕思虑则伤神,神伤则恐惧自失⑧。破䐃脱肉⑨,毛悴色夭⑩,死于冬⑪。脾,愁忧而不解则伤意,意伤则悗乱⑫,四肢不举,毛悴色夭死于春。肝,悲哀动中则伤魂,魂伤则狂忘不精,不精则不正⑬,当人阴缩而挛筋,两胁骨不举,毛悴色夭死于秋。肺,喜乐无极则伤魄,魄伤则狂,狂者意不存人⑭,皮革焦,毛悴色夭死于夏。肾,盛怒而不止则伤志,志伤则喜忘其前言,腰脊不可以俛仰屈伸,毛悴色夭死于季夏。恐惧而不解则伤精,精伤则骨酸痿厥,精时自下。是故五脏主藏精者也,不可伤,伤则失守⑮而阴虚;阴虚则无气,无气则死矣。是故用针者,察观病人之态,以知精、神、魂、魄之存亡,得失之意,五者以伤⑯,针不可以治之也。

【注释】

①怵惕思虑:恐惧、焦虑的情绪。

②流淫:此处指滑精。

③动中:中,指五脏。动摇五脏,使之不安静。

④竭绝而失生:指精气衰竭而丧失生命。

⑤神惮散而不藏:惮散,即涣散之意。谓神气涣散,不能安藏于脏。

⑥迷惑而不治:不治,乱也;谓精神惑乱,不能正常处理事物。

⑦神荡惮而不收:神气动荡耗散而不能收持。

⑧自失:失去控制自己的能力,精神不能自主。

⑨破䐃脱肉:䐃,筋肉结聚之处。破䐃脱肉,形容肌肉极度消瘦。

⑩毛悴色夭:皮毛憔悴,肤色枯槁。

⑪死于冬:这里是以五行相克的规律,来预测五脏病的死期。心属火,而冬为水,水克制火,故心病死于冬。下文脾病死于夏,肾病死于季夏,均仿此例。

⑫悗乱:悗,同"闷",即胸膈郁闷烦乱。

⑬狂忘不精,不精则不正:忘,通"妄";不精,指不精明;不正,指行为失常。谓狂妄,愚钝,言行举止失常。

⑭意不存人:不能正常认识外界事物,似旁若无人状。又《甲乙经》作"狂者意不存,其人皮革焦",可从。

⑮失守:指五脏精气失守。

⑯五者以伤:以,通"已"。五者,指五脏所藏的神。谓五脏所藏的精神已经损伤。

【语译】 因此过分的恐惧、焦虑,就会使神受伤。神受伤,就会表现恐惧不安,滑精不止。由于悲哀过度而动伤五脏的,就会精气衰竭而丧失生命。喜乐过度,就会使神气涣散而不能守藏。愁忧过度,就会使气机闭塞而不能畅行。大怒,就会使精神惑乱,不能正常处理事物。恐惧过度,就会使神气动荡耗散而不能收持。

心藏神,恐惧或焦虑过度就会损伤心神,心神受伤,就会表现恐惧不安,失去主宰能力,肌肉消瘦脱陷。进一步到了皮毛憔悴、肤色枯槁的程度,就可能在冬天死亡。脾藏意,若忧愁过度而日久得不到解除,就会损伤脾意,脾意损伤,就会出现胸膈郁闷烦乱,四肢举动无力。若到了毛悴色夭的程度,就可能在春天死亡。肝藏魂,若悲哀过度,动摇内脏,就会伤肝魂,肝魂损伤就会出现神志狂妄、愚钝、行为失常,这种人还会出现阴囊收缩,筋脉拘挛,胁肋部不舒。若发展到皮毛憔悴、肤色枯槁的程度,就可能在秋天死亡。肺藏魄,若喜乐过度,就可损伤肺魄,肺魄受伤,就会神乱而发狂,狂妄则意识丧失,旁若无人,皮肤干枯。发展到毛悴色夭的程度,就可能在夏天死亡。肾藏志,若大怒而不能控制,就会损伤肾志,肾志被伤,就会健忘,腰脊转动困难,不能俯仰屈伸。若发展到了毛悴色夭的程度,就可能在长夏季节死亡。又恐惧过度,日久不能解除,就会损伤肾的精气,肾精损伤,就会出现骨酸软、酸痛，下肢痿弱，常遗精、滑精。五脏是主储藏精气的，不可损伤，若五脏受伤则精气失去守藏而为阴虚，阴虚则不能化生神气，神气无则生命休矣。因此，用针刺治病的人，要注意观察病人的神态，从而了解精神魂魄等精神活动是否正常，假若五脏精神已经损伤，是不可以用针刺治疗的。

【提要】 本节原文论述情志过度损伤五脏精神的发病情况，突出了五脏藏精藏神而不可伤的论点。同时指出了针刺治疗要以神为依据。

本段原文重点论述神与五脏的关系。人体的精由五脏所藏，而精乃神的物质基础。本篇原文指出："血脉营气精神，此五脏之所藏也。"血脉营气精，皆指精；由精而化神。因此后文进一步明确："肝藏血，血舍魂"；"脾藏营，营舍意"；"心藏脉，脉舍神"；"肺藏气，气舍魄"；"肾藏精，精舍志"。血脉营气精，是精的概括；神魂魄意志，是神的概括。五脏既藏精又藏神，所以五脏又称为"五神脏"。由于五脏藏精，也才能藏神，所以经文特别指出："是故五脏主藏精者也，不可伤，伤则失守而阴虚，阴虚则无气，无气则死矣。"

在病理上，情志因素致病主要是伤脏、伤神。《素问·阴阳应象大论》曾指出："喜怒伤气。"《灵枢·百病始生》亦指出："喜怒不节则伤脏。"本篇经文则分别指出："心，怵惕思虑则伤神"，"脾，愁忧而不解则伤意"，"肝，悲哀动中则伤魂"，"肺，喜乐无极则伤魄"，"肾，盛怒而不止则伤志"。这表明，情志伤脏，主要是伤五脏之神。正如本篇原文开首所说："至其淫泆离脏则精失，魂魄飞扬，志意恍乱。"

【原文】 肝藏血，血舍魂①，肝气虚则恐，实则怒。脾藏营，营舍意，脾气虚则四肢不用，五脏不安，实则腹胀经溲不利②。心藏脉，脉舍神，心气虚则悲，实则笑不休。肺藏气，气舍魄，肺气虚，则鼻塞不利少气，实则喘喝胸盈仰息③。肾藏精，精舍志，肾气虚则厥，实则胀。五脏不安。必审五脏之病形，以知其气之虚实，谨而调之也。

【注释】

①血舍魂：舍，居处、容纳之意，义同"藏"。血舍魂，即血藏魂之意。下文"营舍意""脉舍神"等均同此例。

②经溲不利：经，同"泾"，指小便。溲，指大便。经溲不利，即大小便不利。

③喘喝胸盈仰息：喘促有声，胸部胀满，仰面呼吸。

【语译】 肝主藏血，又主藏魂，肝气虚，就会表现恐惧；肝气盛实，就容易发怒。脾主藏营，又主藏意，脾气虚，就会出现四肢软弱不能运动，五脏不安和；脾气壅实，就会出现腹胀，大小便不利。心主血脉，又主藏神，心气虚，就会表现悲忧；心气亢实，就会出现喜笑不休止的现象。肺主藏气，又主藏魄，肺气虚，就会出现鼻塞不通利，呼吸气短；肺气壅实，就会出现喘喝有声，胸部胀满，仰面呼吸的症状。肾主藏精，又主藏志，肾气虚，就会出现四肢厥冷；肾气盛实，就会出现腹胀。对上述五脏不安的病证，一定要审察五脏病的病态，了解五脏之气的虚实，谨慎地加以调治。

【提要】 本段原文概括了五脏既主藏精,又主藏神,并提出了五脏的虚实病证。

五脏病分虚实。原文指出:"肝气虚则恐,实则怒。""脾气虚则四肢不用,五脏不安;实则腹胀,泾溲不利。""心气虚则悲,实则笑不休。""肺气虚则鼻塞不利,少气;实则喘喝胸盈仰息。""肾气虚则厥;实则胀。"《素问·调经论》亦载有神气血形志的有余不足病证,其神、气、血、形、志,实质上是指心、肺、肝、脾、肾五脏而言。这说明五脏所伤,病证有虚有实。所以原文概括说:"五脏不安,必审五脏之病形,以知其气之虚实,谨而调之也。"

二、营卫生会第十八（全选）

营,指营气。卫,指卫气。生,生成。会,会合。本篇主要讨论营卫之气的生成、运行与会合,以及三焦之气的分布与功能。

【原文】 黄帝问于岐伯曰:人焉受气?阴阳焉会?何气为营?何气为卫?营安从生?卫于焉会?老壮不同气,阴阳异位,愿闻其①。岐伯答曰:人受气于谷,谷入于胃,以传与肺,五脏六腑,皆以受气,其清者为营,浊者为卫②,营在脉中,卫在脉外,营周不休,五十度而复大会③,阴阳相贯④,如环无端。卫气行于阴二十五度,行于阳二十五度,分为昼夜,故气至阳而起,至阴而止⑤。故曰日中而阳陇为重阳,夜半而阴陇为重阴⑥。故太阴主内,太阳主外⑦,各行二十五度;分为昼夜。夜半为阴陇,夜半后而为阴衰,平旦阴尽而阳受气矣。日中为阳陇,日西而阳衰,日入阳尽而阴受气矣。夜半而大会,万民皆卧,命曰合阴⑧,平旦阴尽而阳受气,如是无已,与天地同纪⑨。

【注释】

①会:要也,即要领。

②清者为营,浊者为卫:清和浊,在此指气的性而言。其性柔和的是营气,其性刚悍的是卫气。

③五十度而复大会:五十,指营卫在一昼夜之中,各在人身运行五十周次。大会,指营气与卫气的会合。营行脉中,卫行脉外,两者虽别行两道,但在一昼夜各行五十周次之后,便要会合一次。

④阴阳相贯:阴阳,指阴经和阳经。相贯,谓相互贯通。

⑤气至阳而起,至阴而止:气,指卫气。起与止,在此指寤与寐。谓卫气行于阳经则人寤,卫气行于阴经则人寐。

⑥日中而阳陇为重阳,夜半而阴陇为重阴:陇与隆通,隆盛之意。中午阳气最盛,是阳中之阳,故称重阳;夜半阴气最盛,是阴中之阴,故称重阴。

⑦太阴主内,太阳主外:太阴,指手太阴肺经。内,指营气。营行脉中,始于手

太阴而复会于手太阴,故曰太阴主内。太阳,指足太阳膀胱经。外,指卫气。卫行脉外,始于足太阳而复会于足太阳,故曰太阳主外。

⑧合阴:营卫二气,于夜半在内脏会合,称为合阴。

⑨与天地同纪:谓营卫二气的昼夜循行,与天地日月的运转是同样的有规律。

【语译】 黄帝问岐伯说:人体的精气是从何处来的?阴阳二气是怎样交会的?什么气叫营气?什么气叫卫气?营气是从何处产生的?卫气和营气又是在何处交会的?老年人与壮年人气的盛衰不相同,营阴与卫阳二者循行的部位不相同,希望听你讲讲它的要领。岐伯回答说:人体的精气来源于饮食水谷,饮食入胃,经过消化和吸收,而将精微物质传注到肺,通过肺气的输布作用,使五脏六腑都能得到精气的营养。这些精气之中,具柔和之性的是营气,具刚悍之性的是卫气,营气运行于脉管之中,卫气运行于脉管之外,营运周流,永无休止,一昼夜各在人身循行五十周次,然后会合,使阴经和阳经相互贯通,如圆环一样循环无端。卫气的运行,晚上行于阴分二十五周次,白天行于阳分二十五周次,划分为昼夜各半,所以卫气行于阳经则人寤,行于阴经则人寐。所以说,中午时分阳气最隆盛,称之为重阳;夜半时分阴气最隆盛,称之为重阴。营气的循行,始于手太阴而复会于手太阴,故太阴主内;卫气的循行始于足太阳而复会于足太阳,故太阳主外。营气和卫气在全身各运行二十五周次,白天是这样,夜晚也是这样。夜半是阴气最盛的时候,夜半以后阴气渐衰,至黎明时阴气尽而阳气渐盛;中午是阳气最盛的时候,日西则阳气渐衰,日落阳气衰而阴气渐盛。到了半夜,人的营气在阴,卫气也在阴,是营卫,阴阳会合的时候,人们都已入睡,称之为"合阴"。到次日黎明,阴气衰尽,而阳气又复渐盛。营卫的运行,就是如此昼夜循环,永无休止,和天地日月的运行一样,是有一定的规律的。

【提要】 本节原文论述营卫的生成,营卫的特性,营卫的循行道路和营卫的运行规律。

营卫二气均为水谷精气所化生,原文指出,"人受气于谷,谷入于胃,以传与肺,五脏六腑皆以受气,其清者为营,浊者为卫",所以说:"营卫者,精气也。"营卫的特性有刚柔之别,"清者为营,浊者为卫",营气之性柔和,卫气之性刚悍。营卫的运行道路各别,即"营在脉中,卫在脉外"。营气在脉道之中运行,顺十二经之序,一昼夜在人身循行五十周次。卫气在脉道之外运行,昼行于阳二十五周,夜行于阴二十五周。两者虽各行其道,但于夜半子时会于手太阴肺经,如此"营周不休","阴阳相贯,如环无端"。

【原文】 黄帝曰:老人之不夜瞑①者,何气使然?少壮之人,不昼瞑者,何气使然?岐伯答曰:壮者之气血盛,其肌肉滑,气道②通,营卫之行不失其常,故昼精而夜瞑③。老者之气血衰,其肌肉枯,气道涩,五脏之气相搏④,其营气衰少而卫气内伐⑤,故昼不精,夜不瞑。

【注释】

①瞑:通"眠",指睡眠。

②气道:指营卫之气运行的通道。

③昼精而夜瞑:精,指精神清爽;瞑,通"眠"。谓白天精神饱满,夜晚便能安眠。

④五脏之气相搏:谓五脏气机不相协调。

⑤营气衰少而卫气内伐:内伐,即内扰。指营气不足,而卫气运行逆乱,当行于阳而内扰,当行于阴而不得畅通。

【语译】 黄帝问:老年人夜间不能安眠,是什么气使他这样呢?少年、壮年人白天睡眠少,晚上能安眠,又是什么气使他这样呢?岐伯回答说:少壮之人气血充盛,肌肉滑润,营卫之气运行的道路畅通,营卫的运行正常,所以白天精神饱满,晚上也能安眠。老年人的气血衰退,肌肉干枯,营卫之气的运行道路涩滞,五脏的气机不相协调,其营气衰少而卫气内扰,营卫二气俱不足而运行紊乱,所以白天精神不饱满,而晚上亦不能安眠。

【提要】 本段原文以老人与少壮之人的精神和睡眠情况为例,说明营卫二气与人体生理活动的关系。

经文以老年人"昼不精,夜不瞑",少壮之人"昼精夜瞑",说明营卫二气与睡眠的密切关系。卫气在人体"昼行阳,夜行阴","至阳而起,至阴而止"。无论何种原因,只要影响卫气运行,使其不能顺利地入于阴分或出于阳分,就会出现睡眠不安、失眠,或者多寐、嗜睡。老年和少壮之人生理功能不同,营卫之气盛衰有别,尚且影响睡眠,何况是病人呢?因此,调和营卫是临床治疗不寐证的重要原则之一。用《灵枢·邪客》篇的半夏秫米汤及《金匮要略》桂枝龙骨牡蛎汤治疗失眠,皆取调和营卫之法。

【原文】 黄帝曰:愿闻营卫之所行,皆何道从来?岐伯答曰:营出中焦,卫出下焦。黄帝曰:愿闻三焦之所出。岐伯答曰:上焦出于胃上口①,并咽以上,贯膈,而布胸中,走腋,循太阴之分而行,还至阳明,上至舌,下足阳明,常与营俱行于阳二十五度,行于阴亦二十五度,一周也。故五十度而复大会于手太阴矣。

黄帝曰:人有热,饮食下胃,其气未定②,汗则出,或出于面,或出于背,或出于身半,其不循卫气之道而出,何也?岐伯曰:此外伤于风,内开腠理,毛蒸理泄③,卫气走之,固不得循其道,此气慓悍滑疾,见开而出,故不得从其道,故命曰漏泄④。

黄帝曰:愿闻中焦之所出。岐伯答曰:中焦亦并胃中,出上焦之后⑤,此所受气者,泌糟粕,蒸津液,化其精微,上注于肺脉乃化而为血,以奉生身,莫贵于此,故独得行于经隧,命曰营气。

黄帝曰:夫血之与气,异名同类。何谓也?岐伯答曰:营卫者,精气也,血者,神气也⑥,故血之与气,异名同类焉。故夺血者无汗,夺汗者无血,故人生有两死,而无两生⑦。

黄帝曰：愿闻下焦之所出。岐伯答曰：下焦者，别回肠⑧，注于膀胱而渗入焉。故水谷者，常并居于胃中，成糟粕，而俱下于大肠，而成下焦，渗而俱下⑨，济泌别汁⑩，循下焦而渗入膀胱焉。

黄帝曰：人饮酒，酒亦入胃，谷未熟，而小便独先下，何也？岐伯答曰：酒者，熟谷之液也。其气悍以清⑪，故后谷而入，先谷而液出焉。黄帝曰：善。余闻上焦如雾，中焦如沤，下焦如渎⑫，此之谓也。

【注释】

①胃上口：上脘。

②其气未定：言饮食入胃，尚未化生精微之气。

③毛蒸理泄：皮毛被风热之邪所蒸，腠理开泄。

④漏泄：是皮腠为风邪所伤，卫表不固，汗泄如漏的病证。

⑤出上焦之后：后，作"下"解。言中焦部位在上焦之下。

⑥营卫者，精气也，血者，神气也：营卫之气，属水谷之精气；血是水谷精气中的变化之气形成的，是神的物质基础。

⑦人生有两死，而无两生：两，指两夺，即夺血与夺汗。既夺血又夺汗者，主死。夺血与夺汗不同时出现者，便有生机。

⑧回肠：大肠上段，下为广肠，是中焦和下焦的分别处。

⑨而成下焦，渗而俱下：《诸病源候论》《千金方》《外台秘要》均无此八字，疑为衍文。

⑩济泌别汁：济，通"沛"，酒之清者为沛。济泌，过滤的意思。济泌别汁，指通过渗滤而分清别浊。

⑪其气悍以清：清，作"滑"。其气剽悍滑利。

⑫上焦如雾，中焦如沤，下焦如渎：上焦如雾，形容上焦宣发布散精微之气，如布散雾露一样。中焦如沤，沤，久渍也；形容中焦腐熟水谷，化生精微，如沤渍变化一样。下焦如渎，渎，水道也；形容下焦排泄水液和糟粕，如沟渎一样。

【语译】 黄帝问：希望听听营气和卫气的运行，都是从什么地方开始的？岐伯回答：营气的运行是从中焦开始的，卫气的运行是从下焦开始的。

黄帝问：希望了解三焦之气是从何处发出的？岐伯回答：上焦之气发出于胃的上口，循食管上行，穿过横膈膜，散布胸中，横走于腋下，沿手太阴经脉下行至手，又沿着手阳明经脉上行至舌，下行交于足阳明经，常与营气并行，白天运行二十五周次，晚上亦运行二十五周次，昼夜循行五十周次为一周，然后总会于手太阴肺经。

黄帝说：当人体有热时，饮食入胃以后，还未经消化吸收化成精气，可是身上的汗液就先出来了，有的出在面部，有的出背部，有的出于半身，并不循着卫气运行的道路出汗，这是什么道理？岐伯答：这是因为外受风邪，内因热食，使腠理开，皮毛被风热之邪所蒸，腠理开泄汗出，卫气亦随之走泄，不能按正常规律循行，因此这种情况称为漏泄。

黄帝说:希望了解中焦之气是从哪里发出的?岐伯回答说:中焦之气也是从胃中发出,出于上焦之下。中焦接受水谷的气味以后,经过消化,泌别糟粕,蒸化津液,将精微部分向上输注到肺脉,在肺气的作用下,通过变化,形成血液,用来奉养人身,维持人体生命活动,成为人体最宝贵的物质,所以它能够独行于经脉之中,名叫"营气"。

黄帝说:血与气,名称虽然不同,但却同属一类,道理何在?岐伯回答:营气、卫气是水谷的精气所化,血是水谷精气中的变化之气形成的,是神的物质基础,所以,血与气,名称不同,实为同类。而血之与汗,亦属同类,所以血液耗伤过度的人便没有汗津,不可更发其汗;汗津耗伤过度的人便少血,不可再损其血。因此,如果人身发生了失血、失汗的两夺情况,就会有生命危险;如果没有出现失血、失汗的两夺情况,就有生机。

黄帝说:希望了解下焦之气是从哪里发出的?岐伯回答:下焦起于胃的下口,食物的糟粕别走于大肠,水分渗注于膀胱。水与谷,同时纳入胃中,经过腐熟,形成的水谷糟粕向下送入大肠,通过分清别浊的作用,便使水液渗入膀胱。

黄帝说:人喝了酒,酒也进入胃中,为什么食物尚未腐熟消化,而酒却先从小便排泄呢?岐伯回答:酒是水谷酿成的液体,其质清,其气剽悍滑利,所以它虽在食物之后入胃,却在食物腐熟以前排出。

黄帝说:好。我听说上焦的功能是宣发布散精微之气,如同布散雾露一样;中焦的功能是腐熟水谷,化生精微,如同沤渍变化一样;下焦的功能是排泄水液和糟粕,如同沟渠一样,就是说的这个意思。

【提要】 本段原文主要论述三焦部位的划分,三焦之气的分布及其功能的特点。

1. 三焦部位的划分

三焦乃指整个胸腹腔部位。上焦为膈上,"上焦出于胃上口,并咽以上,贯膈而布胸中"。中焦在胃中,膈之下,脐之上,"中焦亦并胃中,出上焦之后(下)"。下焦在脐以下,"下焦者,别回肠,注于膀胱"。

2. 三焦之气的分布及功能

实际上概括了三焦部位中各脏腑对水谷之气的宣发、输布、运化、排泄的功能特点。如上焦心肺主宣发布散精气;中焦脾胃主腐熟、消化水谷,化生精微;下焦肾、膀胱、大肠主排泄水液和糟粕。概括言之。即所谓"上焦如雾,中焦如沤,下焦如渎。"

关于对"夺血者无汗,夺汗者无血"的理解:本条原文,须从三方面理解。

第一,生理方面,提示血汗同源。汗,津也,血汗同源就是津血同源。《灵枢·决气》指出,精、气、津、液、血、脉,此六者皆由一气所化,"然五谷与胃为大海也"。《灵枢·痈疽》又指出:"津液和调,变化而赤,是谓血。"可见,《黄帝内经》论津血同源,乃是一贯的思想。因此,本篇在"血之与气,异名同类"的前提下,着重强调"夺血者无汗,夺汗者无血"。

第二,病理方面,说明津亏者导致血虚,血亏者导致津伤。如张志聪所说:"汗乃血之液,气化而为汗,故夺其血者则无汗,夺其汗者则无血。"

第三,治疗方面,提示血汗不可并攻。如张景岳所说:"夺血者无取其汗,夺汗者无取其血。"凡是津伤的病人,不可耗动其血;血液耗伤的病人,不可更发其汗。如仲景《伤寒论》所示衄家、亡血家不可发汗,就是这一原则的体现。

三、癫狂第二十二(节选)

本节原文主要论及癫疾和狂病的初起和发作时的症状,以及针对不同证候采取不同的治疗方法。

【原文】 癫疾始生,先不乐①,头重痛,视举②目赤,甚作极③已而④烦心。候之于颜⑤。取手太阳、阳明、太阴⑥,血变为止⑦。

癫疾始作,而引⑧口啼呼喘悸者,候之手阳明、太阳。左强⑨者攻⑩其右,右强者攻其左,血变为止。癫疾始作,先反僵⑪,因而脊⑫痛,候之足太阳、阳明、太阴、手太阳,血变为止。

治癫疾者,常与之居,察其所当取之处。病至,视之有过者泻之。

【注释】
①先不乐:指精神抑郁。
②视举:目上视。
③甚作极:"甚"应为"其",此指疾病发作时更严重。
④已而:"已"有"且"意,"而"为语气词。
⑤颜:指额部。
⑥取手太阳、阳明、太阴:取手太阳、手阳明、手太阴三经穴位治疗。张介宾曰:"太阳,支正、少海;阳明,偏历、温溜;太阴,太渊、列缺。"
⑦血变为止:针刺处出血,血色改变时停止针刺。
⑧引:孙鼎宜曰:"引犹随也。"
⑨强:坚硬。
⑩攻:治疗之意。
⑪反僵:这里是指角弓反张。
⑫脊:脊椎,指背部。

【语译】 癫疾在初起时,首先神志不爽,头重而痛,两眼向上看,眼睛红,当病发作时更严重,并且心烦不安。这可观察病人眉目之间的表情,就可以预知病之将发。治疗可取太阳、阳明、太阴的穴位针刺出血,待血色改变后停止针刺。

癫疾开始发作,随口发出啼叫的声音,诊察应从手阳明、手太阳两经循行通路去取穴,采用缪刺的方法,左侧坚硬的针治其右侧,右侧坚硬的针治其左侧,刺出血,待到血色改变后停止针刺。癫疾开始发作,先是角弓反张,因而觉得脊背疼痛,诊察从足太阳、阳明、太阴、手太阳各经去取穴,刺出血,待血色改变后停止针刺。

治疗癫疾的人,应该和病人常住,观察他该用何经何穴进行治疗。病发作时,看他有病的经脉就进行针刺出血治疗。

【提要】 本段原文主要论述癫狂病发作的初起症状和循经取穴的原则,以及止针的时间,并且要求医生密切观察病人的情况。

癫病即因情志所伤,或先天遗传,致使痰气郁结,蒙蔽心窍,阴阳失调,精神失常所引起的,以精神抑郁,表情淡漠,沉默痴呆,喃喃自语,出言无序,静而多喜少动为特征的临床常见多发的精神病。青壮年多见,近年来少年发病者有增加趋势。

本病源于《黄帝内经》。对其临床表现,《灵枢·癫狂》说:"癫疾始生,先不乐,头重痛,视举,目赤,甚作极,已而烦心。"为了观察病情变化,首创"治癫疾者常与之居"的护理方法,至今也有实用意义。

在病因病机上,《素问·至真要大论》说"诸躁狂越,皆属于火",《素问·脉解》又说"阳尽在上,而阴气从下,下虚上实,故狂颠疾也",指出了火邪扰心和阴阳失调而发病。《灵枢·癫狂》又有"得之忧饥""大怒""有所大喜"等记载,明确了情志因素致病。《素问·病能论》记载"服以生铁落为饮"治疗本病。《难经·二十难》提出了"重阴者癫""重阳者狂",使癫病与狂病相鉴别,但直至金元时期,癫、狂始终未能分清。到了明代,王肯堂始将其详细分辨,《证治准绳·癫狂痫总论》曰"癫者或狂或愚,或歌或笑,或悲或泣,如醉如痴,言语有头无尾,秽洁不知,积年累月不愈";"狂者病之发时猖狂刚暴,如伤寒阳明大实发狂,骂詈不避亲疏,甚则登高而歌,弃衣而走";"痫病发则昏不知人,眩仆倒地,不省高下,甚而瘛疭抽掣,目上视,或口眼㖞斜,或口作六畜之声"。《医林改错·癫狂梦醒汤》指出"癫狂……乃气血凝滞脑气",从而开创瘀血学说之先河。

【原文】 狂始生,先自悲也,喜忘①、苦怒、善恐②者得之忧饥③,治之取手太阳、阳明,血变而止,及取足太阴、阳明。狂始发④,少卧不饥,自高贤也⑤,自辩智也⑥,自尊贵也⑦,善骂詈⑧,日夜不休,治之取手阳明、太阳、太阴、舌下少阴⑨,视之盛者,皆取之,不盛,释之也。

狂言,惊,善笑⑩,好歌乐,妄行不休⑪者,得之大恐,治之取手阳明、太阳、太阴。狂,目妄见,耳妄闻,善呼⑫者,少气之所生也;治之取手太阳、太阴、阳明,足太阴、头两顑。

狂者多食,善见鬼神,善笑而不发于外⑬者,得之有所大喜⑭,治之取足太阴、太阳、阳明,后取手太阴、太阳、阳明。狂而新发,未应如此者,先取曲泉左右动脉⑮,及盛者见血,有顷已,不已,以法取之⑯,灸骨骶二十壮。

①喜忘：多健忘。

②善恐：善犹多也。善恐是多恐惧之意。

③得之忧饥：杨上善曰"人之狂病，先因忧结之甚，不能去解于心；又由饥虚，遂神志失守，则自悲、喜忘喜怒"。

④狂始发：指狂病形成后开始发作时。

⑤自高贤也：自认为高贵、贤良优于他人。

⑥自辩智也：自认为能言有才、聪明胜于他人。

⑦自尊贵也：自认为望重尊贵过于他人。

⑧骂詈：按《说文解字·网部》"骂，詈也。""詈，骂也。"二字互训。王筠曰："詈见《诗》《书》，是周语也。骂见《史记》，是汉语也。"

⑨舌下少阴：王冰曰"足少阴舌下二穴，在人迎前陷中动脉前，是日月本左右二也"。（见《素问·气府论》）按：舌下少阴，多认为指廉泉穴言。廉泉属任脉穴，与经文少阴不合，录俟参考。

⑩善笑：按《御览》引"善"作"妄"是，妄笑。《说文解字·女部》："妄，乱也。"

⑪妄行不休：按"行"字依日抄本作"作"。《尔雅·释言》："作，为也。"妄为如乘高而歌，弃衣而走等是。不休，不停止。

⑫目妄见，耳妄闻，善呼：张介宾曰"气衰则神怯，所以妄见妄闻而惊呼也"。

⑬不发于外：杨上善曰"不发于外，不于人前病发也"。

⑭得之有所大喜：杨上善曰"甚忧大喜，并能发狂。然大喜发狂，与忧不同，即此病形是也"。

⑮曲泉左右动脉："曲泉"膝内辅后两筋间，阴谷穴之前上方凹陷中，足厥阴肝经穴。丹波元简曰："此穴《甲乙》诸书，未有言及动脉者。惟《外台》云：'横向胫二寸，当脉中'是也。"

⑯以法取之：张介宾曰"如不已，则当照前五节求法以取之。"

【语译】　狂病在初起时，先是自己有悲哀的情绪，多忘事，郁怒，多恐惧，而忧愁、饥饿又是它致病之因。治疗可先取手太阴、阳明两经的穴位。等到血色变为正常而止。后取足太阴，阳明两经的穴位。狂病在开始发作时，少睡眠，不饥饿，自认为高贤，自认为能言有才，自认为尊贵，好骂人，日夜不休止。治疗的方法，取手阳明、太阳、太阴，以及舌下少阴等穴位。观察经脉胀盛处针刺出血，不要在脉不盛处针刺出血。

狂言，害怕，多笑，好歌乐，胡乱动作而日夜不休止的，这是由于受了惊恐所致。治疗的方法，可取手阳明、太阳、太阴施行针刺。患狂病的，眼会看到不常见的东西，耳会听到不常听的东西，时常惊叫，这是由于气衰神怯所发生的精神失常状态。治疗的方法，可取手太阳、太阴、阳明、足太阴，以及头部两腮的穴位施行针刺。患狂病的人吃得多，时常像看到鬼神，多笑，但不在人前表露，这是由于大喜伤神所致。治疗的方法,可取足太阴、太阳、阳明,后取手太阴、太阳、阳明施行针刺。狂病在初起时,还未曾出现像以上各节症状的时候,可先取曲泉穴动脉左右刺之,若经脉盛满,针刺出血,不久病可痊愈。假如不能治愈,就用以上治癫病的办法,在骶骨上灸二十壮。

【提要】 本段原文论述狂病的发病过程、症状和治疗方法,并初步分析引起这些症状的原因。

狂病多因五志过极,或先天遗传所致,以痰火瘀血,闭塞心窍,神机错乱为基本病机,临床以精神亢奋,狂躁不安,骂詈毁物,动而多怒,甚至持刀杀人为特征的一种常见多发的精神病。以青壮年罹患者为多。

《黄帝内经》对本病已有较深入的论述。如《素问·至真要大论》说:"诸躁狂越,皆属于火。"《素问·病能论》又说:"有病狂怒者,此病安生? 岐伯曰:生于阳也。帝曰:阳何以使人狂? 岐伯曰:阳气者,因暴折而难决,故善怒也。……治之奈何?岐伯曰:夺其食即已。……使之服以生铁落为饮。"《素问·阳明脉解》指出:"病甚则弃衣而走,登高而歌,或至不食数日,逾垣上屋。"对本病病因病机、临床病象、治法、方剂均做了详细描述。《灵枢·癫狂》设专篇论癫狂病的表现与鉴别诊断,尤在针灸治疗上为详,首创"于背腧以手按之立快"点穴法治狂病。《难经》不但总结了"重阳者狂",并对癫病与狂病的不同表现加以鉴别。至金元,多是癫、狂并提,混而不清,明代王肯堂始将其详辨,恢复了《黄帝内经》论癫、狂之区别。明代张景岳《景岳全书·杂证谟》谓狂病多因于火,治以清火为主,方用抽薪饮、黄连解毒汤、三补丸等。清代王清任首创"气血凝滞说",且创制癫狂梦醒汤用以治疗癫病、狂病。近代张锡纯在《医学衷中参西录·医方》治癫狂方中说:"人之神明,原在心脑两处……心与脑,原彻上彻下,共为神明之府,一处神明伤,则两处神俱伤。脑中之神明伤,可累及脑气筋,且脑气筋伤可使神明颠倒狂乱。心有所伤,亦可使神明颠倒狂乱也。"颇有新意。

四、决气第三十(全选)

本篇分析人体精、气、津、液、血、脉六气的生成、功能及病例特征。最后所云"五谷与胃为大海",说明脾胃化生的水谷精微是六气之源泉。

【原文】 黄帝曰:余闻人有精、气、津、液、血、脉,余意以为一气耳,今乃辨为六名,余不知其所以然。岐伯曰:两神相搏①,合而成形②,常先身生,是谓精。何谓气? 岐伯曰:上焦开发,宣③五谷味,熏肤④,充身、泽毛,若雾露之溉,是谓气。何谓津? 岐伯曰:腠理发泄,汗出溱溱⑤,是谓津。何谓液? 岐伯曰:谷入气满,淖泽⑥注于骨,骨属屈伸,泄泽⑦补益脑髓,皮肤润泽,是谓液。何谓血? 岐伯曰:中焦受气取汁⑧,变化而赤,是谓血。何谓脉? 岐伯曰:壅遏营气⑨,令无所避,是谓脉。

【注释】

①两神相搏：搏，搏结，结合之意。杨上善曰："雌雄二灵之别，故曰两神，阴阳二神相得，故谓之薄。"

②合而成形：杨上善曰"和为一质，故曰成形"。

③宣：发散。《文选·东京赋》薛注："宣犹发也。"《左传》昭元年杜注："宣，散也。"

④熏肤：温和皮肤。"熏"与"薰"通。《庄子·天下》释文："薰然，温和貌。"

⑤溱溱：盛多貌。"溱溱"与"蓁蓁"通。《诗·桃夭》"其叶蓁蓁"，《通典·礼》十九引作"其叶溱溱"。《毛传》："蓁蓁，至盛貌。"

⑥淖泽：湿润。杨上善曰："淖，濡润也。"《素问·疏五过论》王冰注："泽者液也。"

⑦泄泽："泄"应据《灵枢略》改作"以"。犹云用五谷精汁"上补于脑，下补诸髓，旁益皮肤，令其润泽。"

⑧中焦受气取汁："受气"犹云受纳食物。指中焦受纳水谷，化生精微。

⑨壅遏营气：指脉能防止营血逸出脉外，使其在脉内循行。张介宾曰："壅遏者，提防之谓，犹道路之有封疆，江河之有涯岸，俾营气无所回避而必行其中者，是谓之脉。然则脉者，非气非血，而所以通乎气血者也。"

【语译】 黄帝说：我听说人身有精、气、津、液、血、脉，我本来以为它是一气，现在却分为六种名称，我不知道它是为什么要这样分的？岐伯说：阴阳两性相结合而产生了新的生命形体，这种产生生命形体的物质，叫作精。什么叫作气呢？岐伯说：从上焦开发，发散五谷的精微，温和皮肤，充实形体，润泽毛发，像雾露滋润草木一样，叫作气。什么叫作津呢？岐伯说：腠理发泄，出的汗很多，叫作津。什么叫作液呢？岐伯说：谷物入胃，气就充满全身，润泽的汁液渗到骨髓，使骨骼关节屈伸如意，这种润泽的物质，在内补益脑髓，在外润泽皮肤，叫作液。什么叫作血呢？岐伯说：中焦脾胃纳受了食物，吸收汁液的精微，经过变化而成红色的液质，叫作血。什么叫作脉呢？岐伯说：像设堤防般地限制着气血，使它无所回避和妄行的，叫作脉。

【提要】 本段原文论述精、气、津、液、血、脉六气的生成和作用。

六气皆源于先天，赖后天水谷精微不断充养。由于其性质、分布部位及作用不同，故分为精、气、津、液、血、脉六种。精是构成人体生命的原始物质，能发育成新的生命体，源于先天，赖后天之精不断培育。气在上焦宣发作用下，输布全身，温养脏腑肌腠皮毛。津较清稀，能变为汗，滋润肌肤。液较稠浊，注于骨骼与脑，滑利关节，补益脑髓，润泽皮肤。血由水谷精微经复杂变化而成，具有营养、滋润和维持生命活动的作用。脉是血液运行的道路。六气同源而异名，相互依存，相互转化。为临床治疗六气亏损病证从六气相互关系角度分清主次，审因施治，提供了依据。

【原文】 黄帝曰：六气有，有余不足，气之多少，脑髓之虚实，血脉之清浊，何以知之？岐伯曰：精脱者，耳聋①；气脱者，目不明②；津脱者，腠理开，汗大泄；液脱者，骨属屈伸不利③，色夭④，脑髓消，胫酸，耳数鸣；血脱者，色白，夭然不泽，其脉空虚，此其候也。

【注释】

①精脱者，耳聋：肾藏精，开窍于耳。肾精脱失，耳失养，故聋。罗天益曰："精气调和，则肾强盛，耳闻五音；若劳伤气血，兼受风寒，损于肾则精脱，精脱则耳聋也。"

②气脱者，目不明：五脏六腑之精气皆上注于目，故能视物。然脏腑之精气须赖气的升发方达于目。一旦气虚，精气不能升达，目失所养，故不明。杨上善曰："五脏精气为目，故气脱则目暗。"

③骨属屈伸不利：骨属，骨关节。杨上善曰："骨节相属之处无液，故屈伸不利。"

④色夭：指面色不泽而晦暗。

【语译】 黄帝说：六气在人体中，有有余的也有不足的，关于精气的多少，津液的虚实，血脉的清浊，怎样才能知道呢？岐伯说：精虚的，会耳聋；气虚的，会目不明；津亏的，会腠理开，大量出汗；液亏的，会使骨节屈伸不利，面色无华，脑髓不充，小腿发酸，耳鸣；血虚的，肤色苍白，无光泽；脉虚的，脉中空虚的。以上就是观察六气多少，虚实，清浊的方法。

【提要】 本段原文主要论述怎样辨别六气中精气的多少，津液的虚实和血脉的清浊的方法。

六气耗脱的证候特点及临床意义：

（1）精脱：肾藏精，开窍于耳，肾精耗脱，耳失精养，出现耳鸣、耳聋之证。治宜补肾填精法，方可用耳聋左慈丸等，临床可酌加丹参、当归、石菖蒲、远志等和血开窍之品，以提高疗效。

（2）气脱：《灵枢·大惑论》云："五脏六腑之精气，皆上注于目而为之精。"目之视觉功能由五脏六腑精气上奉濡养，其中与肝气的关系尤为密切，《灵枢·脉度》说："肝气通于目，肝和则目能辨五色矣。"本篇"气脱者，目不明"之说，正是建立在上述理论基础之上。临床治疗宜补气升阳为法，方取补中益气汤加减。偏于肝肾精气亏虚者，选用杞菊地黄丸、明目地黄丸之类。

（3）津脱与液脱：津液是人体一切正常水液的总称。理论上津与液有别，临床上津脱与液脱实难区分。在生理情况下，津液有滋润和营养之功；在病理情况下，如津液耗脱则主要表现为脏腑组织器官失于润养，出现"骨属屈伸不利，色夭，脑髓消，胫酸，耳数鸣"等症状。治宜养阴生津为法，方选增液汤、生脉饮之类化裁。

（4）血脱与脉脱："血主濡之"，血的濡养作用可以从面色、肌肉、皮肤、毛发等方面反映出来。血的濡养作用正常，则面色红润，肌肉丰满，肌肤和毛发光滑等；血耗脱则"色白，夭然不泽"。治宜补血、生血，方以四物汤、八珍汤为代表方。至于"脉脱"，原文似阙漏，据《针灸甲乙经》认为当补，否则"六脱之候不备"。《素问·脉要精微论》说:"夫脉者,血之府也。"本篇原文所云"其脉空虚",既可以认为是"脉脱"的证候,实又寓于血脱的证候之中,两者无实质区别。

【原文】 黄帝曰:六气者,贵贱①何如?岐伯曰:六气者,各有部主②也,其贵贱善恶,可为常主③,然五谷与胃为大海也④。

【注释】

①贵贱:主次。

②各有部主:张介宾曰"部主,谓各部所主也。如肾主精,肺主气,脾主津液,肝主血,心主脉"。

③可为常主:谓各部所主,可以经常不变。

④然五谷与胃为大海也:胃中的水谷精微是六气产生的源泉。杨上善曰:"六气有部有主,有贵有贱,有善有恶,人之所爱,各有其常,皆以五谷为生成大海者也。"

【语译】 六气的主次是怎样呢?岐伯说:六气各有它所主的脏器,那主要、次要、好、坏,可以经常不变,但六气是以胃中的水谷精微作为资生的源泉。

【提要】 本段原文主要论述六气的主次和生成来源。

本段强调"五谷与胃为大海"的观点,体现了整体观思想及脾胃为后天之本的精神,强调了胃与饮食水谷在生命活动中的重要性,为临床治疗六气亏损的病证从补益脾胃、资其化源角度着手提供了理论依据。

五、水胀第五十七(全选)

水,水肿。胀,胀满。本篇论述了水胀、肤胀、鼓胀、肠覃、石瘕等病的病因病机及证候特点。由于这些病证名异而形似,都具有胀满一症,故列为一篇,以资鉴别。

【原文】 黄帝问于岐伯曰:水①与肤胀、鼓胀、肠覃、石瘕、石水②,何以别之?岐伯曰:水始起也,目窠③上微肿,如新卧起之状,其颈脉动④,时咳,阴股间寒,足胫瘇⑤,腹乃大,其水已成矣。以手按其腹,随手而起,如裹水之状,此其候也。

黄帝曰:肤胀何以候之?岐伯曰:肤胀者,寒气客于皮肤之间,鼕鼕然⑥不坚,腹大,身尽肿,皮厚⑦,按其腹,窅而不起⑧,腹色不变,此其候也。

鼓胀何如?岐伯曰:腹胀身皆大,大与肤胀等也,色苍黄,腹筋起⑨,此其候也。

【注释】

①水:指水胀病,即水肿。

②石水:病名。下文未见论及,原文有脱漏。《灵枢·邪气脏腑病形》《素问·阴阳别论》《素问·大奇论》均有"石水"记载,可参。

③目窠:指眼睑。

④颈脉动:颈脉,既颈部人迎脉。颈脉动,指颈部人迎脉搏动明显。

⑤瘴:同肿。

⑥鼕鼕然:鼕,读"空(kōng)",鼓声。意指腹中胀气,外观膨隆,叩击时呈鼓声状。

⑦皮厚:非指皮肤增厚,而是与水肿甚者之皮薄且亮相当而言。且肤胀病人自觉皮肤紧箍,感觉迟钝,故觉皮厚。

⑧窅而不起:窅,读"杳(yǎo)",深也。凹陷不能随手而起之意。

⑨腹筋起:腹部皮肤的筋脉暴露。

【语译】 黄帝问岐伯说:水胀与肤胀、鼓胀、肠覃、石瘕、石水等病证,应当如何鉴别?岐伯回答说:水胀病初起时,眼睑上微微浮肿,好像睡眠刚起床的样子。如果病人的颈部人迎脉明显搏动,且时常咳嗽,阴部及大腿内侧部感觉寒冷,足膝以下浮肿,腹部胀大,这个水胀病就已经形成了。用手按压病人的腹部,随手而起,不留凹陷,像按盛满水的皮囊一样,这就是水胀病的证候。

黄帝问:肤胀病应怎样诊断?岐伯说:肤胀病是由于寒气侵入皮肤之间,叩击局部有如鼓声,按压时中空而不坚硬,腹部胀大,全身都肿胀,自觉皮肤较厚,按压其腹部,凹陷不能随手而起,腹部皮肤色泽异常,这是肤胀病的证候。

鼓胀病的表现怎样?岐伯说:腹部胀满,全身都感觉胀大,其胀大程度与肤胀一样,但其皮色青黄,腹部有青筋暴露突起,这就是鼓胀病的证候。

【提要】 本节原文论述水胀、肤胀、鼓胀的症状特点及相互间的鉴别。

水胀、肤胀与鼓胀均具有腹大身肿的症状表现。水胀以阳虚水聚为主要病机,故以浮肿为主要特点,肿甚则伴见颈脉搏动异常,时咳,阴股间寒,而且腹中积水。肤胀是以气滞肌肤为主要特征,故见皮厚,鼕鼕然不坚,而无腹水,且腹色不变。鼓胀多是土衰木败,肝脾俱伤,气滞血瘀,甚或水停虫积所成,以腹部胀大、皮色苍黄、腹筋突起为主要症状特点。

对于肤胀与鼓胀的治疗,原文提出了先祛邪后扶正的调治原则,即"先泻其胀之血络,后调其经",并提出了刺络放血的治疗方法。这对临床治疗肿胀病,具有一定的指导意义。

【原文】 肠覃①何如?岐伯曰:寒气客于肠外,与卫气相搏,气不得荣,因有所系,瘕而内著②,恶气乃起,瘜肉乃生。其始生也,大如鸡卵,稍以益大,至其成,如怀子之状,久者离岁③,按之则坚,推之则移,月事以时下,此其候也。

石瘕④何如?岐伯曰:石瘕生于胞中,寒气客于子门⑤,子门闭塞,气不得通,恶血当泻不泻,(衃)⑥以留止,日以益大,状如怀子,月事不以时下,皆生于女子,可导而下⑦。

【注释】

①肠覃:覃,通"蕈"。肠覃,生长于肠外的形如菌状的肿瘤。

②癖而内著：癖，积也。内著，指寒气停留体内。

③离岁：离，历也。即病程可历经一年以上。

④石瘕：瘕，腹中积块。石瘕，是女子生于子宫的肿瘤。

⑤子门：子宫口。

⑥(衃)：读“胚(pēi)”，指瘀血、凝血。

⑦可导而下：指用祛瘀之法，导(衃)血下行。

【语译】 肠覃是怎样的病证？岐伯说：寒气侵犯滞留在肠外，与卫气相搏结，卫气营运失常，邪气积久不去，附着于内，病邪逐渐加剧，息肉开始滋生。初起时，息肉大如鸡卵，逐渐长大，至疾病形成时，腹部胀大，就像怀孕一样，病程久的可历经数年。腹中的积块，用手按压时觉坚硬，推动时可移动，但女子的月经仍然按时来潮，这就是肠覃的证候。

石瘕是怎样的病证？岐伯说：石瘕生于宫内，因寒气侵犯，留滞于子宫颈口，使宫颈口闭塞，气血凝涩不通，经血应当排泄而不能排泄，瘀血因而留滞在子宫内，日渐增大，致使腹中胀满，形状如怀孕一样，月经不能按时来潮。这种病见于妇女，治疗时应当活血化瘀，引导瘀血下行。

【提要】 本段原文论述肠覃、石瘕的病因病机、症状特点、鉴别要点及治疗大法。

肠覃与石瘕均为腹中积块病证，其病因同为寒气，而病位则肠覃在肠外，石瘕在胞中。肠覃乃寒气“与卫气相搏”“癖而内着，恶气乃起，瘜肉乃生”，气滞血凝，形成肿块，它是以气滞为主。石瘕乃寒气客于子门，使“气不得通，恶血当泻不泻，(衃)以留止，日以益大”，仍是气滞血凝，形成肿块，然以血瘀为主。肠覃与石瘕均可见腹部胀大，乃至状如怀子。但两者的病位各别，故具有明显的鉴别点：肠覃之肿块生在肠外，故“月事以时下”；石瘕之肿块生在胞中，故“月事不以时下”。

肠覃与石瘕皆属气滞血瘀之证，故其治法都可采用行血逐瘀、通导攻下之法，即所谓“可导而下”。

【原文】 黄帝曰：肤胀鼓胀，可刺邪①？岐伯曰：先泻其胀之血络②，后调其经，刺去其血络③也。

【注释】

①邪：此处通“耶”。

②先泻其胀之血络：谓先刺腹部胀起的血络。

③刺去其血络：谓刺去其血络中的瘀血。

【语译】 黄帝说：治疗肤胀和鼓胀，可以用针刺吗？岐伯说：治疗时，要先用泻法针刺其腹部胀起的血络，然后调治经脉，并刺去其血络中的瘀血。

【提要】 本段原文提出了用刺络放血的方法治疗肤胀和鼓胀。

　　百病，泛指多种疾病。始生，开始发生。本篇主要论述疾病发生的原因，不外风、雨、清、湿、寒、暑，以及喜怒等因素，并详细论述这些病因的发病规律和病理机转，明确提出内因在发病过程中的重要意义，进而说明增强体质对预防疾病的积极作用。最后以察痛知应，有余不足，提出当补当泄的治疗原则。

　　【原文】　黄帝问于岐伯曰：夫百病之始生也，皆于风雨寒暑，清湿喜怒，喜怒不节则伤脏，风雨则伤上，清湿①则伤下。三部之气所伤异类②，愿闻其会③。岐伯曰：三部之气各不同，或起于阴，或起于阳④，请言其方⑤，喜怒不节则伤脏，脏伤则病起于阴也，清湿袭虚，则病起于下，风雨袭虚，则病起于上，是谓三部，至于其淫泆⑥，不可胜数。

　　黄帝曰：余固不能数，故问先师愿卒⑦闻其道。岐伯曰：风雨寒热，不得虚，邪不能独伤人⑧。卒然⑨逢疾风暴雨而不病者，盖无虚，故邪不能独伤人。此必因虚邪之风，与其身形，两虚相得，乃客其形⑩。两实相逢，众人肉坚⑪，其中于虚邪也，因于天时，与其身形，参以虚实⑫，大病乃成。气有定舍，因处为名⑬，上下中外，分为三员⑭。

　　【注释】
　　①清湿：清，寒也。清湿，即寒冷潮湿。
　　②三部之气所伤异类：伤于上部的风雨，伤于下部的清湿，伤于五脏的喜怒，为三部之气，因其所伤部位有上、中、内之别，故谓所伤异类。
　　③会：要也，即要点。
　　④或起于阴或起于阳：阴、阳，此处指发病部位，阴即里，阳即表。
　　⑤方：大略之意，这里指大概规律。
　　⑥淫泆：泆，通"溢"。淫泆，即浸淫扩散之意。
　　⑦卒：读"足（zú）"，详尽的意思。
　　⑧不得虚，邪不能独伤人：谓人体正气不虚，邪气不能伤人。又湖南中医学院《医经选讲》改此句为"不得虚邪，不能独伤人"，于义更切，可参。
　　⑨卒然：卒，音义同"猝"。即突然之意。
　　⑩两虚相得，乃客其形：两虚，指虚邪与人体正气虚。此两虚相合，邪气才能伤害人体。
　　⑪两实相逢，众人肉坚：两实，指实风（正常气候）与实形（人体正气充实）。此两实相逢人们健康，就不会受病。
　　⑫参以虚实：此虚，指正气虚。此实，指邪气实。参以虚实，即正虚与邪实相合。

⑬气有定舍,因处为名:谓病邪伤人有一定的部位,依据病位确定其病名。

⑭三员:三部。

【语译】 黄帝问岐伯说:各种疾病的发生,都因于风、雨、寒、暑、凉、湿等外邪的侵袭,以及喜、怒等情志内伤。若喜、怒不加节制,则使内脏受伤;风雨之邪,伤人体的上部;清、湿之邪,伤人体的下部。上、中、下三部所伤之邪气不同,我希望知道其中的道理。岐伯说:喜怒,风雨,清湿,这三种气的性质不同,或病先发生于阴分,或病先发生于阳分,请允许我讲一下其中的道理。凡喜怒过度的,则内伤五脏,五脏为阴,所以说脏伤则病起于阴。清湿之邪善于乘虚侵袭人体下部虚弱之处,所以说病起于下。风雨之邪善于乘虚侵袭人体上部,所以说病起于上。这就是邪气容易侵犯的三个部位。至于邪气在体内侵淫,发展变化泛滥传布,就更加复杂难以数计了。

黄帝说:我确实弄不清楚,所以向先生请教,希望听你详尽地讲讲发病的规律。岐伯说:风雨寒热等外来邪气,不遇人体正气虚,是不能单独伤人的。突然遇到疾风或暴雨而不发病的人,是因为他的正气不虚,所以邪气不能单方面地伤人。这一定要由于外来的虚邪,与人体的正气虚弱这两个虚相结合,邪气才能伤害人体。如果气候正常,人体正气又充实,如此两实相遇,人们都会健康不病。人之所以被邪气所伤,一方面是由于自然气候异常,一方面是由于人体正气虚。如果正虚和邪实两者结合,大病就会形成。邪气伤人有一定的部位,依据部位确定不同的病名,有上部、下部、内部、外部,一般可分为上、中、下三部分。

【提要】 本段原文着重提出了"两虚相得,乃客其形"的发病观思想,并提出了"三部之气,所伤异类"的病因分类。

1. 两虚相得,乃客其形

这是《黄帝内经》关于发病学的重要观点。它阐明了外感发病的两个必备因素:外有虚邪与人体内在正气虚。只有这两个"虚"的因素相加,人体才能受病。就一般而言,正气强弱是发病与否的关键,故原文强调"卒然逢疾风暴雨而不病者,盖无虚,故邪不能独伤人"这一具有辩证法思想的发病学观点,对临床有着重要指导意义。它与"正气存内,邪不可干""邪之所凑,其气必虚"的发病观是一致的。

2. 三部之气,所伤异类

所谓三部之气,即风雨寒暑,清湿,喜怒。风雨寒暑伤人上部,清湿之气伤人下部,寓阳邪伤上、阴邪伤下之意,凡此外邪皆伤人之体表,故又称此为"病起于阳"。喜怒不节则伤脏,它包括忧思伤心,忿怒伤肝。又有醉以入房伤脾,入房汗出浴水伤肾,以及重寒伤肺等,凡此内因伤人致病者,皆谓之"病起于阴"。这种病因分类法,是后世外感与内伤病因分类学说的理论渊源。

【原文】 是故虚邪之中人也,始于皮肤,皮肤缓①则腠理开,开则邪从毛发入,入则抵深②,深则毛发立,毛发立则淅然③,故皮肤痛。留而不去,则传舍于络脉,在络之时,痛于肌肉,其痛之时息④,大经乃代⑤,留而不去,传舍于经,在经之时,洒淅喜惊⑥。留而不去,传舍于输⑦,在输之时,六经不通四肢,则肢节痛,腰脊乃强,留而不去,传舍于伏冲之脉⑧,在伏冲之时体重身痛,留而不去,传舍于肠胃,在肠肾之时,贲响⑨腹胀,多寒则肠鸣飧泄,食不化,多热则溏出糜⑩。留而不去,传舍于肠胃之外,募原⑪之间,留着于脉,稽留而不去,息而成积⑫,或着孙脉,或着络脉,或着经脉,或着俞脉,或着于伏冲之脉,或着于膂筋⑬,或着于肠胃之募原,上连于缓筋⑭,邪气淫泆,不可胜论。

【注释】

①皮肤缓:缓者,弛缓不坚也,意指表虚。

②抵深:抵达深处,即向内深入。

③淅然:形容怕冷的样子。

④其痛之时息:息,停止。指疼痛时作时止。

⑤大经乃代:大经,指经脉,与较小的络脉相对而言。大经乃代,指邪气由络脉深入经脉,经脉接替络脉受邪。

⑥洒淅喜惊:洒淅,寒栗貌。喜惊,易惊也。

⑦输:下文之"输脉",指背部属足太阳经的脏腑之输。

⑧伏冲之脉:冲,此指冲脉之循行靠近脊柱里面者。

⑨贲响:贲,同"奔"。贲响,指腹中有气攻冲而响鸣。

⑩溏出糜:溏,大便稀溏。糜,指大便糜烂腐败。

⑪募原:又称膜原,此指肠胃外之膏膜。

⑫息而成积:息,长久之意。息而成积,谓时间长逐渐长成积块肿物。

⑬膂筋:附于脊膂之筋。

⑭缓筋:腹壁夹脐两旁的筋膜,为足阳明之筋。

【语译】 由于虚邪伤人,首先侵入皮肤,使表虚不能卫外,所以皮肤弛缓,腠理开泄,腠理既开则邪气乘虚从毛孔侵入,逐渐到达深部,遂使毛发竖立,出现怕冷,因而周身皮肤疼痛。邪气在皮腠滞留不去,便逐渐传入到经络,邪在络脉时,则肌肉疼痛,若疼痛时作时止,说明邪气又将内传,经脉就会接替络脉受邪。邪气在络脉滞留不去,就传入经脉,出现寒栗怕冷,且时有易惊之状。邪气在经脉滞留不去,就传入到输脉,邪在输脉时,则阻碍诸经气血不能通达四肢,便出现肢体关节及腰脊强痛。邪气在输脉滞留不去,就要传入脊里的伏冲脉,出现身体沉重疼痛。邪在脊里的伏冲脉滞留不去,就会传入肠胃,邪在肠胃时,则出现腹胀肠鸣,若寒邪偏重,则肠鸣而泄泻,食不化;若热邪偏重,则大便溏泻腐烂,恶臭难闻。邪气在肠胃滞留不去,就传到肠胃之外的膜原之间,并滞留在血脉之中,长久不去,就会形成积块病证。总之,邪气侵入体内留着的部位很多,或留着于孙脉,或留着于络脉,或留着于经脉,或留着于伏冲之脉,或留着于膂筋,或留着于肠胃外的膜原,并连及腹壁的缓筋。由此可知,邪气侵入人体后,其传变扩散极其复杂。

【提要】 本段原文描述邪气侵入人体之后,由表传里的一般规律。

邪气由表传里的一般规律是,邪气乘虚从毛孔侵入,逐渐到达深部,可在人体内很多部位停留,孙脉、络脉、经脉、伏冲之脉、脊筋、肠胃外的膜原、连及腹壁的缓筋等,不同的部位,临床表现不同。故邪气的传变很复杂。

【原文】 黄帝曰:积之始生,至其已成,奈何?岐伯曰:积之始生,得寒乃生,厥乃成积①也,黄帝曰:其成积奈何?岐伯曰:厥气生足悗②,悗生胫寒,胫寒则血脉凝涩,血脉凝涩则寒气上入于肠胃,入于肠胃则䐜胀,䐜胀则肠外之汁沫③迫聚不得散,日以成积。卒然多食饮,则肠满,起居不节,用力过度,则络脉伤,阳络④伤则血外溢,血外溢则衄血⑤,阴络⑥伤则血内溢,血内溢则后血⑦。肠胃之络伤则血溢于肠外,肠外有寒,汁沫与血相搏,则并合凝聚不得散,而积成矣。卒然中外于寒,若内伤于忧怒,则气上逆,气上逆则六输不通⑧,温气⑨不行,凝血蕴里⑩而不散,津液涩渗⑪,着而不去,而积皆成矣。

【注释】

①厥乃成积:厥,气逆也。谓寒气上逆,气机郁滞,形成积块。

②厥气生足悗:厥气,上逆之寒气。悗,同"闷"。足悗,指足部酸困疼痛,活动不便。

③汁沫:指津液。

④阳络:指在上、在表之络脉。

⑤衄血:泛指五官、七窍及皮肤出血。

⑥阴络:指在下、在里的络脉。

⑦后血:指二便出血。

⑧六输不通:指六经气血转输不通。

⑨温气:阳气。

⑩凝血蕴里:蕴,蓄积也。里,当作"裹",谓瘀血蓄积包裹而不消散。

⑪津液涩渗:谓津液凝聚,不能布散。

【语译】

黄帝说:积块的开始发生到成形,是怎样的呢?岐伯说:积的开始,是受寒邪之后才产生,寒气上逆,就会形成积块病。黄帝说:积块的形成过程是怎样的?岐伯说:寒气从下上逆,发生足部酸痛、行走不便、足胫部寒冷的症状,足胫部寒冷,则血脉凝涩,于是寒气自下而上,入于肠胃,肠胃受寒就会出现腹胀满,迫使肠外的津液凝聚而不能布散,日久就会形成积块。如果突然暴饮暴食,则肠胃胀满,再加上生活起居不节慎,或用力过度,都可使络脉受伤。若伤及在上在表的络脉,则血向外溢而出现衄血;若伤及在下在里的络脉,则血向内溢而出现便血。如果肠胃的络脉受伤,则血溢于肠胃之外,于是,肠外已有的寒气和凝聚的津液,便与溢出的血相搏结,并合凝聚一起而不消散,就形成积块了。又有突然感受外来的寒邪,或者内伤情志忧怒,就会使气上逆。气上逆就会使六经气血转输不通畅,阳气不能正常运行,引起血液凝结蕴裹而不能布散,津液的渗注也发生滞涩,如此留着日久不去,就会形成积块病证。

【提要】 本段原文论述积的证候,并着重论述积块病的病因与病机。

关于积病,《黄帝内经》中有多篇文章论及,而论积证的病因、病机,则以本篇最为详细。积为有形之肿块,其成因乃是寒气与津液、血气淤滞凝聚,积久而成。即本篇原文所示:"肠外有寒,汁沫与血相搏,则并合凝聚不得散,而积成矣。"这一重要认识,对后世临床有着十分重要的指导意义,它提示我们治疗积证应注重温散寒邪、逐水化痰,行气活血逐瘀相结合。

七、大惑论第八十(节选)

本篇首先讨论发生眩惑的原因,说明脏腑的精气皆上注于目,目系上属于脑的生理和病理,指出如精散神乱,就会引起目眩迷惑。其次阐明善忘、善饥、不得卧、闭目、多卧、少卧等症的病理,指出此类疾病的发生,多是由于营卫逆行、阴阳偏盛偏衰所致。最后谈到对这些病的原则性的治法。

【原文】 岐伯对曰:五脏六腑之精气,皆上注于目而为之精[1]。精之窠为眼[2],骨之精为瞳子[3],筋之精为黑眼[4],血之精为络[5],其窠气之精为白眼[6],肌肉之精为约束[7],裹撷[8]筋骨血气之精,而与脉并为系。上属于脑,后出于项中。

【注释】

①上注于目而为之精:这里的"精"字,是指眼睛具有精明视物的作用。《太素》卷二十七七邪注:"五脏六腑精液,及脏腑之气清者上升注目,以为目之精也。"《类经》十八卷第八十一注:"为之精,为精明之用也。"二注可合参。

②精之窠为眼:《类经》十八卷第八十一注"窠者,窝穴之谓。眼者,目之总称"。这里说眼窝中脏腑精气结聚,便形成眼睛。

③骨之精为瞳子:瞳子,就是瞳孔,也叫瞳神和水轮。《类经》十八卷第八十一注:"骨之精主于肾,肾属水,其色玄,故瞳子内明而色正黑。"

④筋之精为黑眼:黑眼,即瞳子外围黑睛部分,又叫风轮。肝主筋,以曲直(屈伸)为用,而黑睛的展转活动,属于肝筋的精气,所以说筋之精为黑眼。

⑤血之精为络:络,指目眦内血络,也叫血轮。《类经》十八卷第八十一注:"络,脉络也。血脉之精主于心,心色赤,故眦络之色皆赤。"

⑥其窠气之精为白眼:窠,指眼窝。白眼,即白眼球部分,又叫气轮。《类经》十八卷第八十一注:"气之精主于肺,肺属金,故为白眼。"

⑦肌肉之精为约束:约束,指眼胞,又叫肉轮。《类经》十八卷第八十一注:"约束,眼胞也,能开能阖,为肌肉之精,主于脾也。"

⑧裹撷：裹，包罗。撷，同"襭"，就是用衣襟收裹东西。裹撷，是形容眼胞包裹着整个眼睛的作用。

【语译】　岐伯回答说：五脏六腑的精气，都上注于眼部，从而产生精明视物的作用。所以眼窝是精气的结晶，便形成眼睛，其中骨之精主于肾，注于瞳子部分；筋之精主于肝，注于黑眼部分；血之精主于心，注于内外眦血络部分；气之精主于肺，注于白眼部分；肌肉之精主于脾，注于眼胞部分；上下眼胞包裹着筋、骨、血、气的精气，与脉络合并，而形成目系，上连属于脑，后出于项部的中间。

【提要】　本段原文主要论述眼的五个部位：瞳孔、黑睛、目眦内血络、白眼、眼胞分属肾、肝、心、肺、脾五脏，分别叫做水轮、风轮、血轮、气轮和肉轮。《黄帝内经》大体指出了眼的各个部分与脏腑的关系。五轮学说就是后代医家在此论述基础上发展起来的。它将眼局部划分为五轮，明确地分属于五脏，借以说明眼的解剖、生理和病理，并用于临床，指导辨证。

肉轮指胞睑，胞睑在脏属脾，脾主肌肉，故称肉轮。因脾与胃相表里，所以肉轮疾病常责之于脾和胃。血轮指两眦，两眦在脏属心，心主血，故称血轮。因心与小肠相表里，所以血轮疾病常责之于心和小肠。气轮指白睛，白睛在脏属肺，肺主气，故称气轮。因肺与大肠相表里，所以气轮疾病常责之于肺和大肠。风轮指黑睛，黑睛在脏属肝，肝主风，故称风轮。因肝与胆相表里，所以风轮疾病常责之于肝和胆。水轮指瞳神，瞳神在脏属肾，肾主水，故称水轮。因肾与膀胱相表里，所以水轮疾病常责之于肾和膀胱。

五轮学说在眼科临床上的应用，古人认为上述轮脏隶属关系中，轮属标，脏属本。轮之有病，多由脏腑功能失调所致。在临床上，运用五轮理论，通过观察各轮外显症状，去推断相应脏腑内蕴病变的方法，即独特的五轮辨证。它实际上是一种从眼局部进行脏腑辨证的方法。但因五轮本身在辨证中仅有确定脏腑病位的作用，所以在临证时，尚需与八纲、病因、气血津液等若干辨证方法结合起来运用。例如，睑弦红赤湿烂者，病位在肉轮，内属于脾，而红赤湿烂系湿热为患，因而证属脾胃湿热。若病变出现于多轮，则应考虑为多个脏腑失调的表现，如胞睑肿硬，并见白睛虹赤，应属脾肺实热。又若数轮先后发病，则可从相应脏腑之间的生克关系失常来认识病变的发生和发展变化，如先发白睛红赤，继而出现黑睛星翳，常属肺金乘肝木之证。

鉴于五轮学说对临床辨证确实具有一定指导意义，故由宋代至今，眼科医家运用比较普遍。《审视瑶函》还专门立论，强调五轮不可忽视，认为轮脏标本相应，既不知轮，则不知脏，是为标本不明。然而，五轮辨证也有其明显的局限性，如白睛发黄，病位虽在气轮，却非肺之为病，乃由脾胃湿热，交蒸肝胆，胆汁外溢所致；再如瞳神为水轮，但其病变不仅因于肾，还常与其他脏腑失调有关。由上可知，临证时既要详查眼之五轮，又不可拘泥于五轮，而应注意从整体出发，四诊合参，将局部辨证与全身辨证综合起来，全面分析，才能得出正确的诊断及治疗方案。

（肖碧跃　曾序求　吴润秋）

附篇 《黄帝内经》十三方

　　《黄帝内经》治法,详于针刺而略于方药,现仅存十三首方,一般称为"《黄帝内经》十三方"。《黄帝内经》十三方,在方剂学的发展方面有着深远的意义,在临床应用方面至今仍有实用价值。

（一）汤液醪醴

　　【原文】 黄帝问曰:为五谷汤液及醪醴奈何? 岐伯对曰:必以稻米,炊之稻薪。稻米者完,稻薪者坚。帝曰:何以然? 岐伯曰:此得天地之和,高下之宜,故能至完,伐取得时,故能至坚。(《素问·汤液醪醴论》)

　　【提要】

　　1. 汤液醪醴的制作

　　用稻米为原料,用稻草为燃料,经发酵酿造而成。

　　2. 功效

　　滋补脏腑;活血温经。

　　3. 应用

　　常用于养生补体;常配合活血温经方药,用于经脉气血不畅的病证,如《金匮要略》瓜蒌薤白白酒汤治疗胸痹,用祛风湿、壮筋骨的药物浸酒,服之以治风寒湿痹证等。

（二）生铁洛饮

　　【原文】 帝曰:有病怒狂者,此病安生? 岐伯曰:生于阳也。帝曰:阳何以使人狂? 岐伯曰:阳气者,因暴折而难决,故善怒也,病名曰阳厥。……帝曰:治之奈何? 岐伯曰:夺其食即已。夫食入于阴,长气于阳,故夺其食即已。使之服以生铁洛为饮。夫生铁洛者,下气疾也。(《素问·病能论》)

　　【提要】

　　1. 方药组成

　　洛,通落。生铁落,即炉冶间锤落之铁屑。用生铁落一味,煎水服。

　　2. 功效

　　坠热下气,重镇安神。

　　3. 应用

　　用于狂证。后世在此基础上,发展形成多个铁落饮。如《医学心悟》生铁落饮,由生铁落、天冬、麦冬、贝母、胆南星、橘红、远志、石菖蒲、连翘、茯苓、玄参、钩藤、丹参、朱砂等药组成,用治癫狂,症见语言错乱,狂躁不安,伤人毁物等。

（三）左角发酒

【原文】 邪客于手足少阴太阴足阳明之络,此五络皆会于耳中,上络左角,五络俱竭,令人身脉皆动,而形无知也,其状若尸,或曰尸厥。刺其足大指内侧爪甲上,去端如韭叶;后刺足心;后刺足中指爪甲上,各一痏;后刺手大指内侧,去端如韭叶;后刺手心主、少阴锐骨之端,各一痏,立已;不已,以竹管吹其两耳,鬄其左角之发方一寸燔治,饮以美酒一杯,不能饮者灌之,立已。(《素问·缪刺论》)

【提要】

1. 方药组成

左角头发方一寸,烧成灰末,酒一杯,调服,口噤者,灌之。

2. 功效

温经、通脉、开窍。

3. 应用

用于经络闭塞不通的尸厥证。症见突然神志昏迷,不省人事,但全身脉搏仍然跳动。

（四）泽泻饮

【原文】 帝曰:善。有病身热解堕,汗出如浴,恶风少气,此为何病? 岐伯曰:病名曰酒风。帝曰:治之奈何? 岐伯曰:以泽泻、苍术各十分,麋衔五分,合以三指撮为后饭。(《素问·病能论》)

【提要】

1. 方药与制法

泽泻、苍术各十分,麋衔(无心草,吴风草)五分,三药研末,饭后服三指撮。

2. 功效

利湿、祛风、清热。

3. 应用

用于酒风证,即《素问·风论》的漏风:"饮酒中风,则为漏风。"症见身热、恶风、倦怠少气、汗出如浴等。是因常饮酒当风,湿热郁遏所致。

（五）鸡矢醴

【原文】 黄帝问曰:有病心腹满,旦食则不能暮食,此为何病? 岐伯对曰:名为鼓胀。帝曰:治之奈何? 岐伯曰:治之以鸡矢醴,一剂知,二剂已。帝曰:其时有复发者何也? 岐伯曰:此饮食不节,故时有病也。虽然其病且已,时故当病,气聚于腹也。(《素问·腹中论》)

【提要】

1. 方药与制法

据《本草纲目》记载:用腊月鸡矢白半斤,袋盛,以酒一斗,渍七日,温服三杯,日三服。或为末,服二钱。现临床常用方法:鸡矢白晒干,焙黄一两,以米酒三碗,煎数沸,过滤去滓,澄清,空腹服,一日二次。

2. 功效

下气消积。

3. 应用

臌胀食积之实证。小儿疳积。

(六)乌鲗骨藘茹丸

【原文】 帝曰:有病胸胁支满,妨于食,病至则先闻腥臭,出清液,先唾血,四肢清,目眩,时时前后血,病名为何? 何以得之? 岐伯曰:病名血枯,此得之少年时,有所大出血,若醉入房中,气竭伤肝,故月事衰少不来也。帝曰:治之奈何? 复以何术? 岐伯曰:以四乌鲗骨,一藘茹,二物并合之,丸以雀卵,大如小豆,以五丸为后饭,饮以鲍鱼汁,利肠中及伤肝也。(《素问·腹中论》)

【提要】

1. 方药与制法

乌鲗骨(乌贼骨、亦海螵蛸)、藘茹(茜草),二药为末,用雀卵为丸,如小豆大。

2. 功效

补气血,通经脉。

3. 应用

用于血枯证。症见女子月经闭止不来,胸胁胀满,妨碍饮食,唾血,有腥臭气味,四肢清冷,头昏目眩,前后二阴出血等。此病因年轻时曾经大出血,如崩漏、分娩大出血等,或酒醉入房太过,伤肝之阴血所致。以鲍鱼汁饭后服。

(七)兰草汤

【原文】 有病口甘者,病名为何? 何以得之? 岐伯曰:此五气之溢也,名曰脾瘅。夫五味入口,藏于胃,脾为之行其精气,津液在脾,故令人口甘也。此肥美之所发也。此人必数食甘美而多肥也。肥者令人内热,甘者令人中满,故其气上溢,转为消渴。治之以兰,除陈气也。(《素问·奇病论》)

【提要】

1. 方药组成

佩兰,水煎服。

2. 功效

芳香化浊除热。

3. 应用

脾瘅证。症见口中甜味,舌苔腻。此证可转为消渴病。

(八)豕膏

【原文】 痈发于嗌中,名曰猛疽。猛疽不治,化为脓,脓不泻,塞咽,半日死。其化为脓者,泻则合豕膏,冷食,三日而已。……发于腋下赤坚者,名曰米疽,治之以砭石,欲细而长。疏砭之,涂以豕膏,六日已,勿裹之。(《灵枢·痈疽》)

【提要】

1. 方药组成

猪脂。

2. 功效

泻热解毒。

3. 应用

冷服治痈生于咽喉的猛疽;外涂治痈生于腋下的米疽。

(九)菱翘饮

【原文】 发于胁,名曰败疵,败疵者,女子之病也。灸之,其病大痈脓。治之,其中乃有生肉,大如赤小豆。剉菱、翘草根各一升,以水一斗六升煮之,竭为取三升,则强饮,厚衣,坐于釜上,冷汗出至足已。(《灵枢·痈疽》)

【提要】

1. 方药组成

菱角根、连翘根,水煎服。

2. 功效

清热解毒发汗。

3. 应用

用于败疵。痈生于胁下,亦称胁痈。服药后厚衣、坐釜上,以取汗。

(十)半夏秫米汤

【原文】 黄帝问于伯高曰:夫邪气之客人也,或令人目不瞑,不卧出者,何气使然?伯高曰:……今厥气客于五脏六腑,则卫气独卫其外,行于阳不得入于阴,行于阳则阳气盛,阳气盛则阳跷陷,不得入于阴,阴虚,故目不瞑。……饮以半夏汤一剂,阴阳已通,其卧立至。……其汤方,以流水千里以外者八升,扬之万遍,取其清五升,煮之,炊以苇薪,火沸,置秫米一升,治半夏五合,徐炊,令竭为一升,去滓,饮汁一小杯,日三稍益,以知为度。故其病新发者,复杯则卧,汗出则已矣,久者三饮而已也。(《灵枢·邪客》)

【提要】

1. 方药与制法

炙半夏五合、秫米一升,以甘澜水为剂,芦苇作燃料,煎汤服。

2. 功效

调和阴阳。

3. 应用

用于阴阳不和的失眠症。

（十一）马膏膏法

【原文】 足阳明之筋……其病足中指支胫转筋,脚跳坚,伏兔转筋,髀前肿,癀疝,腹筋急,引缺盆及颊,卒口僻。急者,目不合;热则筋纵,目不开;颊筋有寒则急,引颊移口。有热则筋弛纵,缓不胜收,故僻。治之以马膏,膏其急者,以白酒和桂,以涂其缓者,以桑钩钩之。即以生桑炭,置之坎中,高下以坐等,以膏熨急颊,且饮美酒,啖美炙肉,不饮酒者,自强也,为之三拊而已。治在燔针劫刺,以知为数。(《灵枢·筋经》)

【提要】

1. 方药与制法

马膏(马脂),用白酒、官桂末调和。

2. 功效

温经通络。

3. 应用

用于口眼㖞僻证。用马膏涂料,涂其急侧;并以桑钩钩其缓侧使其正,同时用桑炭生火,烤以祛寒,饮美酒,吃炙肉,活血补虚。不能饮酒者,自己多次抚摸患处。

（十二）寒痹熨法

【原文】 寒痹之为病也,留而不去,时痛而不仁……用淳酒二十斤,蜀椒一升,干姜一斤,桂心一斤。凡四种皆㕮咀,渍酒中,用棉絮一斤,细白布四丈,并内酒中,置酒马矢煴中,盖封涂勿使泄,五日五夜,出布棉絮,曝干之,干复渍,以尽其汁,每渍必晬其日,乃出干,干,并用滓与棉絮,复布为复巾,长六七尺,为六七巾,则用之生桑炭炙巾,以熨寒痹所刺之处,令热入至于病所。寒,复炙巾以熨之,三十遍而止。汗出以巾拭身,亦三十遍而止。起步内中,无见风。每刺必熨,如此,病已矣。(《灵枢·寿夭刚柔》)

【提要】

1. 方药与制法

蜀椒一升、干姜一斤、桂心一斤捣碎,置酒中浸泡,同时将棉絮、细布放于药酒中浸泡。酒坛要密封,埋入马粪中,五天五夜。

2. 功效

散寒通经止痛。

3. 应用

用于寒痹疼痛证。将棉絮取出,晒干,再浸,再晒,如此反复,将药酒吸尽为止。用布巾包裹药滓和棉絮,置生桑炭火上烤热,针刺痹痛处,用烤热的布巾覆盖在针刺处以温熨之,如此三十遍,汗出乃止。再用布巾擦身三十遍。起来在室内散步,不能见风。

（十三）小金丹

【原文】 小金丹方,辰砂二两,水磨雄黄一两,叶子雌黄一两,紫金半两,同入盒中,外固了,地一尺,筑地实,不用炉,不须药制,用火二十斤煅之也。七日终,候冷,七日取,次日出盒子,埋药地中,七日取出,顺日研之三日,炼白沙蜜为丸,如梧桐子大,每日望东吸日华气一口,冰水下一丸,和气咽之,服十粒,无疫干也。(《素问遗篇·刺法论》)

【提要】

1. 方药与制法

辰砂二两、水磨雄黄一两、叶子雌黄一两、紫金半两,四药放于一铁盒中。将铁盒置于一尺见方的地中,用二十斤炭火煅烧七天七夜。冷七天后取出铁盒,又将药物取出埋入地中七天。取出当日研,研三日,炼蜜为丸,如梧桐子大。

2. 功效

避疫。

3. 应用

预防疫疠。每天用冰水服一丸,连服十天。

（吴润秋）

第二部分 《伤寒论》

SHANGHANLUN

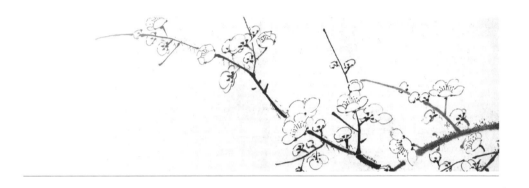

第1章 《伤寒论》导读

一、《伤寒论》的作者及版本沿革

《伤寒论》是东汉张仲景所著《伤寒杂病论》的一个组成部分。张仲景(150—219年),名机,东汉南郡涅阳(今河南南阳邓州市)人。其生平事迹,史书中没有记载。据宋代林亿《伤寒论·序》载:"张仲景,《汉书》无传,见《名医录》云,南阳人,名机,仲景乃其字也。举孝廉,官至长沙太守。始受术于同郡名医张伯祖,时人言,识用精微过其师。所论著,其言精而奥,其法简而详,非浅闻寡见者所能及。"由此可知,仲景自幼聪颖,勤奋多思,经过多年的刻苦钻研和临床实践,最终成为一位极有成就的医学大家。其书被后世奉为经典,其人被尊为医圣。

《伤寒杂病论》成书于东汉末年(200—219年)。其时封建割据,政治昏暗,战乱频起,灾疫连年,以致民不聊生,贫病交加。正如张仲景在《伤寒杂病论·序》中所说:"余宗族素多,向余二百,建安纪年以来,犹未十稔,其死亡者,三分有二,伤寒十居其七。"民众的苦难,亲人的伤痛,激发了张仲景精研医术及著书济世的热情和责任感。于是,他"感往昔之沦丧,伤横夭之莫救。乃勤求古训,博采众方,撰用《素问》《九卷》《八十一难》《阴阳大论》《胎胪药录》,并《平脉辨证》。为《伤寒杂病论》,合十六卷"。

《伤寒杂病论》成书以后,由于兵火战乱的洗劫,原书散佚不全。后经西晋太医令王叔和将原书的伤寒部分搜集整理成册,名为《伤寒论》。其后又经东晋、南北朝,该书仍然流散于民间。唐代孙思邈撰写《千金要方》时,仅少数征引了该书的内容,而未能窥见此书的全貌,并有"江南诸师秘仲景要方不传"的感慨。孙思邈晚年撰写《千金翼方》时,始收载了《伤寒论》全书的内容,并载于卷九、卷十之中,这可视为现存《伤寒论》的最早版本。北宋年间,高保衡、孙奇、林亿等人奉朝廷之命校正并刊行了《伤寒论》。据《校定伤寒论·序》中云:"以为百病之急,无急于伤寒。今先校定张仲景伤寒论十卷,总二十二篇,证外合三百九十七法,除重复,定有一百一十二方,今请颁行。"此书于1065年刊行,成为后世流行的《伤寒论》。

现今通行的《伤寒论》版本有两种。一是宋版本,即宋治平年间经林亿等人校正的刻本。但宋代原校本现在已无保存,现存的只有明万历二十七年(1599年)赵开美的复刻本,又称赵刻本。因其系照宋版复刻,应当接近宋版本的原貌。二是成注本,即南宋绍兴十四年(1144年)由成无己所著的《注解伤寒论》。该本经明代嘉靖年间汪济川校定复刻而流行于世,亦可称汪校本。

二、《伤寒论》的主要学术成就

《伤寒论》的主要学术成就可以概括为以下几个方面:

第一,全面系统地总结了东汉以前的医学成就,将医学理论与临床实践有机结合起来,改变了汉代以前有药无方、有方无法的状况,形成了我国第一部理法方药俱备的医学典籍。

第二,确立了辨证论治原则。张仲景运用《黄帝内经》以来有关脏腑经络、气血阴阳、病因、病机及诊断治疗等方面的基本理论,确立了辨证论治的原则,从而形成了我国医学所独有的理论体系,为中医临床各科提供了认识和处理疾病的基本方法和途径,为后世临床医学长足的发展奠定了坚实的基础。

第三,创立了六经辨证体系。张仲景在《素问·热论》六经分证的基础上,创造性地对外感疾病错综复杂的证候表现及演变规律进行分析归纳,创立了六经辨证的理论体系。这不仅系统地揭示了外感病的诊治规律,使外感病的辨治有规律可循,也为后世温病学说的形成与发展创造了条件。

第四,制定了诸如治病求本、扶正祛邪、调整阴阳等若干基本治则,并首次全面系统地运用了汗、吐、下、和、温、清、消、补八法,对外感病提出了准确而有效的治疗措施,为后世医家提供了范例。

第五,创制并保存了许多功效卓著的方剂。论中所载113方(缺1方),用药精当,配伍严谨,加减灵活,功效卓著。许多方剂不失为千古名方,故后世誉为"方书之祖"。这些方剂不仅成为后世医家组方用药的典范与临床处方用药的基础,而且已成为中医药现代化研究的切入点与重要课题。

第六,记载了汤剂、丸剂、散剂、含咽剂、灌肠剂、肛门栓剂等不同的剂型,为中药制剂技术的发展奠定了基础。

三、《伤寒论》的主要内容

(一)伤寒的涵义

《伤寒论》以伤寒命名,而伤寒的涵义有广义和狭义之分。广义伤寒是一切外感热病的总称,即《素问·热论》所言:"今夫热病者,皆伤寒之类也。"古代将一切外感热病称为伤寒。狭义伤寒是指外感风寒,感而即发的疾病。《难经·五十八难》说:"伤寒有五,有中风,有伤寒,有湿温,有热病,有温病。"其中"伤寒有五"之伤寒为广义伤寒,五种之中的伤寒为狭义伤寒。《伤寒论》所论涉及广义伤寒,但其着重论述的是狭义伤寒的辨证论治规律。

（二）六经病与六经辨证

《伤寒论》的卓越贡献在于创立了六经辨证论治体系。张仲景以中医基础理论为依据,将外感病发展过程中所出现的各种症状进行分析、综合,概括为六个基本类型,即太阳病、少阳病、阳明病、太阴病、少阴病、厥阴病,统称六经病,并以此作为辨证论治的纲领。

六经辨证是一种辨证论治的方法与体系。它以六经所系的脏腑经络、气血津液的生理功能与病理变化为基础,结合人体正气的强弱、病邪的性质、病势的进退缓急等因素,对外感病演变过程中的各种症状进行分析、综合,借以判断病变的部位、证候的性质与特点、邪正消长的趋向,以此作为指导立法处方的依据。兹将六经病与六经辨证的内容简述如下。

（1）太阳病:太阳统摄营卫,主一身之表,为诸经之藩篱。外邪袭表,太阳首当其冲,故太阳病为外感疾病的早期阶段,以"脉浮,头项强痛而恶寒"为辨证提纲。凡见以上脉证者,即可称为太阳病。太阳病可分为表证和里证两大类型。太阳表证,因感邪性质和体质差异,主要有中风、伤寒、表郁轻证三种类型。太阳病里证,乃太阳表邪不解循经入里所成,可分为蓄水和蓄血两类。此外,太阳病尚有兼夹证,以及因失治误治等而致的变证。

（2）阳明病:阳明主燥,多气多血。故邪入阳明,多从燥化,其证多属里实燥热性质,每多见于外感病阳热亢盛的极期阶段,故阳明病以"胃家实"为提纲。典型脉证为身热、汗自出、不恶寒、反恶热、脉大等。凡见此脉证,即可称为阳明病。根据燥热与肠中糟粕相结与否,阳明病可分为热证与实证两大类型。此外,阳明病还有发黄证、血热证、虚寒证等兼变证。

（3）少阳病:少阳主相火,主枢机。病则胆火上炎,枢机不利,故以"口苦、咽干、目眩"为提纲。其主要脉证有往来寒热、胸胁苦满、默默不欲饮食、心烦喜呕、脉弦细等。其性质为半表半里热证。少阳病的证候类型主要分为本证与兼变证。

（4）太阴病:太阴主湿,主运化。病入太阴,脾阳受损,寒湿内阻,其证属里、属寒、属虚。"腹满而吐,食不下,自利益甚,时腹自痛"为太阴病辨证提纲。凡见上述证候者,皆可称为太阴病。太阴为病亦有本证与兼变证之分。

（5）少阴病:少阴连系心肾水火两脏,内寄真阴真阳。病至少阴,伤及心肾,累及根本,故多见于外感病后期危重阶段,以"脉微细,但欲寐"为提纲。其病有寒化与热化之分。寒化证病机为心肾阳虚,阴寒内盛,主要表现为恶寒肢厥、下利清谷、心烦、但欲寐、小便清利、脉沉微等。热化证病机为肾水不足,心火偏亢,以心中烦不得卧、咽干口燥、舌红少苔、脉细数等为主要脉证。此外,少阴病还有兼表证、急下证等兼变证。

（6）厥阴病:厥阴为三阴之尽,三阴之极。故厥阴病较为复杂,多出现于外感病末期,可出现寒热错杂、寒证、热证等不同证候。其提纲证"消渴,气上撞心,心中疼热,饥而不欲食,食则吐蚘,下之,利不止"为上热下寒、寒热错杂之代表证候。此外,厥阴病还有辨厥逆证、呕证、哕证、下利证等内容。

（三）六经病的传变

传,是指病情循着一般规律发展,由一经传到另一经。变,是指疾病不循一般规律而起性质的变化。六经病传变与否,主要取决于正气的强弱、邪气的轻重、治疗的当否以及宿疾的有无四个方面的因素。

病证按六经顺序依次而传者,习称循经传。越过一经或两经而传者,为越经传。互为表里阴阳两经病证相传者,为表里传。不按六经规律而发生变化者,为无规律传。

六经可以单独为病,也可以两经或三经合并为病。凡两经或三经证候同时出现者,称为合病。凡一经证候未罢,继而又见另一经证候者,称为并病。凡素体虚弱,病证不经三阳病阶段,直接出现三阴病证候者,称为直中。

（四）六经病的治则与治法

六经病的基本病理要素包括正虚与邪实两个方面,因此,扶正祛邪是治疗六经病的基本原则。一般而言,三阳病属表,属热,属实,为阳病。正盛邪实为基本矛盾,故以祛邪为主,三阴病属里,属寒,属虚,为阴病。正虚邪恋为基本矛盾,故以扶正为主。

六经病的治法内容十分丰富。太阳表证以汗法为其常法,中风证治宜解肌祛风,调和营卫,方用桂枝汤;伤寒证治宜发汗解表,宣肺平喘,方用麻黄汤。太阳里证,蓄水者,治宜化气行水,方用五苓散;蓄血者,治宜活血化瘀,方用抵当汤等。阳明热证,治宜清解,以白虎汤为代表。阳明实证,治宜攻下,代表方为三个承气汤。少阳病以和解为基本治法,方用小柴胡汤。太阴病治宜温中健脾,散寒燥湿,方用理中、四逆之类。少阴病寒化证,以回阳救逆为主,多用四逆之辈;热化证,以育阴清热为主,方用黄连阿胶。厥阴病证候复杂,治法未可一律,大致有寒热错杂者,治宜寒温并用,以乌梅丸为代表方;寒者宜温,方用当归四逆汤、吴茱萸汤等;热者宜清,方用白头翁汤。

（郁保生）

第2章 辨太阳病脉证并治·原文选读

太阳指足太阳膀胱和手太阳小肠,并与少阴心肾相表里。太阳主开,主一身之表,为六经之藩篱。外邪袭人,太阳首当其冲,故太阳病为外感病初期阶段,正邪交争于体表的病证。

太阳病的主要病理变化是,风寒束表,营卫不和,故以"脉浮,头项强痛而恶寒"为其基本脉证。治当辛温解表。其代表方剂有桂枝汤、麻黄汤。

由于病人体质有差异,感邪有不同,太阳表证又有中风、伤寒等不同证候类型,以及出现的各种兼证。太阳表证不愈,外邪循经入里,可发生蓄水和蓄血的病证,称之为太阳里证。太阳表证若失治、误治,或因脏腑阴阳之偏盛偏衰,亦可出现种种"变证",有热证、虚证、结胸、痞证之分,其治疗则应视其寒热虚实,随证论治。

第一节 太阳病纲要

一、太阳病提纲

【原文】 太阳之为病,脉浮,头项强痛①而恶寒。(1)

【注释】

①头项强痛:强,读"绛(jiàng)",拘紧不舒。头项强痛即头痛而项部拘急。

【提要】 本条为太阳病脉证提纲。太阳主表而卫外,风寒之邪侵袭人体,太阳首当其冲。邪犯肌表,卫气浮盛抗邪于外,故脉应之而浮。太阳受邪,经气运行受阻,故头项强痛。风寒外束,卫阳被遏,不能温煦分肉,故见恶寒。此为太阳病的主要脉证,故立为太阳病提纲。文中凡言太阳病者,多具有此脉证。

在太阳病中,发热是卫气抗邪的反映,常与恶寒并见,这是太阳病的证候特征之一,提纲证中未提发热,是因其较恶寒出现为晚。

二、太阳病分类

【原文】 太阳病,发热,汗出,恶风①,脉缓②者,名为中风③。(2)

【注释】

①恶风:当风则恶,无风稍缓,即恶寒之轻者。

②脉缓:与紧脉相对举,言脉象松弛、宽缓,非怠慢迟缓之意。

③中风：中，读"众（zhòng）"。指外感风邪所引起的一种表证，与内伤杂病的中风病不同。

【提要】　本条为太阳中风证脉证提纲。冠以"太阳病"，当知包括第 1 条脉证。太阳中风，乃风邪侵袭太阳之病证。风邪袭表，卫气抗邪于表，故发热而脉浮。由于风性开泄，卫不外固，营不内守，故见汗出。卫失温煦，且汗出玄府开张，不耐风袭，故恶风。营阴外泄，脉道松弛，因而脉缓。

汗出是太阳中风证的主要特征，其既可反映太阳中风证卫不外固，营阴外泄的病理机制，又能区别于太阳伤寒证的无汗。

【原文】　太阳病，或已发热，或未发热，必恶寒，体痛，呕逆，脉阴阳俱紧①者，名为伤寒。（3）

【注释】
①脉阴阳俱紧：阴阳指尺、寸。脉阴阳俱紧，指寸、关、尺三部脉都呈紧象。

【提要】　本条为太阳伤寒证脉证提纲。太阳伤寒证是太阳病的另一主要类型。条首冠以"太阳病"，亦应与第 1 条（太阳之为病，脉浮、头项强痛而恶寒）合论。凡外感病初起，症见恶风寒，头项强痛，身体疼痛，呕逆，三部脉浮而紧者，无论其发热之迟速，皆可诊断为太阳伤寒证。

太阳伤寒，乃寒邪侵袭太阳之病证。寒束于表，卫气抗邪，正邪交争，必见发热。但本条用"或已""或未"不定之辞，说明太阳伤寒之发热有迟早之不同，其原因与体质强弱、感邪轻重等因素有关。寒性收敛，卫阳外闭，失于温煦，故必见恶寒；营阴内郁，营卫滞涩不畅，故头痛项强，身体疼痛。表气郁闭，胃气不和而上逆，故呕逆。浮主表，紧主寒，浮紧并见，此风寒束表的典型脉象。

本条未言有汗、无汗，但据太阳伤寒证卫闭营郁的病机及第 35 条之论，本证当有无汗的特点。唯其无汗脉浮紧，后人称之为风寒表实证，与有汗脉浮缓的风寒表虚证成对举之势。

第二节　太阳病本证

一、太阳中风证

（一）桂枝汤证

【原文】　太阳中风，阳浮而阴弱①，阳浮者，热自发，阴弱者，汗自出，啬啬②恶寒，淅淅③恶风，翕翕④发热，鼻鸣干呕者，桂枝汤主之。（12）

桂枝汤方

桂枝三两（去皮）　芍药三两　甘草二两（炙）　生姜三两（切）

大枣十二枚（擘）

上五味,㕮咀⑤三味,以水七升,微火煮取三升,去滓,适寒温,服一升。服已须臾⑥,啜⑦热稀粥一升余,以助药力。温覆令一时许,遍身漐漐⑧微似有汗者益佳,不可令如水流漓,病必不除。若一服汗出病差,停后服,不必尽剂。若不汗,更服依前法。又不汗,后服小促其间。半日许,令三服尽。若病重者,一日一夜服,周时观之。服一剂尽,病证犹在者,更作服。若汗不出,乃服至二、三剂。禁生冷、黏滑、肉面、五辛⑨、酒酪⑩、臭恶⑪等物。

太阳病,头痛,发热,汗出,恶风,桂枝汤主之。(13)

【注释】

①阳阳浮而阴弱:一指病机,卫气浮盛称阳浮,营阴不足称阴弱。一指脉象,轻按则浮称阳浮,重按见弱称阳弱。

②啬啬:啬,读"瑟(sè)",畏怯貌,形容畏缩怕冷之状。

③淅淅:淅,读"析(xī)",冷水洒身感,形容恶风之状。

④翕翕:翕,读"夕(xī)",温暖和煦之感,形容发热轻而温和。

⑤㕮咀:读"府(fǔ)举(jǔ)",本义指咀嚼。引申为将药物碎成小块。

⑥须臾:很短的时间。

⑦啜:读"撮(chuò)",意为大口喝。

⑧漐漐:读"折(zhé)",形容微汗,皮肤有潮润感。

⑨五辛:《本草纲目》以大蒜、小蒜、韭菜、胡荽、芸苔为五辛。此指辛辣刺激性食物。

⑩酪:动物乳类及其制品。

⑪臭恶:指有特殊气味或不良气味的食品。

【提要】 此两条论述桂枝汤证的主证、病机、治法,以及桂枝汤的煎服法和调护方法。言太阳中风,当与第1条、第2条合参。桂枝汤证以发热,恶风寒,汗出,头痛,脉浮缓为主证,肺胃气逆之鼻鸣干呕为副证。其病机为风寒束表,卫强营弱。主以桂枝汤解肌祛风,调和营卫。

桂枝汤为《伤寒论》的第一首方剂,后世誉为"群方之冠"。方中桂枝辛温,解肌祛风,温卫助阳;芍药酸寒,收敛止汗,益阴和营。一散一收,相反相成,于发散中寓敛汗养阴之意,和营中有调卫散邪之功。更以生姜辛温散邪,助桂枝以调卫。大枣甘温补益,助芍药以和营。甘草甘平,调和诸药。诸药相伍,外调营卫,内和脾胃,滋阴和阳。因此本方临床运用甚广,无论外感、杂病,凡符合营卫失调、脾胃或气血不和的病机者,用之皆有良效。

方后所注本方的煎服法是,①将一剂药用微火一次煎成,分三次温服。②一服汗出病愈,可不必进第二服,即中病即止。③若一服不汗,可再服,并缩短服药间隔时间。④病重者,可白天一剂,晚上一剂。⑤若汗不出者,可服至二三剂。

服用桂枝汤,需注意以下调护方法:①药后喝热粥温复,益胃气,助药力以发汗。②以药后遍身微汗为度,切不可大汗淋漓。③注意饮食禁忌,禁食一切不易消化、刺激性强的食物。

（二）桂枝汤证兼证

※桂枝加葛根汤证

【原文】 太阳病,项背强几几①,反汗出恶风者,桂枝加葛根汤主之。（**14**）

桂枝加葛根汤方

葛根四两　麻黄三两(去节)　芍药二两　生姜三两(切)　甘草二两(炙)
大枣十二枚(擘)　桂枝二两(去皮)

上七味,以水一斗,先煮麻黄、葛根,减二升,去上沫,内②诸药,煮取三升,去
滓。温服一升,覆取微似汗,不须啜粥,余如桂枝法将息③及禁忌。

臣亿等谨按,仲景本论,太阳中风自汗用桂枝,伤寒无汗用麻黄,今证云汗出恶
风,而方中有麻黄,恐非本意也。第三卷有葛根汤证,云无汗、恶风,正与此方同,是
合用麻黄也。此云桂枝加葛根汤,恐是桂枝中但加葛根耳。

【注释】

①项背强几几:几,读"紧(jǐn)",拘紧、固缩之意。形容项背拘急不适,转动俯
仰不利之状。

②内:音义同"纳",加入之意。

③将息:调养,休息。指药后护理之法。

【提要】 本条论述太阳中风兼经气不舒的证治。太阳病,汗出恶风,是太阳中
风证。本证当有头项强痛,本条又提出"项背强几几",表明邪阻较重,经气郁滞更
甚。风寒客于太阳经脉,经脉不利,不仅出现项背拘急,且多为无汗。今见汗出,故
曰"反"。本证的病机为风寒外束,卫强营弱,经腧不利,筋脉失养。治当解肌祛风,
调和营卫,升津舒经,方用桂枝加葛根汤。

本方当遵林亿所按,即桂枝汤加葛根而成。桂枝汤解肌祛风,调和营卫,以治
其本;更以葛根辛散祛风,宣通经气,升阳生津。现代多用此方治疗感冒、落枕、颈
椎病、面神经麻痹、慢性多发性肌炎、风疹等证属营卫不和,津液不布者。

※桂枝加厚朴杏子汤证

【原文】 喘家①,作桂枝汤,加厚朴杏子佳。（**18**）

桂枝加厚朴杏子汤方

桂枝三两(去皮)　甘草二两(炙)　生姜三两(切)　芍药三两　大枣十二枚(擘)
厚朴二两(炙,去皮)　杏仁五十枚(去皮尖)

上七味,以水七升,微火煮取三升,去滓,温服一升,覆取微似汗。

太阳病,下之微喘者,表未解故也,桂枝加厚朴杏子汤主之。（**43**）

【注释】

①喘家:素患喘疾的人。

【提要】 第18条论素有肺寒咳喘宿疾之人,因外感风寒而诱发;第43条论太

阳表证,因误下而风寒内袭于肺。两者成因不同,但病机皆为风寒外束,营卫不和,肺寒气逆,其证除见喘息外,当见头痛发热,汗出恶风,脉浮缓等。治以解肌祛风,降气平喘,方用桂枝加厚朴杏子汤。

方以桂枝汤解肌祛风,调和营卫;另加厚朴、杏仁温肺而降气平喘。表里同治,标本兼顾,为治疗咳喘而兼外感之良方。

※桂枝加附子汤证

【原文】 太阳病,发汗,遂漏不止[1],其人恶风,小便难[2],四肢微急[3],难以屈伸者,桂枝加附子汤主之。(20)

桂枝加附子汤方

桂枝三两(去皮) 芍药三两 甘草三两(炙) 生姜三两(切) 大枣十二枚(擘) 附子一枚(炮,去皮,破八片)

上六味,以水七升,煮取三升,去滓,温服一升。本云,桂枝汤今加附子。将息如前法。

【注释】

①遂漏不止:遂,于是,因而。漏不止,指汗液不间断地少量外渗。

②小便难:小便量少且不通畅。

③微急:轻度拘急。

【提要】 本条论述太阳病发汗太过,表证不解兼阳虚汗漏的证治。太阳病发汗,并非误治,盖发汗之法当以"遍身漐漐微似有汗者益佳,不可令如水流漓,病必不除"。今发汗后,汗漏不止,为发汗太过而致表阳虚弱,卫外不固,开合失职。其人仍恶风,为表邪未解,头痛发热等仍在。小便难为过汗伤阳,气化不行,又伤阴液,化源不足。阳虚失于温煦,阴伤失于濡养,致筋脉失养,故四肢微急,难以屈伸。治宜解肌祛风,扶阳固表,方用桂枝加附子汤。方以桂枝汤解肌祛风,调和营卫,加附子温经扶阳,固表止汗。

本证阳气受伤,阴亦不足,然治法惟取扶阳解表而不救其阴,是因为本证的主要矛盾是阳虚不固,阴伤缘于阳虚汗漏,故治疗当以扶阳为主,阳气来复,表固汗止,自可化气生津,此治病求本之道。

近人认为汗漏不止是一种液体的不断少量外渗,究其原因是阳虚不能固摄所致。推而广之,凡一切体液由于阳虚不摄而渗出,诸如溢乳、二便泄漏不止,妇女漏经、带下等,皆可用本方治疗。

※桂枝去芍药汤证

【原文】 太阳病,下之后,脉促[1]胸满者,桂枝去芍药汤主之。(21)

桂枝去芍药汤方

桂枝三两(去皮) 甘草二两(炙) 生姜三两(切) 大枣十二枚(擘)

上四味,以水七升,煮取三升,去滓,温服一升。本云,桂枝汤今去芍药。将息如前法。

【注释】

①脉促:脉象急促或短促,或有歇止。

【提要】 本条论述太阳病误下,表证未解而胸阳不振的证治。表证误下,往往引起外邪内陷的结果。本条太阳病误下后,除脉促,胸满之外,未发生其他变证,而且仍用桂枝汤为主的方剂来治疗,可知表证仍在。脉促为表邪内陷,而正气尚能抗邪,正邪相争之象。胸满是胸阳受损,阳郁不伸之征。其证病机为胸阳不振,表邪未解,治当解肌祛风,宣通胸阳,方用桂枝去芍药汤。

本方由桂枝汤去芍药而成。桂枝配甘草辛甘化阳,温通胸阳。桂枝合生姜辛温发散,以除表邪。大枣佐甘草补中益气。去芍药,以其酸寒阴柔,有碍胸中阳气的振奋宣畅。本方可用治胸阳不振的胸闷、心悸、咳逆等,无论有无表证,均可应用。

※**桂枝去芍药加附子汤证**

【原文】 若微寒①者,桂枝去芍药加附子汤主之。(22)

桂枝去芍药加附子汤方

桂枝三两(去皮) 甘草二两(炙) 生姜三两(切) 大枣十二枚(擘) 附子一枚(炮,去皮,破八片)

上五味,以水七升,煮取三升,去滓,温服一升。本云,桂枝汤今去芍药加附子。将息如前法。

【注释】

①微寒:脉微而恶寒。

【提要】 承上条论太阳病误下,阳损较甚,致表不解而见脉微、恶寒、胸满的证治。本证在桂枝去芍药汤证的基础上,脉不促而微,说明阳虚程度较重,故见恶寒加重。因此治以桂枝去芍药加附子汤,更增附子一味,意在温经扶阳。本方适用于心胸阳气不足而兼寒闭气郁之证。

※**桂枝新加汤证**

【原文】 发汗后,身疼痛,脉沉迟者,桂枝加芍药、生姜各一两,人参三两新加汤主之。(62)

桂枝加芍药、生姜各一两,人参三两新加汤方

桂枝三两(去皮) 芍药四两 甘草二两(炙) 人参三两 大枣十二枚(擘) 生姜四两

上六味,以水一斗二升,煮取三升,去滓,温服一升。本云,桂枝汤,今加芍药、生姜、人参。

【提要】 本条论述太阳中风兼气营不足身痛的证治。身疼痛为太阳病常见症状之一,为风寒束表,卫闭营郁所致,故多与浮脉并见,且每随发汗解表减轻或消失。今发汗后身疼痛不减或增剧,脉浮转为沉迟,知其身疼痛乃气营不足,经脉失养所致。从仲景仍用桂枝汤加味治之来看,本证当有太阳中风证的表现。治宜解

肌祛风,益气养营,方用桂枝新加汤。

　　本方为桂枝汤加重芍药、生姜用量加人参而成。以桂枝汤解肌祛风,调和营卫;增生姜以通阳和卫;增芍药以滋阴养营;另加人参益气生津。补散兼施,扶正祛邪,是以虚人感冒,或气血不足而以身痛为主要病证者,用之多效。

二、太阳伤寒证

(一)麻黄汤证

【原文】　太阳病,头痛发热,身疼腰痛,骨节疼痛,恶风无汗而喘者,麻黄汤主之。(35)

麻黄汤方

麻黄三两(去节)　桂枝二两(去皮)　甘草一两(炙)　杏仁七十个(去皮尖)

　　上四味,以水九升,先煮麻黄,减二升,去上沫,内诸药,煮取二升半,去滓,温服八合。覆取微似汗,不须啜粥,余如桂枝法将息。

【提要】　本条论太阳伤寒证的证治。病在太阳,症见头痛发热,恶风无汗,属太阳伤寒证无疑。风寒侵袭太阳,经气运行不畅,故见头痛、身疼、腰痛、骨节疼痛;正邪交争,是以发热;卫阳被遏,失于温煦,故恶风寒;腠理闭塞,营阴郁滞,故见无汗;肺气失宣而上逆,故喘息。与第1条、第3条合参,其脉当浮紧。其病机是风寒束表,卫闭营郁,肺气失宣,治以麻黄汤发汗解表,宣肺平喘。

　　方中麻黄发汗解表,宣肺平喘;桂枝解肌祛风,助麻黄发汗;杏仁宣降肺气,助麻黄平喘;炙甘草调和诸药。本方为辛温发汗峻剂,散寒开闭之良方。现代多用治呼吸系统、泌尿系统疾病,皮肤病等病机属风寒外束、卫闭营郁者。其常用药量为"三等一半",即麻黄、桂枝、杏仁三味等量,甘草一味半量。气血阴阳不足者当禁用或慎用。

(二)麻黄汤证兼证

※葛根汤证

【原文】　太阳病,项背强几几,无汗恶风,葛根汤主之。(31)

葛根汤方

葛根四两　麻黄三两(去节)　桂枝二两(去皮)　生姜三两(切)　甘草二两(炙)　芍药二两　大枣十二枚(擘)

　　上七味,以水一斗,先煮麻黄、葛根,减二升,去白沫,内诸药,煮取三升,去滓,温服一升,覆取微似汗,余如桂枝法将息及禁忌。诸汤皆仿此。

　　太阳与阳明合病①者,必②自下利,葛根汤主之。(32)

　　太阳与阳明合病,不下利但呕者,葛根加半夏汤主之。(33)

葛根加半夏汤方

葛根四两　麻黄三两(去节)　甘草二两(炙)　芍药二两　桂枝二两(去皮)

生姜二两(切)　半夏半升(洗)　大枣十二枚(擘)

上八味,以水一斗,先煮葛根、麻黄,减二升,去白沫,内诸药,煮取三升,去滓,温服一升。覆取微似汗。

【注释】

①合病:两个阳经或三个阳经同时受邪而发病。

②必:此处作如果解。

【提要】　本节主要论述用葛根汤主治的两种病证。一为太阳伤寒兼项背强几几。原文第31条谓太阳病,无汗恶风,为伤寒表实证。兼见项背强几几,为风寒侵袭太阳经脉,经气不利,经脉失养。治以葛根汤发汗解表,升津舒经。其二为太阳伤寒兼阳明下利或呕吐。原文第32条、第33条谓太阳与阳明合病,意指太阳表证与阳明里证同时出现。从"葛根汤主之"来看,则当以太阳伤寒证为主,症见发热恶寒,头痛身痛,无汗脉浮紧。与此同时又有下利或呕吐的里证,此乃太阳之邪不得外解,内迫阳明,胃肠升降失常使然,兼下利者,治以葛根汤发汗解表,升阳止利。兼呕吐者,则治以葛根加半夏汤发汗解表,降逆止呕。

葛根汤由桂枝汤减桂枝、芍药用量,加麻黄、葛根而成。方中葛根为主药,一能解肌以退热,二能升津舒经治项背强几几,三能升发清阳而治下利;麻黄、桂枝发汗解表;芍药益阴和营;生姜、大枣、炙甘草益中焦而助胃气。葛根加半夏汤是在本方基础上,加半夏降逆止呕。根据葛根汤解肌发汗、升津舒经、升阳止利的功效,现代多用于治疗呼吸道感染、鼻炎、颈椎病、面神经麻痹、麻疹、胃肠炎等病证属风寒外束、经腧不利者。

※大青龙汤证

【原文】　太阳中风,脉浮紧,发热恶寒,身疼痛,不汗出而烦躁者,大青龙汤主之。若脉微弱,汗出恶风者,不可服之。服之则厥逆,筋惕肉瞤①,此为逆也。(38)

大青龙汤方

麻黄六两(去节)　桂枝二两(去皮)　甘草二两(炙)　杏仁四十枚(去皮尖)

生姜三两(切)　大枣十枚(擘)　石膏如鸡子大(碎)

上七味,以水九升,先煮麻黄,减二升,去上沫,内诸药,煮取三升,去滓,温服一升,取微似汗。汗出多者,温粉粉之。一服汗者,停后服。若复服,汗多亡阳遂虚,恶风烦躁,不得眠也。

伤寒脉浮缓,身不疼但重,乍有轻时②,无少阴证者,大青龙汤发之。(39)

【注释】

①筋惕肉瞤:瞤,读"顺(shùn)"。筋肉跳动。

②乍有轻时:指偶尔有所减轻。

【提要】　本节论述太阳伤寒兼里热的证治。本证是在太阳伤寒证基础上增见烦躁一症,此乃寒邪闭表,阳气不得宣通,郁而生热。证属风寒束表,内有郁热,故用大青龙汤外散风寒,内清郁热。

第 38 条为大青龙汤证的典型证候,第 39 条虽无汗烦躁的主症未变,然不见身痛、脉紧而为身重、脉缓,示人知常达变之法。同时也说明本证辨证要点在于不汗出而烦躁,脉浮紧和身疼痛不是决定因素。

大青龙汤由麻黄汤重用麻黄,加石膏、生姜、大枣组成。以麻黄汤倍麻黄,外散风寒,开郁闭之表;加石膏清里热;炙甘草、大枣、生姜和中以滋汗源。本方为发汗峻剂,表里俱虚之人,不可用之。若误用,可导致大汗亡阳的变证。现代多用本方治疗流感、呼吸系统、泌尿系统疾病、麻疹、风湿病、汗腺闭塞证等证属表寒里热者。

※小青龙汤证

【原文】 伤寒表不解,心下有水气[①],干呕发热而咳,或渴,或利,或噎[②],或小便不利、少腹满[③],或喘者,小青龙汤主之。(40)

小青龙汤方

麻黄(去节) 芍药 细辛 干姜 甘草(炙) 桂枝各三两(去皮) 五味子半升 半夏半升(洗)

上八味,以水一斗,先煮麻黄,减二升,去上沫,内诸药,煮取三升,去滓,温服一升。若渴,去半夏,加栝楼根三两;若微利,去麻黄,加荛花,如一鸡子,熬令赤色;若噎者,去麻黄,加附子一枚,炮;若小便不利,少腹满者,去麻黄,加茯苓四两;若喘,去麻黄,加杏仁半升,去皮尖。且荛花不治利,麻黄主喘,今此语反之,疑非仲景意。

臣亿等谨按,小青龙汤,大要治水。又按《本草》,荛花下十二水,若水去,利则止也。又按《千金》,形肿者应内麻黄,乃内杏仁者,以麻黄发其阳故也。以此证之,岂非仲景意也。

伤寒心下有水气,咳而微喘,发热不渴。服汤已渴者,此寒去欲解也。小青龙汤主之。(41)

【注释】

①心下有水气:心下,即胃脘部。水气,即水饮之邪。

②噎:读“耶(yē)”。指咽喉有气逆梗阻感。

③少腹满:少,通“小”。指小腹或下腹部胀满。

【提要】 本节论太阳伤寒兼水饮的证治。本证的证候特点有二:一是“伤寒表不解”,说明太阳伤寒证仍在;二是“心下有水气”,水饮为患,故见咳喘,干呕,口不渴以及诸多或然症。其病机为外有风寒,内有水饮。故以小青龙汤发汗蠲饮,表里同治。

第 41 条补叙服小青龙汤后,由“不渴”转为“渴”,是寒饮已消,病欲解之佳兆。此乃温解之余,津液一时不足之故,非邪从热化。

本证与大青龙汤证均属表里同病,然彼为表寒里热,此为表寒里饮。本证之喘需与桂枝加厚朴杏子汤证、麻黄汤证之喘相鉴别。

小青龙汤方用麻黄发汗利水平喘,一物三任;更得桂枝通阳宣散之助;桂枝、芍药相伍,调和营卫;干姜、细辛温肺化饮;半夏温化寒饮,降逆止呕;五味子敛肺止咳;甘草调和诸药。全方辛散温化,为治疗外感咳喘之良方。

三、太阳蓄水证(五苓散证)

【原文】 太阳病,发汗后,大汗出,胃中干,烦躁不得眠,欲得饮水者,少少与饮之,令胃气和则愈。若脉浮,小便不利,微热消渴①者,五苓散主之。(71)

五苓散方

猪苓十八铢(去皮)　泽泻一两六铢　白术十八铢　茯苓十八铢

桂枝半两(去皮)

上五味,捣为散,以白饮②和服方寸匕③,日三服。多饮暖水,汗出愈。如法将息。

发汗已,脉浮数,烦渴者,五苓散主之。(72)

伤寒汗出而渴者,五苓散主之;不渴者,茯苓甘草汤主之。(73)

茯苓甘草汤方

茯苓二两　桂枝二两(去皮)　甘草一两(炙)　生姜三两(切)

上四味,以水四升,煮取二升,去滓,分温三服。

中风发热,六七日不解而烦,有表里证④,渴欲饮水,水入则吐者,名曰水逆⑤,五苓散主之。(74)

【注释】

①消渴:指口渴饮水不解的症状,非指消渴病。

②白饮:米汤。

③方寸匕:古代量取药末的器具。一方寸匕约折合 1.5 克至 1.8 克。

④有表里证:指既有太阳表证,又有蓄水里证。

⑤水逆:指饮邪内停,气不化津,以致口渴引饮,饮入则吐的一种证候,为蓄水重证的表现。

【提要】 本节论述太阳蓄水证的证治。太阳病汗不如法,表邪未解,随太阳经脉入里,影响膀胱气化功能,水道失调,水蓄下焦形成蓄水证。外邪未解,故脉浮或浮数,身有微热;膀胱气化不利见小便不利;水停气阻,气不化津,津不上承,故口渴。第 74 条进一步肯定此证为表里同病,并补叙蓄水重者,水邪上逆于胃、胃失和降,所饮之水,随入随吐,仲景称之为"水逆"。本证的病机为膀胱气化不利,水蓄下焦,兼表邪未解。治宜通阳化气利水,兼以解表,方用五苓散。

五苓散由茯苓、猪苓、白术、泽泻、桂枝组成。茯苓、猪苓、泽泻淡渗利水,通利小便;白术健脾制水;桂枝通阳化气以行水,并兼以解表。本方外解表邪,内通水腑,助膀胱气化,使水有出路,临证凡属有水湿内停,需要利小便的病证,有无表证,均可使用。

第 71 条前半段叙述了胃中干证的证治。仲景将此证与太阳蓄水证并列提出,意在指出汗后口渴,有津亏与水蓄的不同病机,应当审证求因,区别对待。

第73条以对比的方法论述了五苓散证与茯苓甘草汤证的鉴别要点在于口渴与不渴。五苓散证为膀胱气化不利,水蓄下焦,津液不能上承,故口渴;茯苓甘草汤证为胃阳不足,水停中焦,津液尚能敷布,故口不渴。两者均为水饮为患,故均治以温阳利水之法,五苓散重在化气行水,茯苓甘草汤重在温胃散水。

四、太阳蓄血证

(一)桃核承气汤证

【原文】 太阳病不解,热结膀胱①,其人如狂②,血自下,下者愈。其外不解者,尚未可攻,当先解其外;外解已,但少腹急结③者,乃可攻之,宜桃核承气汤。(**106**)

桃核承气汤方

桃仁五十个(去皮尖) 大黄四两 桂枝二两(去皮) 甘草二两(炙) 芒硝二两

上五味,以水七升,煮取二升半,去滓,内芒硝,更上火,微沸下火,先食温服五合,日三服,当微利。

【注释】

①热结膀胱:膀胱,此指下焦部位。热结膀胱,为邪热与瘀血结于下焦部位。

②如狂:指神志错乱,似狂非狂,较发狂者轻。

③少腹急结:指小腹部拘急或硬结。

【提要】 本条论太阳蓄血轻证的证治。太阳病不解,外邪化热入里,与瘀血相结于下焦,形成太阳蓄血证。瘀热上扰,心神不宁则如狂。瘀热互结,蓄阻下焦,故小腹急结。此瘀热互结于下焦之证,治当活血化瘀,通下里热,方用桃核承气汤。

方中桃仁活血化瘀;桂枝温经通脉,辛散血结;大黄清泻热邪,活血祛瘀;芒硝软坚散结;硝黄同用,有泻下瘀热之功;炙甘草调和诸药。本方当饭前空腹服用,使药力迅速下行,直达下焦病位。本方临床运用范围较广,大凡瘀热互结的病证均可斟酌使用。

判断本条为蓄血轻证理由有三:一是病者如狂而未至发狂之甚;二是有瘀血自下,邪热随瘀而去,病可自愈的机转;三是据兼有表证者,当遵循先表后里的原则。

(二)抵当汤证

【原文】 太阳病六七日,表证仍在,脉微而沉,反不结胸①,其人发狂者,以热在下焦,少腹当硬满,小便自利者,下血乃愈。所以然者,以太阳随经,瘀热在里②故也,抵当汤主之。(**124**)

抵当汤方

水蛭(熬) 虻虫各三十个(去翅足,熬) 桃仁二十个(去皮尖)

大黄三两（酒洗）

上四味，以水五升，煮取三升，去滓，温服一升。不下更服。

太阳病身黄，脉沉结，少腹硬，小便不利者，为无血③也。小便自利，其人如狂者，血证谛④也，抵当汤主之。（125）

【注释】

①结胸：病证名。其病机为有形痰水结于胸胁脘腹，以胸胁脘腹硬满疼痛为主要临床表现。

②太阳随经，瘀热在里：指太阳之邪化热随经脉入里，与瘀血结于下焦。

③无血：无蓄血证候。

④谛：读"帝（dì）"，确实的意思。

【提要】　本节论太阳蓄血重证的证治。太阳蓄血重证的主要表现有，发狂或如狂，少腹硬满，小便自利，脉微而沉或沉结。如狂，发狂，少腹硬满，为瘀热结于下焦，上扰心神；小便自利提示病在下焦血分，膀胱气化功能正常；脉微而沉，是指轻度沉脉，与沉结之脉均为瘀阻络道，血脉不利所致。"反不结胸"，说明上中二焦无实邪。其表邪不解而不先治其外，说明里证深重。综合辨析，为蓄血重证无疑，故用抵当汤破血逐瘀，先治其里。

方中水蛭、虻虫药性峻猛，善破瘀积恶血；大黄泻热逐瘀，推陈致新；桃仁活血化瘀。四药合用，可谓集活血化瘀药之大成，为破血逐瘀之峻剂。临证多用于瘀血重证。年老体弱、孕妇及溃疡病病人应慎用本方。

蓄血重证由于瘀血阻滞，荣气不布，可出现发黄一症，并以肤色暗黄为特征。虽为蓄血副症，也应与湿热发黄证鉴别。蓄血发黄，病在血分，故见神志异常，小便自利；湿热发黄，病在气分，当有小便不利，一般神志正常。

（三）抵当丸证

【原文】　伤寒有热，少腹满，应小便不利，今反利者，为有血也，当下之，不可余药①，宜抵当丸。（126）

抵当丸方

水蛭二十个（熬）　　虻虫二十个（去翅足，熬）　　桃仁二十五个（去皮尖）

大黄三两

上四味，捣分四丸，以水一升，煮一丸，取七合服之，晬时当下血，若不下者更服。

【注释】

①不可余药：不可剩余药渣。

【提要】　本条论蓄血证的缓治法。伤寒有热，指里有热邪，又见少腹满，指示病位在下焦。而太阳表邪入里，病在下焦，有蓄水与蓄血之分。若少腹满而见小便不利的为蓄水证。今少腹满，小便反利，则是血瘀下焦的蓄血证。此当见如狂的蓄血主症。本条再次强调了小便通利与否,是辨蓄水与蓄血的重要依据之一。

本条治以抵当丸,"丸者缓也",说明本条蓄血证病势较缓。抵当丸的组成与功效与抵当汤同,唯改汤为丸,剂量较小,取峻药缓攻之意。本方采用煮丸之法,药汁与药渣一并服下,是取其欲荡不荡,欲缓不缓之意。

第三节　太阳病变证

一、变 证 治 则

【原文】　太阳病三日,已发汗,若吐、若下、若温针,仍不解者,此为坏病^①,桂枝不中^②与之也。观其脉证,知犯何逆,随证治之。(**16** 上)

【注释】

①坏病:变证。指因误治而致病情发生变化,而无六经病证可循的病证。

②不中:不可的意思。

【提要】　本条指出坏病的概念及其治则。太阳病,汗不如法或误用吐下、温针等法治疗,病情变化,出现难以用六经称其名的病证便是坏病。病不在表,故桂枝汤不能再用。由于坏病证候错综复杂,有寒热虚实之分,因此,坏病的治疗必须四诊合参,审证求因,辨证论治。此即"观其脉证,知犯何逆,随证治之"之意,上述十二字的治疗原则,虽为坏病而立,但对于一切疾病的辨治具有普遍的指导意义。

本条提示坏病的主要特征有三:一是其原始证候已发生了变化,不复存在;二是不属传经之变,难以用六经病证称其名;三是证候复杂,变化多端。

二、热　　证

(一)栀子豉汤类证

【原文】　发汗后,水药不得入口为逆,若更发汗,必吐下不止,发汗吐下后,虚烦^①不得眠,若剧者,必反复颠倒,心中懊恼^②、栀子豉汤主之;若少气^③者,栀子甘草豉汤主之;若呕者,栀子生姜豉汤主之。(**76**)

栀子豉汤方

栀子十四个(擘)　香豉四合(绵裹)

上二味,以水四升,先煮栀子,得二升半,内豉,煮取一升半,去滓,分为二服,温进一服,得吐者,止后服。

栀子甘草豉汤方

栀子十四个(擘)　甘草二两(炙)　香豉四合(绵裹)

上三味,以水四升,先煮栀子、甘草,取二升半,内豉,煮取一升半,去滓,分二服,温进一服,得吐者,止后服。

栀子生姜豉汤方

栀子十四个(擘)　生姜五两　香豉四合(绵裹)

上三味,以水四升,先煮栀子、生姜,取二升半,内豉,煮取一升半,去滓,分二服,温进一服,得吐者,止后服。

发汗若下之,而烦热胸中窒④者,栀子豉汤主之。(77)

伤寒五六日,大下之后,身热不去,心中结痛⑤者,未欲解也,栀子豉汤主之。(78)

伤寒下后,心烦腹满,卧起不安者,栀子厚朴汤主之。(79)

栀子厚朴汤方

栀子十四个(擘)　厚朴四两(炙,去皮)　枳实四枚(水浸,炙令黄)

上三味,以水三升半,煮取一升半,去滓,分二服,温进一服,得吐者,止后服。

伤寒,医以药丸大下之,身热不去,微烦者,栀子干姜汤主之。(80)

栀子干姜汤方

栀子十四个(擘)　干姜二两

上二味,以水三升半,煮取一升半,去滓,分二服,温进一服,得吐者,止后服。

凡用栀子汤,病人旧微溏⑥者,不可与服之。(81)

【注释】

①虚烦:虚,是与有形之邪为实相对而言。虚烦,指心烦由无形邪热所致。

②懊侬:读"懊恼(àonáo)"。烦闷殊甚,难以名状。

③少气:气少不足以息。

④胸中窒:胸中闭塞不舒。

⑤心中结痛:指胸中如有物支撑结闷而痛。

⑥旧微溏:平素大便稀溏。

【提要】　此节论栀子豉汤证及其兼证的证治。发汗吐下后,余热未尽,留于胸膈,扰动心神,故虚烦不得眠;病情较重,热扰较甚者,则可见反复颠倒,心中烦乱不已,莫可名状。热郁胸膈,气机不畅,轻者可见胸中窒,重者可见心中结痛。余热未清,故有身热。本证为无形邪热郁扰胸膈所致,故治以栀子豉汤,清宣郁热。栀子苦寒,清热除烦;豆豉其性轻薄,宣透解郁;二药配伍,为清宣郁热,治虚烦懊侬之良方。因其药性苦寒,易伤中阳,故第81条指出平素脾胃虚寒,大便经常稀溏的患者,应当慎用。

若病有兼夹者,宜随证加减。栀子豉汤证兼有少气者,是热伤中气,加炙甘草益气和中,方用栀子甘草豉汤。兼有呕吐者,是热扰而胃气上逆,加生姜降逆止呕,方用栀子生姜豉汤。兼腹满者,是热壅气滞于腹,主以栀子厚朴汤,方用栀子清热除烦,厚朴行气消满,枳实消痞破结。兼食少便溏者,为丸药误下,脾胃阳气受损,治宜清上温中,方用栀子干姜汤。方中栀子清胸膈之热,干姜温脾胃之寒。

（二）麻黄杏仁甘草石膏汤证

【原文】 发汗后,不可更行桂枝汤,汗出而喘,无大热者,可与麻黄杏仁甘草石膏汤。（63）

麻黄杏仁甘草石膏汤方

麻黄四两（去节） 杏仁五十个（去皮尖） 甘草二两（炙） 石膏半斤（碎,绵裹）

上四味,以水七升,煮麻黄,减二升,去上沫,内诸药,煮取二升,去滓,温服一升。本云,黄耳杯。

【提要】 本条论邪热壅肺作喘的证治。太阳病,发汗后,出现汗出而喘,无大热,知病已由表入里,寒邪入里化热。邪热壅聚于肺,肺气不得宣降,故见喘息;肺热蒸腾,迫津外泄,故汗出;由于汗出太多,加之热壅于里,故无大热,并非否定热证的存在。"不可更行桂枝汤"应接着"无大热"之后,说明邪不在表,同时也提示本证的汗出而喘当与桂枝加厚朴杏子汤证相鉴别。本证属邪热壅肺,故治当清热宣肺,降气平喘,方用麻杏石甘汤。

本方为麻黄汤去桂枝加石膏,变辛温发散之法为辛凉清透之方。方中麻黄宣肺平喘,石膏清透肺热。石膏用量倍重于麻黄,使麻黄辛温之性转为辛凉之用。杏仁宣降肺气,协同麻黄以增平喘之功。炙甘草和中缓急,调和诸药。四药相伍,清热宣肺,降气平喘,为临床治疗肺热病证之良方。

（三）葛根黄芩黄连汤证

【原文】 太阳病,桂枝证,医反下之,利遂不止,脉促者,表未解也;喘而汗出者,葛根黄芩黄连汤主之。（34）

葛根黄芩黄连汤方

葛根半斤 甘草二两（炙） 黄芩三两 黄连三两

上四味,以水八升,先煮葛根,减二升,内诸药,煮取二升,去滓,分温再服。

【提要】 本条论里热夹表邪下利的证治。太阳病桂枝汤证,当汗不当下,误下后出现下利不止,是外邪入里之象。脉急促,表明其人阳气盛,有抗邪外出之势,外邪尚未全陷于里,表证仍在,故曰"脉促者,表未解也"。下利与喘而汗出并见,知邪已化热,热迫肠腑,传导失职,故下利;肠热上蒸,肺失清肃故喘;热迫津泄故汗出。此肠热下利兼表邪未解之证,当用葛根芩连汤清热止利,兼以解表。

方中葛根轻清升发,升津止利,又可解表透邪;黄芩、黄连清热燥湿,坚阴止利;炙甘草甘缓和中,调和诸药。本方为治疗热利之名方,临床多用治肠道感染性疾病,有无表证均可使用。若兼表证,当为风热表证。

三、虚　证

（一）心阳虚证

※桂枝甘草汤证

【原文】　发汗过多，其人叉手自冒心①，心下悸，欲得按者，桂枝甘草汤主之。（64）

桂枝甘草汤方

桂枝四两（去皮）　甘草二两（炙）

上二味，以水三升，煮取一升，去滓，顿服。

【注释】

①叉手自冒心：两手交叉按压于心胸部位。冒，覆盖、按压之意。

【提要】　本条论述心阳虚心悸的证治。汗为心之液，发汗过多，心阳随液外泄，以致心阳不足，空虚无主，故心悸不宁。虚则喜按，故其人常以双手交叉按压心胸部位，以求稍安。此证临床还可见胸闷、气短、乏力等。病机为心阳不足，故治以桂枝甘草汤温通心阳。桂枝辛甘性温，入心助阳；炙甘草甘温补益心气，辛甘合化，阳气乃生。本方为治疗心阳虚之基本方，适用于心阳虚轻证。

※桂枝甘草龙骨牡蛎汤证

【原文】　火逆下之，因烧针烦躁者，桂枝甘草龙骨牡蛎汤主之。（118）

桂枝甘草龙骨牡蛎汤方

桂枝一两（去皮）　甘草二两（炙）　牡蛎二两（熬）　龙骨二两

上四味，以水五升，煮取二升半，去滓，温服八合，日三服。

【提要】　本条论述心阳虚烦躁的证治。烧针火法发汗，迫津外泄，又行攻下之法，一误再误，必使心阳受损，心神浮越而引起烦躁。病人可见心悸、舌淡、苔白等。治宜温通心阳，潜镇安神，方用桂枝甘草龙骨牡蛎汤。

方中桂枝、甘草温通心阳；龙骨、牡蛎潜镇安神。本方用治心阳虚而致心悸、烦躁不宁、怵惕不安、多汗、脉虚浮等症，可收安神除烦之效。

※桂枝去芍药加蜀漆牡蛎龙骨救逆汤证

【原文】　伤寒脉浮，医以火迫劫之，亡阳必惊狂，卧起不安者，桂枝去芍药加蜀漆牡蛎龙骨救逆汤主之。（112）

桂枝去芍药加蜀漆牡蛎龙骨救逆汤方

桂枝三两（去皮）　甘草二两（炙）　生姜三两（切）　大枣十二枚（擘）
牡蛎五两（熬）　蜀漆三两（洗，去腥）　龙骨四两

上七味，以水一斗二升，先煮蜀漆，减二升，内诸药，煮取三升，去滓，温服一升。本云，桂枝汤今去芍药加蜀漆、牡蛎、龙骨。

【提要】　本条论述心阳虚惊狂的证治。伤寒脉浮，主病在表，误用火法强行发

汗,汗出过多,必亡心阳,使心神不得敛养,加之心胸阳气不足,水饮痰浊乘虚扰心,故见惊狂、卧起不安。本证病机为心阳外亡,心神不敛,复被痰扰,故宜温通心阳,镇惊安神兼以涤痰,方用桂枝去芍药加蜀漆牡蛎龙骨救逆汤。

本方由桂枝汤加减而成。去芍药是因其酸苦阴柔,不利于阳气的恢复和痰浊的消散。取桂枝、甘草相配,温通心阳;生姜、大枣补益中焦,调和营卫,助桂枝、甘草温复阳气;蜀漆涤痰散邪;龙骨、牡蛎镇惊安神。本方现代用治精神分裂症、神经衰弱、高血压等证属心阳虚夹痰浊者。

以上心阳虚三证有轻重之别。桂枝甘草汤证以心悸、欲得按为主证,属单纯心阳虚且证轻;桂枝甘草龙骨牡蛎汤证以烦躁为主证,属心阳虚且有心神浮动者;而本证以惊狂、卧起不安为主证,心神浮越程度更重,且兼有痰浊扰心。

※桂枝加桂汤证

【原文】 烧针令其汗,针处被寒,核起而赤①者,必发奔豚。气从少腹上冲心者,灸其核上各一壮,与桂枝加桂汤更加桂二两也。(117)

桂枝加桂汤方

桂枝五两(去皮) 芍药三两 生姜三两(切) 甘草二两(炙) 大枣十二枚(擘)

上五味,以水七升,煮取三升,去滓,温服一升。本云,桂枝汤今加桂满五两。所以加桂者,以能泄奔豚气也。

【注释】

①核起而赤:指针处见局部红肿如核。

②奔豚:证候名。豚即猪,以气上冲犹如豚之奔跑而得名。该证时发时止,发时痛苦异常。

【提要】 本条论述心阳虚奔豚的证治。用烧针强令发汗,外寒从针处侵入,寒闭阳郁,故局部红肿如核状。同时损伤心阳,下焦寒气乘虚上冲,故发奔豚。《金匮要略》记载:"奔豚病,从少腹起,上冲咽喉,发作欲死,复还止。"本证以阵发性气从少腹上冲心胸、心悸、胸闷、气短为辨证要点,病机为心阳不足,阴寒上乘,治宜温通心阳,平冲降逆,方用桂枝加桂汤。外可温灸散寒。

桂枝加桂汤由桂枝汤重用桂枝而成。重用桂枝配甘草,更佐生姜、大枣,辛甘化,温通心阳而降冲逆;芍药、甘草酸甘化阴,柔肝缓急。现代多用于癫病、神经官能症、更年期综合征、膈肌痉挛等证属心阳不足、冲气上逆者。

※茯苓桂枝甘草大枣汤证

【原文】 发汗后,其人脐下悸者,欲作奔豚,茯苓桂枝甘草大枣汤主之。(65)

茯苓桂枝甘草大枣汤方

茯苓半斤 桂枝四两(去皮) 甘草二两(炙) 大枣十五枚(擘)

上四味,以甘澜水一斗,先煮茯苓,减二升,内诸药,煮取三升,去滓,温服一升,日三服。

作甘澜水法:取水二斗,置大盆内,以杓扬之,水上有珠子五六千颗相逐,取用之。

【提要】 本条论述心阳虚欲作奔豚的证治。发汗后,虚其心阳,心火不能下蛰以暖肾,肾水无以蒸化,而水停下焦并欲乘虚上逆,故见脐下筑筑跳动。此奔豚将作之兆,故曰"欲作奔豚"。此证必见小便不利。其病机为心阳不足,下焦寒饮欲动,故宜温通心阳,化气行水,方用茯苓桂枝甘草大枣汤。

方中重用茯苓利水宁心为君,与桂枝相配,通阳化气利水;桂枝配甘草,温通心阳;佐以大枣培土健脾而助健运。心阳复,水饮去,则悸动可止。现代多用于治疗神经性心悸、神经衰弱、慢性肾炎、神经性腹泻等证属心阳虚,水停下焦者。

本证为心阳虚,下焦水饮欲动,以脐下悸、小便不利为辨证要点,治法重在化气利水;桂枝加桂汤证为心阳虚,下焦阴寒上冲,以气从少腹上冲心,奔豚的典型证候为辨证要点,治法重者平冲降逆。

(二)脾虚证

※茯苓桂枝白术甘草汤证

【原文】 伤寒若吐、若下后,心下逆满,气上冲胸,起则头眩①,脉沉紧,发汗则动经②,身为振振③摇者,茯苓桂枝白术甘草汤主之。(67)

茯苓桂枝白术甘草汤方

茯苓四两　桂枝三两(去皮)　白术　甘草各二两(炙)

上四味,以水六升,煮取三升,去滓,分温三服。

【注释】

①头眩:头晕目眩。

②动经:扰动经脉。

③振振:动摇不定貌。

【提要】 本条论述脾虚水停证的证治及禁忌。文中"茯苓桂枝白术甘草汤主之"应接在"脉沉紧"之后,为倒装文法。伤寒误施吐下,损伤脾阳,致使水液不能正常输布,停而为饮。饮停心下,阻碍气机,故心下逆满;脾虚不能制水,水气上冲,则气上冲胸;阳虚不能升清于上,清窍反被上逆之水所蒙,故起则头眩;脉沉主水,紧主寒,沉紧并见,主寒水为患。此脾虚水停,水气上冲之证,治当温阳健脾,利水平冲,方用茯苓桂枝白术甘草汤。

如此水寒之证,若误用发汗之法,必致阳虚更甚,经脉无阳以温,加之水饮浸渍,必伤动经脉之气,出现身体震颤动摇,是由脾及肾之象,当与第82条真武汤证互参。

茯苓桂枝白术甘草汤以茯苓健脾利水;桂枝温阳化气;白术健脾燥湿;炙甘草补脾益气。本方为温阳化饮的主要方剂,现代多用治慢性支气管炎、支气管哮喘、风湿性心脏病、慢性肾炎、多种原因所致的眩晕证属脾虚水停者。

本方与茯苓桂枝甘草大枣汤仅一味药物之差,同为水气致病而设,但本方以白术健脾,侧重治理中焦,主治饮停中焦证;彼重用茯苓利尿,侧重于治理下焦,主治饮停下焦证。

※厚朴生姜半夏甘草人参汤证

【原文】 发汗后,腹胀满者,厚朴生姜半夏甘草人参汤主之。(66)

厚朴生姜半夏甘草人参汤方

厚朴半斤(炙,去皮)　生姜半斤(切)　半夏半升(洗)　甘草二两　人参一两

上五味,以水一斗,煮取三升,去滓,温服一升,日三服。

【提要】 本条论述脾虚气滞腹胀的证治。发汗后腹胀满,是发汗不当,阳气外泄而虚其脾气所致。脾司大腹而主运化,脾虚不运,气滞于中,故腹满。常伴见食少、乏力、舌淡苔白等脾虚之证。此为脾虚气滞之证,故立消补兼施之法,主以厚朴生姜半夏甘草人参汤,温中健脾,宽中消满。

方中厚朴苦温,宽中消满;生姜辛温宣散;半夏燥湿开结。三药合用,辛开苦降,行气除满。人参、甘草健脾益气以复运化之职。本方为消补兼施,标本同治之剂,主要用治脾虚气滞,虚中夹实之证。

※小建中汤证

【原文】 伤寒二三日,心中悸而烦者,小建中汤主之。(102)

小建中汤方

桂枝三两(去皮)　甘草二两(炙)　大枣十二枚(擘)　芍药六两　生姜三两(切)
胶饴一升

上六味,以水七升,煮取三升,去滓,内饴,更上微火消解,温服一升,日三服。呕家不可用建中汤,以甜故也。

【提要】 本条论述伤寒里虚,心中悸而烦的证治。伤寒二三日,为外感病初期,未经误治即见心悸而烦,必是里气先虚,心脾不足,气血双亏之人复被邪扰所致。阳气不足,心无所主则悸;阴血不足,心神失养则烦。结合第100条还当见腹中急痛。

本证以心中悸而烦,腹中急痛,喜温喜按,或伴轻微恶寒发热为辨证要点;其病机是中焦虚寒,气血不足,复被邪扰;治宜温中补虚,调和气血,方用小建中汤。

本方由桂枝汤倍芍药加饴糖而成。变解表祛邪之方而为建中补虚之剂。方中重用饴糖为君,甘温补中;倍用芍药配甘草酸甘化阴,养血和营;桂枝配甘草辛甘化阳,温阳养心;生姜、大枣养胃和中。本方通过健运中焦而达到调补气血的目的,故名建中汤。本方为温中健脾,补虚缓急,平补阴阳,调和气血的主要方剂,临床常用于治疗胃及十二指肠溃疡、神经衰弱、再生障碍性贫血、慢性肝炎等证属中焦虚寒,气血不足者。

※桂枝人参汤证

【原文】 太阳病,外证未除,而数下之,遂协热而利,利下不止,心下痞鞕,表里不解者,桂枝人参汤主之。(163)

桂枝人参汤方

桂枝四两（别切）　甘草四两（炙）　白术三两　人参三两　干姜三两

上五味，以水九升，先煮四味，取五升，内桂，更煮取三升，去滓，温服一升，日再夜一服。

【提要】　本条论述脾虚兼表的证治。太阳病外证未除，多次误下，表证未罢而损伤脾阳，出现脾气虚寒夹表证发热下利，称"协热而利"。脾虚阳陷，运化失职，故下利不止；浊阴不降，壅塞胃脘，故心下痞硬。其病机为脾阳虚弱，表邪未解，以里虚为主，故用桂枝人参汤温中解表。

本方由理中汤加桂枝组成。方以理中汤温中散寒止利。桂枝解太阳之表。本方常用治急性胃肠炎、慢性胃肠炎、胃溃疡、感冒、流感等属中焦虚寒者，有无表证皆可运用。

（三）肾阳虚证

※干姜附子汤证

【原文】　下之后，复发汗，昼日烦躁不得眠，夜而安静，不呕，不渴，无表证，脉沉微，身无大热者，干姜附子汤主之。（61）

干姜附子汤方

干姜一两　附子一枚（生用，去皮，切八片）

上二味，以水三升，煮取一升，去滓，顿服。

【提要】　本条论述肾阳虚烦躁的证治。下后复汗，出现昼日烦躁不得眠，夜而安静，脉沉微，是阳气大伤，阴寒内盛所致。昼日阳气旺，阳虚之体得天阳之助，与阴邪抗争，故昼日烦躁不得眠；夜间阳气衰，阴气盛，阳虚之体无天阳之助，无力与阴邪相争，故夜而安静。这种安静是与烦躁相对而言，实际上是烦躁过后精神疲惫，呈似睡非睡之状。脉沉微是阳气衰微的确据。不呕，是无少阳证。不渴，是无阳明证，又无太阳表证，说明本证烦躁不属于三阳病。身无大热，当见微热，是虚阳外浮所致。其病机为阳气暴虚，阴寒内盛，治宜干姜附子汤急救回阳。

本方即四逆汤去炙甘草组成。方中大辛大热的干姜、附子同用，急救回阳。不用炙甘草，是不欲其缓，以免牵引干姜、附子单刀直入之势。本方药少量轻，单捷小剂，取顿服之法，以救残阳于未亡之顷刻。现代多用于治疗心衰水肿、肾炎水肿、感染性休克等证属肾阳虚者。

※茯苓四逆汤证

【原文】　发汗，若下之，病仍不解，烦躁者，茯苓四逆汤主之。（69）

茯苓四逆汤方

茯苓四两　人参一两　附子一枚（生用，去皮，破八片）　甘草二两（炙）
干姜一两半

上五味，以水五升，煮取三升，去滓，温服七合，日二服。

【提要】　本条论述阴阳两虚烦躁的证治。误用汗下后,病仍不解,反增烦躁,是阴阳俱损,病传少阴。阳虚而神气浮越,阴虚则阳无所恋,故生烦躁。本条叙证简略,从用茯苓四逆汤主治推测,证为阴阳两虚,以阳虚为主。除烦躁外,当见恶寒,肢厥、下利、脉沉细微等,故治宜茯苓四逆汤回阳益阴。

本方由四逆汤加人参、茯苓组成。方中四逆汤回阳救逆;人参补气益阴,安神定志;茯苓健脾益气,宁心安神。现代用治慢性胃肠炎、结肠炎,以及肝、肾疾病引起的水肿等属脾肾阳虚证。

※真武汤证

【原文】　太阳病发汗,汗出不解,其人仍发热,心下悸,头眩,身𥆧动①,振振欲擗地②者,真武汤主之。(82)

真武汤方

茯苓　芍药　生姜各三两(切)　白术二两　附子一枚(炮,去皮,破八片)

上五味,以水八升,煮取三升,去滓,温服七合,日三服。

【注释】

①身𥆧动:身体筋肉跳动。

②振振欲擗地:擗,同"仆",跌倒。肢体颤动,站立不稳,摇摇欲倒。

【提要】　本条论述阳虚水泛的证治。太阳病,汗不得法,内伤少阴阳气,产生变证而致病不解。阳气内虚,虚阳外越,故仍发热。肾阳不足,不能化气行水,水气泛滥,上逆凌心,则心下悸;上扰清阳,则头目晕眩。阳虚筋脉失于温煦,反受水气浸渍,故身𥆧动,振振欲擗地。本证可见全身水肿,小便不利。此阳虚水泛之证,故主以真武汤温阳利水。

方中炮附子温肾扶阳;白术健脾制水;茯苓淡渗利水;生姜宣散水气;芍药益阴缓急,兼制附子温燥之性。现代常用本方治疗心源性水肿、慢性肾炎、肾病综合征、慢性气管炎等属阳虚水泛者。

本证与苓桂术甘汤证同属阳虚水停证,本证重点在肾,病情较重,肾阳虚而水泛周身,治宜温肾利水;苓桂术甘汤证重点在脾,病情较轻,为脾阳虚而水停中焦,治疗重在健脾利水。

(四)阴阳两虚证

※甘草干姜汤证、芍药甘草汤证

【原文】　伤寒脉浮,自汗出,小便数,心烦,微恶寒,脚挛急,反与桂枝欲攻其表,此误也。得之便厥①,咽中干,烦躁,吐逆者,作甘草干姜汤与之,以复其阳;若厥愈足温者,更作芍药甘草汤与之,其脚即伸;若胃气不和,谵语②者,少与调胃承气汤;若重发汗,复加烧针者,四逆汤主之。(29)

甘草干姜汤方

甘草四两（炙）　干姜二两

上二味，以水三升，煮取一升五合，去滓，分温再服。

芍药甘草汤方

白芍药　甘草各四两（炙）

上二味，以水三升，煮取一升五合，去滓，分温再服。

【注释】

①厥：此指手足逆冷。

②谵语：神志不清，胡言乱语，多声音高亢。

【提要】　本条论述伤寒夹虚误汗的变证及随证施治之法。本证初起即见脉浮，自汗出，微恶寒，系太阳中风证。兼见心烦，小便数是阳虚不能制水，虚阳上扰；脚挛急为阴虚筋脉失养。此为阴阳两虚之人外感风邪，治当扶正解表，可仿桂枝加附子汤法。今医者单取桂枝汤攻其表，必犯虚虚之戒，是为误治。误治后表证不复存在，而阴阳更虚，阳虚不布则四肢厥逆；阴虚不能上滋则咽中干，不能润养筋脉则脚挛急，心神失养则烦躁；阴寒犯胃，胃气上逆则吐逆。此证阴阳两虚，治当分清主次。根据阳固则阴存，阳生则阴长的理论，先投甘草干姜汤以复其阳，阳复厥愈足温之后，再与芍药甘草汤酸甘化阴，柔筋缓急。

"若胃气不和，谵语者，少与调胃承气汤"，是言邪从燥化，转入阳明的证治。"重发汗，复加烧针者，四逆汤主之"，此言大汗亡阳，转入少阴的证治。此两证分别见阳明病及少阴病篇。

甘草干姜汤中炙甘草补中益气；干姜温中复阳。二药辛甘化阳。常用治胃脘痛、腹痛、哮喘、痛经等证属中焦阳虚，脾弱肺寒者。

芍药甘草汤以芍药养血敛阴，柔肝止痛；甘草补中缓急。二药同用，酸甘化阴，滋阴养血，缓急止痛。专治阴虚筋脉失养所致拘急疼痛之证，如胃肠痉挛、腓肠肌痉挛、面肌抽搐症、痛经及三叉神经痛等。

※芍药甘草附子汤证

【原文】　发汗，病不解，反恶寒者，虚故也，芍药甘草附子汤主之。（68）

芍药甘草附子汤方

芍药　甘草各三两（炙）　附子一枚（炮，去皮，破八片）

上三味，以水五升，煮取一升五合，去滓，分温三服。

【提要】　本条论述汗后阴阳两虚的证治。"反恶寒"是发汗后病不解的辨证关键。若为表证未解，当与发热，头痛，脉浮并见。今发汗后，恶寒曰"反"，是恶寒加重，又不见发热，脉浮等表证，说明"病不解"，非表不解。从判为"虚故也"及"芍药甘草附子汤主之"来看，本证当属阴阳两虚，故当见脚挛急、脉微细等阴虚失养之证。故治以芍药甘草附子汤扶阳益阴。

方中芍药、甘草酸甘化阴；附子、甘草辛甘化阳。三药合用，有阴阳双补之功。

现代多用治阳虚外感、风湿性关节炎、坐骨神经痛、肠痉挛、腓肠肌痉挛等证属阴阳两虚者。

※炙甘草汤证

【原文】 伤寒脉结代,心动悸,炙甘草汤主之。(177)

炙甘草汤方

甘草四两(炙) 生姜三两(切) 人参二两 生地黄一斤 桂枝三两(去皮) 阿胶二两 麦门冬半升(去心) 麻仁半升 大枣三十枚(擘)

上九味,以清酒七升,水八升,先煮八味取三升,去滓,内胶烊消尽,温服一升,日三服。一名复脉汤。

【提要】 本条论述心阴阳两虚的证治。本证以"脉结代,心动悸"为辨证要点,其病机为心阴阳气血俱虚。心阴不足,心失所养,故心动悸。心阳不振,鼓动无力,故脉结代。治当通阳复脉,滋阴养血,方用炙甘草汤。

本方重用炙甘草补益心气,资脉之本源,合人参、大枣、桂枝、生姜,益气通阳复脉。生地、麦冬、阿胶、麻仁,滋阴补血养心。加清酒振奋阳气,温通血脉。如是则阴阳得平,脉复而心悸自安。现代常用本方治疗心律失常、心肌炎、风湿性心脏病、冠状动脉硬化性心脏病(简称冠心病)、心绞痛、低血压等属心阴阳两虚者。

四、上热下寒证(黄连汤证)

【原文】 伤寒胸中有热,胃中有邪气,腹中痛,欲呕吐者,黄连汤主之。(173)

黄连汤方

黄连三两 甘草三两(炙) 干姜三两 桂枝三两(去皮) 人参二两 半夏半升(洗) 大枣十二枚(擘)

上七味,以水一斗,煮取六升,去滓,温服,昼三夜二。疑非仲景方。

【提要】 本条论述上热下寒证的证治。"胸中"与"胃中",指部位之上下。"胸中有热",是胃中有热,胃热气逆,所以欲呕吐。"胃中有邪气",是指肠中有寒,肠寒气滞,所以腹中痛。此上热下寒之证,治以黄连汤清上温下,和胃降逆。

方中黄连清上热,配半夏和胃降逆以止呕;干姜温下寒;桂枝通阳散寒,宣通上下之阳气;人参、甘草、大枣益气和中,恢复中焦升降之职。现代多用本方治疗胃肠疾病属上热下寒,升降失常者。

五、结 胸 证

(一)结胸辨证

【原文】 问曰:病有结胸,有脏结,其状何如?答曰:按之痛,寸脉浮,关脉沉,名曰结胸也。(128)

【提要】 本条重点论述结胸的脉证特点。结胸证为无形寒热与有形痰水相结于胸膈心下而成,其证属实,多为阳证;脏结证是因脏气虚衰,阴寒凝结所致,其证本虚标实,为阴证。但二者都以胸胁脘腹疼痛为主要表现。结胸证为有形痰水结于心下胸胁,故有心下胸胁按之痛的主症。寸脉候上焦,关脉候中焦,寸脉浮说明邪热内陷胸胃,关脉沉是痰水结于中焦。此结胸主脉,是有形实邪结于胸膈心下之象。

(二)热实结胸证

※大陷胸汤证

【原文】 伤寒六七日,结胸热实,脉沉而紧,心下痛,按之石硬者,大陷胸汤主之。(135)

大陷胸汤方

大黄六两(去皮)　芒硝一升　甘遂一钱匕

上三味,以水六升,先煮大黄取二升,去滓,内芒硝,煮一两沸,内甘遂末,温服一升,得快利,止后服。

【提要】 本条论述典型的大结胸证的证治。条文中"脉沉而紧,心下痛,按之石硬"被称为"结胸三证",对辨识大结胸证有特别的意义。所谓"热实结胸",是指本结胸证的性质属热属实,与寒实结胸正好相对。热实结胸是表邪化热入里在与有形之水结于心下胸胁,气血阻滞不通,故见心下痛,按之石硬。脉沉紧是大结胸证的主脉,沉脉候里而主水,紧脉主邪实又主痛。

结合第134、136、137条,大陷胸汤证的辨证要点是,心下硬痛,甚则从心下至少腹硬满而痛,不可触按,短气躁烦,头汗出,大便秘结,日晡时小有潮热,口渴,舌红苔黄腻或黄厚而燥,脉沉紧。其病机为水热互结,热实结胸,故主以大陷胸汤泻热逐水破结。

方中甘遂峻逐水饮;大黄泻热荡实;芒硝软坚破结。为泻热逐水破结之峻剂。现代多用于治疗急性胰腺炎、渗出性胸膜炎、结核性腹膜炎、胆道感染、急性肠梗阻、急性阑尾炎等多种急腹症辨证属于水热互结者。

※大陷胸丸证

【原文】 结胸者,项亦强,如柔痓①状,下之则和,宜大陷胸丸。(131下)

大陷胸丸方

大黄半斤　葶苈子半升(熬)　芒硝半升　杏仁半升(去皮尖,熬黑)

上四味,捣筛二味,内杏仁、芒硝,合研如脂,和散,取如弹丸一枚,别捣甘遂末一钱匕,白蜜二合,水二升,煮取一升,温顿服之,一宿乃下,如不下,更服,取下为效。禁如药法。

【注释】

①柔痓:痓,读"至(zhi)",当为痉,证候名。痉病以颈项强直,甚至角弓反张为

证候特点。其中汗出者为柔痉,无汗者为刚痉。

【提要】 本条论述热实结胸邪结偏上的证治。病为结胸,必见心下胸胁硬满疼痛等结胸主证。其证的特点是出现了颈项强直,有如柔痉病的症状,说明水热结聚部位偏高,以致上部经脉不利。据其水热互结,邪结偏上的病机,当见身热汗出,短气,喘息等症。治宜大陷胸丸泻热逐水破结,峻药缓攻,取"补上治上治以缓"之意。

本方为大陷胸汤加葶苈子、杏仁、白蜜而成。大黄、芒硝、甘遂,泻热逐水破结;葶苈子、杏仁泻肺行水,通利肺气;白蜜甘缓和中。本方之药虽峻,但改汤为丸,又小制其剂,并用白蜜同煎,是变峻泻为缓攻,有利于结胸证而邪结偏上者。现代多用治慢性支气管炎、支气管哮喘、肺气肿、胸膜炎、各类急腹症等证属水热结实偏上者。

※小陷胸汤证

【原文】 小结胸病,正在心下,按之则痛,脉浮滑者,小陷胸汤主之。(138)
小陷胸汤方
黄连一两　半夏半升(洗)　栝楼实大者一枚
上三味,以水六升,先煮栝楼,取三升,去滓,内诸药,煮取二升,去滓,分温三服。

【提要】 本条论述小结胸病的证治。小结胸病属热实结胸轻证,为邪热内陷与痰饮结于心下而成。其病变部位仅局限在心下胃脘部,比大结胸的范围小。按之则痛,不按不痛,结聚程度比大结胸轻。脉浮滑为痰热结聚之象。

本证以心下痞硬,按之则痛,胸闷喘满,咳吐黄痰,苔黄腻,脉浮滑为辨证要点。病机为痰热互结于心下,故治宜清热涤痰开结。方用小陷胸汤。

方用黄连清心下胃脘之热;半夏化痰蠲饮散结;瓜蒌实清热涤痰开结。为清热涤痰开结之良方。现代多用于急慢性胃炎、胆囊炎、肝炎、急慢性支气管炎、冠心病辨证属痰热互结者。

小陷胸汤证与大陷胸汤证均属热实结胸,前者为痰热互结心下,证轻而势缓;后者为水热互结胸腹,证重而势急。证有轻重之分,故方有大小之别。两方相比,前者用黄连清热于中,后者用大黄泻热导下;前者用半夏以涤痰,后者用甘遂以逐水;前者用瓜蒌实以开结,后者以芒硝可破结。可见仲景用药随证出入,法度严谨。

(三)寒实结胸证(三物白散证)

【原文】 寒实结胸,无热证者,与三物小陷胸汤。白散①亦可服。(141 下)
白散方
桔梗三分　巴豆一分,(去皮心,熬黑研如脂)　贝母三分
上三味为散,内巴豆,更于白中杵之,以白饮和服,强人半钱匕,羸者减之。病在膈上必吐,在膈下必利,不利进热粥一杯,利过不止,进冷粥一杯。

【注释】

①白散:方剂名。考《金匮玉函经》《千金翼方》本条均无"陷胸汤"及"亦可服"六字,故应读为"与三物白散"。

【提要】 本条论述寒实结胸的证治。寒实结胸为寒邪与有形痰水相结于胸膈脘腹所致。其证除具有一般结胸必有的胸膈心下硬满疼痛外,其特点是有寒证、实证而无热证。

其辨证要点是胸膈或心下硬满疼痛,畏寒喜暖,喘息咳唾,大便秘结,苔白滑,脉沉弦。病机为寒痰水饮结聚胸脘,治宜温下寒实,涤痰破结,方用三物白散。

方中巴豆泻下寒积,攻痰逐水;贝母化痰散结;桔梗祛痰开结,开提肺气。由于三味药物其色皆白,又为散剂,故名三物白散。现代用于治疗胸膜炎、肺脓疡、白喉、胆道蛔虫等证属寒实内结者。

六、痞　　证

（一）痞证的成因及证候特点

【原文】 脉浮而紧,而复下之,紧反入里①,则作痞②,按之自濡③,但气痞耳。(151)

【注释】

①紧反入里:因误下邪气由表入里。紧,此指在表之寒邪。

②痞:证候名,指痞证,以心下痞塞不舒,按之柔软不痛为主要症状的一类病证。

③濡:柔软。

【提要】 本条论述痞证的成因与证候特点,浮紧之脉,主病在表,当以汗解。若误用下法,先虚其里,在表之邪内陷入里,脾胃升降失常,气机不利而壅滞心下,遂成痞证。痞证的特征是心下痞塞,但满不痛,按之柔软。其病机为无形邪气壅聚心下,气机窒塞,故云"但气痞耳"。

痞证与结胸证都以心下为主要病变部位。结胸证为内陷之邪与有形痰水结于心下胸胁,故其证以心下胸胁硬满疼痛为特点,治宜攻下破结。痞证为无形邪气内陷心下,气机痞塞,故其证以心下痞,按之濡,不硬不痛为特点,治宜理气消痞。

（二）热痞证

※大黄黄连泻心汤证

【原文】 心下痞,按之濡,其脉关上浮者,大黄黄连泻心汤主之。(154)

大黄黄连泻心汤方

大黄二两　黄连一两

上二味,以麻沸汤①二升,渍②之须臾,绞去滓,分温再服。

臣亿等看详大黄黄连泻心汤,诸本皆二味,又后附子泻心汤,用大黄、黄连、黄芩、附子,恐是前方中亦有黄芩,后但加附子也,故后云附子泻心汤,本云加附子也。

【注释】

①麻沸汤:滚沸的水。

②渍:浸泡。

【提要】 本条论述热痞的证治。心下痞,按之濡,是指胃脘部有痞塞不舒之感,按之柔软,不硬不痛,此属无形邪气壅滞之气痞。关脉候中焦,浮脉主阳热,关脉浮说明本证系无形邪热壅聚心下,致气机痞塞,乃热痞之证。本证属热,故当见心烦、口渴、小便短赤、舌红、苔黄等热证。病机为胃热气滞。故用大黄黄连泻心汤泻热消痞。

本方按宋版原文,仅大黄、黄连二味,当是传写之误,故林亿等加按语认为应有黄芩一味,可从。大黄泻热和胃;黄连泻心胃之火;黄芩泻中焦之热。三味合用,邪热得去,气机通畅,则痞满自消。

本方煎服法尤有妙义,不取煎煮,而以麻沸汤浸泡少顷,绞汁饮服,意在取其气之轻扬,薄其味之重浊,使之利于清心下无形邪热,而不在泻下有形邪结。

本方为清泻实火的有效方剂,历代医家应用甚广,凡属邪热实火诸证,临床各科均可应用。现代多用此方治疗阳明胃经有热的病证,以及血热引起的出血、眼科疾患、皮肤病等。

※附子泻心汤证

【原文】 心下痞,而复恶寒汗出者,附子泻心汤主之。(155)

附子泻心汤方

大黄二两 黄连一两 黄芩一两 附子一枚(炮,去皮,破,另煮取汁)

上四味,切三味,以麻沸汤二升渍之,须臾,绞去滓,内附子汁,分温再服。

【提要】 本条论述热痞兼表阳虚的证治。本条承接第154条言心下痞,当属热痞。复见恶寒汗出,此非表邪不解,而是表阳虚,卫外不固所致。本证寒热并见,虚实互呈,治当泻热消痞,兼以扶阳固表,方用附子泻心汤。

本方由大黄黄连泻心汤加附子而成。取苦寒之三黄,用麻沸汤浸泡绞汁,泻热消痞;用辛热的附子另煎取汁,温经复阳固表。四味相合,生熟有别,性味有异,药虽同行,功则各奏。现代多用治消化系统、神经系统的疾病而病机为邪热内盛又兼阳气不足者。

(三)寒热错杂痞证

※半夏泻心汤证

【原文】 伤寒五六日,呕而发热者,柴胡汤证具,而以他药下之,柴胡证仍在者,复与柴胡汤。此虽已下之,不为逆,必蒸蒸而振①,却发热汗出而解。若心下满而硬痛者,此为结胸也,大陷胸汤主之。但满而不痛者,此为痞,柴胡不中与之,宜

半夏泻心汤。（149）

　　半夏泻心汤方

　　半夏半升(洗)　黄芩　干姜　人参　甘草(炙)各三两　黄连一两
大枣十二枚(擘)

　　上七味,以水一斗,煮取六升,去滓,再煎取三升,温服一升,日三服。

【注释】

　　①蒸蒸而振:蒸蒸,形容发热较甚;振,振动,因恶寒而身体震颤,称为寒战。

【提要】　本条论述小柴胡汤证误下后的三种转归,以及脾胃不和、寒热错杂痞
的证治。伤寒五六日,邪气有内传之机,症见"呕而发热",说明邪传少阳,治宜小柴
胡汤和解。若误下,因人而异,可能发生以下三种转归:

　　其一,柴胡证仍在。虽经误下,邪未内陷,可复与柴胡汤。服药后,正气得药力
之助奋起抗邪,可出现"蒸蒸而振,却发热汗出而解"的战汗。

　　其二,变为大陷胸汤证。素有水饮内停,误下后邪热内陷,与水饮结于胸膈,则
成心下满而硬痛的结胸证,治以大陷胸汤泻热逐水破结。

　　其三,成为半夏泻心汤证。若其人内无痰水实邪,误下后,脾胃受伤而生寒,邪
热内陷而为热,以致寒热错杂于中,脾胃升降失职,气机滞塞而形成心下痞,满而不
痛的痞证。治宜半夏泻心汤和中降逆消痞。

　　"但满而不痛"是痞证的辨证要点。据《金匮要略·呕吐哕下利病篇》所载"呕
而肠鸣,心下痞者,半夏泻心汤主之",以及根据生姜泻心汤证、甘草泻心汤证的推
测,本证当有恶心、呕吐、肠鸣、下利等脾胃升降失常之证。

　　半夏泻心汤以半夏为君,和胃降逆止呕,合干姜之辛温,温中散寒,消痞结;黄
连、黄芩苦寒,清热和胃,泄其满;人参、甘草、大枣甘温,补益脾胃,以复其升降之
职。全方寒温并用,辛开苦降,攻补兼施,阴阳并调,是为和解之剂。现代多用此方
治疗急慢性胃肠炎,各种胃炎、肠炎,消化道溃疡等证属寒热错杂、虚实互呈者。

　　半夏泻心汤乃黄连汤去桂枝加黄芩而成,二方仅一味药物之差,但主治病
证有别。半夏泻心汤主治寒热错杂,脾胃不和之痞证,以心下痞满、呕逆、肠泻
下利为主症,干姜、半夏、黄芩、黄连并用,重在解寒热互结之势。黄连汤主治
寒热分居,上下相阻之上热下寒证,以腹中痛、欲呕吐为主症,故重用黄连为主
药,清在上之热,用桂枝宣通上下阴阳之气。

　　※生姜泻心汤证

【原文】　伤寒汗出解之后,胃中不和,心下痞硬,干噫食臭①,胁下有水气,
腹中雷鸣②,下利者,生姜泻心汤主之。（157）

　　生姜泻心汤方

　　生姜四两(切)　甘草三两(炙)　人参三两　干姜一两　黄芩三两　半夏半升(洗)
黄连一两　大枣十二枚(擘)

　　上八味,以水一升,煮取六升,去滓,再煎取三升,温服一升,日三服。附子泻心

汤,本云加附子。半夏泻心汤,甘草泻心汤,同体别名耳。生姜泻心汤,本云理中人参黄芩汤,去桂枝、术,加黄连并泻肝法。

【注释】

①干噫食臭:噫,同"嗳"。臭,读"嗅(xiù)"。即嗳气有食物馊腐气味。

②腹中雷鸣:指肠鸣剧烈。

【提要】 本条论述胃虚水饮食滞致痞的证治。本证与半夏泻心汤证大同小异。所同者,两证均属脾胃虚弱,寒热错杂痞证,心下痞满、呕吐、肠鸣下利为其共有见证。所不同的是,本证又兼水食停滞,故见心下痞硬、干噫食臭、腹中雷鸣。治以生姜泻心汤和胃降逆,散水消痞。

本方即半夏泻心汤减干姜二两,另加生姜四两所成。其组方原则与半夏泻心汤大同小异。因本证胃虚食滞,兼有水饮内停,故加生姜温胃而宣散水气。本方的临床应用与半夏泻心汤大致相同,多用治寒热错杂兼水饮食滞的消化系统疾病。

※甘草泻心汤证

【原文】 伤寒中风,医反下之,其人下利日数十行,谷不化,腹中雷鸣,心下痞硬而满,干呕心烦不得安,医见心下痞,谓病不尽,复下之,其痞益甚,此非结热,但以胃中虚,客气上逆,故使硬也,甘草泻心汤主之。(158)

甘草泻心汤方

甘草四两(炙) 黄芩三两 干姜三两 半夏半升(洗) 大枣十二枚(擘)黄连一两

上六味,以水一斗,煮取六升,去滓,再煎取三升,温服一升,日三服。

臣亿等谨按,……是半夏、生姜、甘草泻心三方,皆本于理中也,其方必各有人参,今甘草泻心中无者,脱落之也。又按《千金》并《外台秘要》,治伤寒䘌食用此方皆有人参,知脱落无疑。

【提要】 本条论述脾胃虚弱、痞利俱甚的证治。表证误下,脾胃受伤,邪热内陷,以致寒热错杂于心下,气机痞塞,故见心下痞硬而满。脾胃虚甚,运化失职,水谷不别,下奔肠道,故腹中雷鸣、下利频作而有未消化食物。浊阴不降,虚气上逆,则干呕、心烦不得安。病机为脾胃重虚,寒热错杂,水谷不化。治宜和胃补中,消痞止利,方用甘草泻心汤。

本方即半夏泻心汤加重炙甘草用量而成。重用炙甘草为方中主药,取其甘温补中,健脾和胃。其余药物及组方原则同半夏泻心汤。本方临床常用治急慢性胃肠炎、消化道溃疡等消化系统疾病证属寒热错杂,虚实并见者。根据《金匮要略》用本方治疗狐惑病,现代用于治疗白塞综合征、口腔糜烂、尖锐湿疣等疾病。

(四)痞证辨证

※赤石脂禹余粮汤证

【原文】 伤寒服汤药,下利不止,心下痞硬。服泻心汤已,复以他药下之,利不

止,医以理中与之,利益甚。理中者,理中焦,此利在下焦,赤石脂禹余粮汤主之。复不止者,当利其小便。(159)

赤石脂禹余粮汤方

赤石脂一斤(碎)　太一禹余粮一斤(碎)

上二味,以水六升,煮取二升,去滓,分温三服。

【提要】　本条辨误下后致心下痞硬、下利不止的不同证治。本条紧接甘草泻心汤证,意在阐明伤寒误下而致心下痞硬,下利不止者,非尽属诸泻心汤类。其病机不同,施治而异。痞利俱甚之证,若属脾胃虚弱,寒热错杂者,当以甘草泻心汤一类方剂,补中和胃,消痞止利;若属中焦虚寒者,当以理中汤温中止利;若属下元不固者,当以赤石脂禹余粮汤涩肠止利;若属脾之转输功能失职,清浊不分者,当以五苓散之类,化气行水,分消止利。以上为举例方式,说明下利有多种证候,多种治法。学习本条还应联系其余下利诸条方能得其全貌。

赤石脂禹余粮汤中二药皆入胃与大肠,具有收敛固脱止泻的功用,善治久泻久利,滑脱不禁之证。现代主要用于下元不固、滑脱不禁的病证。

※旋覆代赭汤证

【原文】　伤寒发汗,若吐若下,解后心下痞硬,噫气不除者,旋覆代赭汤主之。(161)

旋覆代赭汤方

旋覆花三两　人参二两　生姜五两　代赭一两　甘草三两(炙)　半夏半升(洗)
大枣十二枚(擘)

上七味,以水一斗,煮取六升,去滓,再煎取三升。温服一升,日三服。

【提要】　本条论述胃虚痰阻、噫气不除的证治。伤寒为病在表,若汗不如法或误用吐下后,表邪虽解,但脾胃受损,痰饮内生,停阻心下,故见心下痞硬;胃虚气逆,则噫气不除。证属胃虚气逆,痰浊内阻。故治以旋覆代赭汤和胃降逆,化痰下气。

方中旋覆花消痰下气;代赭石重镇降逆;生姜、半夏和胃化痰降逆;人参、甘草、大枣补中益气。本方以下气降逆为主要功效,临床多用于胃气虚弱,气逆不降或肝气犯胃的嗳气、呃逆、呕吐。

本证与生姜泻心汤证均有心下痞硬、噫气,但本证的主症是噫气不除而不是心下痞硬。同时无下利,噫气中无食臭,亦无寒热错杂。当明其异同。

(郁保生　尹周安)

第3章 辨阳明病脉证并治·原文选读

　　阳明包括足阳明胃与手阳明大肠，分别与足太阴脾、手太阴肺相表里。胃主受纳，腐熟水谷，主燥，以降为顺。大肠主传导糟粕。二者共同完成水谷的受纳、腐熟、吸收、排泄的整个过程。如此则水谷精微得以奉养全身，化生气血。故阳明有"多气多血"之说。

　　病邪入侵阳明，胃肠功能失常，邪从燥化，邪实正盛，正邪剧争，故阳明病多见于外感病邪热极盛的阶段，其性质多属里热实证。

　　阳明病的病机，仲景概括为"胃家实"，即胃肠燥热亢盛。其表现形式有二：一为无形燥热，即燥热之邪未与肠中糟粕相结，只是无形燥热弥漫全身，称为阳明病热证。二为有形燥结，燥热之邪与肠中糟粕搏结形成燥屎，腑气不通，称为阳明病实证。因此，阳明病本证分成热证与实证两大类型。此外，阳明病还有湿热证、血热证和中寒证等。

　　阳明病以热证，实证为主，治则总以祛邪为要，故清、下二法为主要治法。阳明病热证用清法，如白虎汤之类。阳明实证用下法，如三承气汤类。总之，阳明病的治疗以清下实热，保存津液为主，不可妄用发汗、利小便等法。

第一节 阳明病纲要

一、阳明病提纲

　　【原文】　阳明之为病，胃家实是也。（180）

　　【提要】　本条为阳明病提纲。"胃家"统括胃、肠。实即邪气盛。"胃家实"即胃肠燥热亢盛，是对阳明病热证与实证病理机制的高度概括，故将其作为阳明病提纲。

二、阳明病脉证

　　【原文】　问曰：阳明病外证云何？答曰：身热，汗自出，不恶寒，反恶热也。（182）

　　伤寒三日，阳明脉大。（186）

　　【提要】　此节论述阳明病的脉证。有诸内必形于诸外，阳明病胃家实的内在本质反映于外的证候叫作"外证"。阳明病里热亢盛，蒸腾于外，故身热；里热蒸腾，迫津外泄，故汗自出；不恶寒是无太阳表证；反恶热，是里热炽盛，充斥内外。里热亢盛,气血沸腾,故脉应之而大。见以上脉证者,即可辨为阳明病。

第二节　阳明病本证

一、阳明病热证

（一）白虎汤证

【原文】　伤寒脉浮滑,此以表有热,里有寒,白虎汤主之。（176）

白虎汤方

知母六两　石膏一斤（碎）　甘草二两（炙）　粳米六合

上四味,以水一斗,煮米熟汤成,去滓,温服一升,日三服。

臣亿等谨按前篇云,热结在里,表里俱热者,白虎汤主之。又云其表不解,不可与白虎汤。此云脉浮滑,表有热,里有寒者,必表里字差矣。又阳明一证云,脉浮迟,表热里寒,四逆汤主之。又少阴一证云,里寒外热,通脉四逆汤主之。以此表里自差,明矣。《千金翼》云白通汤。非也。

三阳合病,腹满身重,难以转侧,口不仁①面垢②,谵语遗尿。发汗则谵语。下之则额上生汗,手足逆冷。若自汗出者,白虎汤主之。（219）

【注释】

①口不仁:口中麻木,言语不利,食不知味。

②面垢:面部如蒙油垢。

【提要】　此两条论述白虎汤证的证治。第176条举脉略症,伤寒泛指外感病,浮主热盛于外,滑主热炽于里。"表有热"是指"身热、不恶寒、反恶热"等症,乃里热达表,非太阳表热。"里有热"是指汗出、心烦、口渴、舌苔黄燥等症。证属阳明热盛,充斥表里,治宜辛寒清热,透邪保津,方用白虎汤。

第219条言三阳合病,然从症状表现看,实为阳明热盛之证。阳明热盛,气壅于腹,故见腹满。阳明热盛,元气受损,故见身重、难以转侧。阳明经脉绕口,过面部,阳明之热循经上熏,故见口不仁、面垢。胃热扰神,则见谵语。热盛神昏,膀胱失约,故见遗尿。里热迫津,则自汗出。"发汗则谵语。下之则额上生汗,手足逆冷",乃白虎汤证误用汗下所出现的变证,非白虎汤证。

白虎汤中石膏辛甘大寒,配以知母苦寒而润,二药同用,清阳明独胜之热而保津液。炙甘草、粳米益胃和中。本方为辛寒清热之代表方,现代广泛用于治疗急性传染性和感染性疾病等属肺胃热盛或热在气分者。以大热、大汗、大渴、脉洪大作为应用本方的依据。

（二）白虎加人参汤证

【原文】　伤寒若吐若下后,七八日不解,热结在里,表里俱热,时时恶风,大渴,

舌上干燥而烦,欲饮水数升者,白虎加人参汤主之。(168)

　　白虎加人参汤方

　　知母六两　石膏一斤(碎)　甘草二两(炙)　人参二两　粳米六合

　　上五味,以水一斗,煮米熟汤成,去滓,温服一升,日三服。

　　伤寒无大热,口燥渴,心烦,背微恶寒者,白虎加人参汤主之。(169)

　　伤寒脉浮,发热无汗,其表不解,不可与白虎汤。渴欲饮水,无表证者,白虎加人参汤主之。(170)

　　若渴欲饮水,口干舌燥者,白虎加人参汤主之。(222)

　　【提要】　此节论述白虎加人参汤证的证治。白虎加人参汤证是在白虎汤证的基础上增加了津气大伤的证候。以上 4 条,条条言及口渴,如大烦渴不解,舌上干燥而烦,欲饮水数升等,可见津液耗伤之重。热盛汗多,气随津泄,以致腠理开泄,不胜风袭,故见时时恶风、背微恶寒。证属阳明热盛,津气大伤,故治以白虎加人参汤辛寒清热,益气生津。本方由白虎汤加人参而成。以白虎汤辛寒清热,加人参益气生津。临床常用于多种急性热病证属气分热盛而兼津气大伤者。

　　第 169 条言无大热,是表无大热,而邪归阳明,里热太盛,热极汗多使然。

　　第 170 条指出白虎汤的禁忌证。表证未解者,即使兼有阳明里热,仍宜从表论治,而不可径用白虎汤。

(三)猪苓汤证

　　【原文】　若脉浮发热,渴欲饮水,小便不利者,猪苓汤主之。(223)

　　猪苓汤方

　　猪苓(去皮)　茯苓　泽泻　阿胶　滑石(碎)各一两

　　上五味,以水四升,先煮四味,取二升,去滓,内阿胶烊消,温服七合,日三服。

　　阳明病,汗出多而渴者,不可与猪苓汤,以汗多胃中燥,猪苓汤复利其小便故也。(224)

　　【提要】　第 223 条论阳明津伤、水热互结的证治。脉浮发热,为阳明余热犹存,非太阳表证。渴欲饮水,是阳明里热,耗伤津液。小便不利则是水饮内停。本证的病机是阳明津伤,水热互结,治宜育阴清热利水,方用猪苓汤。

　　方中猪苓、茯苓、泽泻淡渗利水;滑石清热利水;阿胶育阴润燥。本方为主治下焦蓄热之利尿专剂,适用于泌尿系统疾病证属阴虚水热互结者。

　　第 224 条论猪苓汤的禁例。阳明病汗出多而渴,为阳明热盛,津气两伤所致。津液耗伤,化源不足,可见小便少而不利,治当用白虎加人参汤清热生津。切不可用猪苓汤利其小便,重伤津液。猪苓汤虽兼育阴功能,但以通利小便为主。故津伤严重者不可用之。

　　猪苓汤证与五苓散证症状表现相似,均为水气不利之证,病位均在下焦,治疗都用猪苓、茯苓、泽泻以利水。两者证治必须鉴别。

二、阳明病实证

（一）调胃承气汤证

【原文】 阳明病，不吐不下，心烦者，可与调胃承气汤。（**207**）

调胃承气汤方

甘草二两（炙） 芒硝半升 大黄四两（清酒洗）

上三味，切，以水三升，煮二物至一升，去滓，内芒硝，更上微火一二沸，温顿服之，以调胃气。

太阳病三日，发汗不解，蒸蒸发热①者，属胃②也，调胃承气汤主之。（**248**）

伤寒吐后，腹胀满者，与调胃承气汤。（**249**）

【注释】

①蒸蒸发热：形容发热如热气蒸腾，从内达外。

②属胃：转属阳明。

【提要】 此节论述调胃承气汤证的证治。蒸蒸发热是病传阳明的重要特征，是热聚于里，气蒸于外使然，故常伴连绵汗出。腹胀满是燥热结实，腑气不通。未经吐下而见心烦，为实烦，乃胃肠燥实，上扰心神。本证还应有不大便、腹痛拒按等证。病机为燥实初结，胃气不和，治宜泻热和胃，软坚润燥，方用调胃承气汤。

方中大黄泻热去实，推陈致新；芒硝润燥软坚，通利大便；甘草和中缓急，顾护胃气。本方为下法中的缓下剂，现代多用于治疗急腹症、感染性疾病等属燥实内阻者。

（二）小承气汤证

【原文】 阳明病，其人汗多，以津液外出，胃中燥，大便必硬，硬则谵语；小承气汤主之；若一服谵语止者，更莫复服。（**213**）

小承气汤方

大黄四两（酒洗） 厚朴二两（炙，去皮） 枳实三枚（大者，炙）

上三味，以水四升，煮取一升二合，去滓，分温二服。初服汤当更衣，不尔者尽饮之，若更衣者，勿服之。

阳明病，谵语发潮热，脉滑而疾①者，小承气汤主之。因与承气汤一升，腹中转气②者，更服一升，若不转气者，勿更与之。明日又不大便，脉反微涩者，里虚也，为难治，不可更与承气汤也。（**214**）

太阳病，若吐若下若发汗后，微烦，小便数，大便因硬者，与小承气汤和之愈。（**250**）

【注释】

①脉滑而疾：指脉象圆滑流利快速。

②转气：腹中有矢气转动，俗称放屁。

【提要】 此节论述小承气汤证的证治。本证可见潮热、心烦、谵语、汗多、小便数、大便硬、脉滑而疾等症。阳明燥热结实,热邪深伏,故见潮热。胃肠浊热,上攻心神,则心烦、谵语。里热炽盛,迫津外泄则多汗。津液偏渗膀胱而见小便数。胃肠津亏干燥结实,故大便必硬。脉滑而疾而非沉实有力,此为热势弥漫,燥热结实尚浅之象。其病机为燥热结实,腑气壅滞,治宜泻热通便,消滞除满,方用小承气汤。

方中大黄泻热导下;厚朴行气除满;枳实破滞消痞。本方为下法中的和下剂,临床常用治阳明腑实,燥屎阻滞、痞满为主,燥热次之之证。

(三) 大承气汤证

【原文】 二阳并病,太阳证罢,但发潮热,手足漐漐汗出,大便难而谵语者,下之则愈,宜大承气汤。(220)

大承气汤方

大黄四两(酒洗) 厚朴半斤(炙,去皮) 枳实五枚(炙) 芒硝三合

上四味,以水一斗,先煮二物,取五升,去滓,内大黄,更煮取二升,去滓,内芒硝,更上微火一两沸,分温再服,得下食余勿服。

病人不大便五六日,绕脐痛,烦躁,发作有时者,此有燥屎,故使不大便也。(239)

大下后,六七日不大便,烦不解,腹满痛者,此有燥屎也。所以然者,本有宿食故也,宜大承气汤。(241)

【提要】 此节论述大承气汤证的证治。太阳与阳明并病,太阳证罢,病已转属阳明。燥实内阻、热邪深伏,故发潮热。阳明主四肢,燥热蒸腾,迫津外泄,津液尚充者,多为全身汗出;若热结而津液亏虚者,则仅见手足漐漐汗出。浊热上扰,心神不安,故烦躁、谵语。燥热结实,腑气不通,则见大便难、绕脐痛、腹满痛。病机为燥实内结,腑气不通,治宜峻下热实,荡涤燥结,方用大承气汤。

方中大黄荡涤肠胃,泻热去实;芒硝软坚润燥,泻热导滞;枳实理气消痞;厚朴行气除满。本方为下法中的峻下剂,临床常用于治疗多种急腹症和感染性疾病的极期阶段等属阳明腑实重证者。

以上三承气汤证均为阳明腑实证,但其程度有别,组方法则亦有不同,调胃承气汤证是燥热实邪初结胃肠,燥热为主,痞满不甚。证见蒸蒸发热,汗出,心烦,腹胀满,不大便,舌红,苔黄燥,脉滑数。故芒硝用量倍于大黄,佐以甘草,而不用枳实、厚朴,重在泻热润燥而和胃气。小承气汤证以痞满为主,燥热次之。证见潮热,汗出,心烦,甚则谵语,腹大满,大便硬,舌红,苔黄厚而干,脉滑而疾。故少用枳实、厚朴,而不用芒硝,重在行气通腑而消痞满。大承气汤证是痞满燥实俱备,症见潮热,谵语,手足漐漐汗出,大便秘结,绕脐痛,舌红,苔老黄焦燥起刺,脉沉实有力。故四物同用,峻下热实燥结。

第4章 辨少阳病脉证治·原文选读

少阳包括足少阳胆与手少阳三焦,并分别与足厥阴肝、手厥阴心包相表里。胆附于肝,内藏胆汁而主疏泄。胆腑清利则肝气条达,脾胃自无贼邪之患。三焦主决渎而通调水道,又为水火气机运行之通道。胆与三焦经脉相连,二者功能正常,则枢机运转,三焦通畅,水火气机运行自如。

邪犯少阳,胆火上炎,枢机不运,经气不利,影响脾胃,出现口苦、咽干、目眩、往来寒热、胸胁苦满、默默不欲饮食、心烦喜呕、脉弦细等症,称为少阳病。少阳病是外感病过程中,病邪由表入里,由寒转热的过渡阶段,其病位既不在太阳之表,又不在阳明之里,故称为半表半里热证。

少阳病的治疗,应以和解为主,小柴胡汤是其主方。汗、吐、下三法均属禁忌之列。若病情变化,证有兼夹,又可于和解之中随证治之。

第一节 少阳病提纲

【原文】 少阳之为病,口苦,咽干,目眩也。(263)

【提要】 本条论述少阳病提纲。胆藏胆汁,邪犯少阳,胆火上炎,胆汁上逆则口苦;灼伤津液则咽干;循经上扰则目眩。此三症充分反映了少阳病胆火上炎,火气为病的特点,故用作少阳病提纲,临证之时,见此三症,即可确认为少阳病。本条应与第96条所述之证相参,则更为全面。

第二节 少阳病本证(小柴胡汤证)

【原文】 伤寒五六日中风,往来寒热①,胸胁苦满②,嘿嘿③不欲饮食,心烦喜呕,或胸中烦而不呕,或渴,或腹中痛,或胁下痞硬,或心下悸、小便不利,或不渴、身有微热,或咳者,小柴胡汤主之。(96)

小柴胡汤方

柴胡半斤　黄芩三两　人参三两　半夏半升(洗)　甘草(炙)　生姜各三两(切)
大枣十二枚(擘)

上七味,以水一斗二升,煮取六升,去滓,再煎取三升,温服一升,日三服。若胸中烦而不呕者,去半夏、人参,加栝楼实一枚;若渴,去半夏,加人参合前成四两半、栝楼根四两;若腹中痛者,去黄芩,加芍药三两;若胁下痞硬,去大枣,加牡蛎四两;

若心下悸、小便不利者,去黄芩,加茯苓四两;若不渴,外有微热者,去人参,加桂枝三两,温覆微汗愈;若咳者,去人参、大枣、生姜,加五味子半升、干姜二两。

【注释】

①往来寒热:恶寒与发热交替出现。

②胸胁苦满:苦,用作动词,即病人苦于胸胁满闷。

③嘿嘿:嘿,同"默"。即表情沉默,不欲言语。

【提要】 本条论述小柴胡汤证的证治。邪入少阳,正邪分争半表半里,正胜则热,邪胜则寒,正邪交争,互有胜负,故往来寒热。邪犯少阳,经气不畅,故见胸胁苦满。少阳气郁,影响脾胃,故默默不欲饮食。胆热内郁,上扰心神则心烦。胆热犯胃,胃失和降则喜呕。病机为邪犯少阳,枢机不利,胆热内郁,治当和解少阳,方用小柴胡汤。

方中柴胡疏解少阳郁滞;黄芩清泄少阳邪热。柴胡、黄芩合用,清透少阳半表半里之邪。半夏、生姜和胃降逆止呕。人参、甘草、大枣益气和中,扶正祛邪。本方寒温并用,升降协调,攻补兼施,有疏利三焦,调达上下,宣通内外,和畅气机的作用,故称为和解剂。本方临床应用极广,临床各科多系统疾病,只要符合胆热内郁,枢机不利病机者,用之多能获效。

若病有兼夹,可随证加减。若胸中烦而不呕,是邪热扰心,胃气尚和,故去人参之补益,恐其助热;不呕故去半夏,加瓜蒌实清热除烦;若口渴,是邪热伤津,故去温燥之半夏,加重人参,并加瓜蒌根(天花粉)清热益气生津;若腹中痛,是土被木乘,故去苦寒之黄芩,加芍药于土中泻木;如胁下痞硬,是邪气郁遏少阳较甚,故去大枣之甘以免增壅满,加牡蛎软坚散结;若心下悸,小便不利,是三焦决渎失职,水饮内停,故去苦寒之黄芩,加茯苓淡渗利水;若不渴,外有微热,是表邪未解,故去人参之壅补,加桂枝以解表;若咳者,乃肺寒气逆,去人参、大枣,免生壅滞,去生姜走而不守,不利于温里寒,加干姜温肺祛寒,五味子敛肺止咳。

第三节 少阳病兼变证

一、柴胡桂枝汤证

【原文】 伤寒六七日,发热微恶寒,支节①烦疼,微呕,心下支结②,外证未去者,柴胡桂枝汤主之。(146)

柴胡桂枝汤方

桂枝一两半(去皮) 黄芩一两半 人参一两半 甘草一两(炙) 半夏二合半(洗) 芍药一两半 大枣六枚(擘) 生姜一两半(切) 柴胡四两

上九味,以水七升,煮取三升,去滓,温服一升。本云人参汤,作如桂枝法,加半夏、柴胡、黄芩,复如柴胡法。今用人参作半剂。

【注释】

①支节:支,通"肢"。即四肢关节。

②心下支结:患者自觉心下有物支撑结聚。

【提要】　本条论述少阳病兼表证的证治。伤寒六七日,发热,微恶寒,肢节烦疼,是太阳病桂枝证;微呕,心下支结,是少阳病柴胡证。太阳证曰"微恶寒",少阳证曰"微呕",可见太、少之证俱轻,故小制其剂,取小柴胡汤、桂枝汤原方剂量之半,合为柴胡桂枝汤,和解少阴,兼以解表。

本方能疏泄肝胆,宣畅气机,调和气血,宣通营卫,临床广泛用于消化系统、循环系统、呼吸系统、神经系统等多种疾病证属肝胆气血失和者。

二、大柴胡汤证

【原文】　太阳病,过经①十余日,反二三下之,后四五日,柴胡证仍在者,先与小柴胡。呕不止,心下急②,郁郁微烦者,为未解也,与大柴胡汤,下之则愈。(103)

大柴胡汤方

柴胡半斤　黄芩三两　芍药三两　半夏半升(洗)　生姜五两(切)　枳实四枚(炙)

大枣十二枚(擘)

上七味,以水一斗二升,煮取六升,去滓,再煎,温服一升,日三服。一方加大黄二两。若不加,恐不为大柴胡汤。

伤寒发热,汗出不解,心中痞硬,呕吐而下利者,大柴胡汤主之。(165)

【注释】

①过经:邪离本经,传入他经。

②心下急:胃脘部拘急不舒或疼痛的感觉。

【提要】　此两条论述少阳病兼里实的证治。第103条言太阳病传入少阳,误下后柴胡证仍在者,可先与小柴胡汤。若服药后出现呕不止,乃少阳邪热,内并阳明,胃气上逆所致。心下急,是胃热结聚,气机阻滞。郁郁微烦,是少阳气郁,胆热内郁。证属少阳郁热兼阳明里实,治宜和解少阳,通下里实,方用大柴胡汤。

第165条论述少阳病兼阳明里实另一证型的证治。伤寒发热,汗出不解,为少阳邪热,内传阳明之征。心中痞硬同第103条"心下急"。胆热犯胃,更兼热壅于胃,故见呕吐。燥热结实,迫津旁流,故见下利。此热结旁流之类,必量少而臭秽,下利不爽。上述两条虽症状不同,但病机相同,故治用一法,取大柴胡汤和解与通下并行。

本方由小柴胡汤去人参、炙甘草,加大黄、枳实、芍药组成。用小柴胡汤和解少阳,因兼阳明里实,故去人参、炙甘草以免补中留邪。加芍药缓急止痛;加大黄、枳实泻热荡实,破结下气。本方既能疏泄肝胆气滞,治气分,又能荡涤肠胃实热,调血分。临床广泛用于消化系统实热性疾病,如急性胆囊炎、急性胰腺炎等证属肝胆胃肠不和,气血凝结不利者。

三、柴胡加芒硝汤证

【原文】 伤寒十三日不解,胸胁满而呕,日晡所①发潮热,已而微利,此本柴胡证,下之以不得利,今反利者,知医以丸药下之,此非其治也。潮热者,实也,先宜服小柴胡汤以解外,后以柴胡加芒硝汤主之。(104)

柴胡加芒硝汤方

柴胡二两十六铢 黄芩一两 人参一两 甘草一两(炙) 生姜一两(切) 半夏二十铢(本云五枚,洗) 大枣四枚(擘) 芒硝二两

上八味,以水四升,煮取二升,去滓,内芒硝,更煮微沸,分温再服,不解更作。

臣亿等谨按,《金匮玉函》方中无芒硝。另一方云,以水七升,下芒硝二合,大黄四两,桑螵蛸五枚,煮取一升半,服五合,微下即愈。本云,柴胡再服,以解其外,余二升加芒硝、大黄、桑螵蛸也。

【注释】
①日晡所:申时;所,不定之词,表约数;日晡所,下午3点至5点。

【提要】 本条论述少阳病兼里实误下后的证治。伤寒多日不解,今见胸胁满而呕,知邪犯少阳,枢机不利;日晡所发潮热,知邪入阳明,腑实已成。此属少阳兼阳明里实之证,应以大柴胡汤和解泻下。盖少阳兼里实,多为大便秘结,今反微利,乃误用丸药攻下所致。丸药性缓力轻,不能荡涤胃肠燥实,药力却留中不去,正气受损,故虽下利而潮热不除。仍为少阳兼阳明里实之证,但正气已伤,故先用小柴胡汤和解少阳。服汤不愈者,再以柴胡加芒硝汤,于和解中兼润燥通下。

方用小柴胡汤和解少阳,加芒硝泻热润燥。此与大柴胡汤相比,因正气已伤,里实不甚,故不用大黄、枳实之荡涤破滞,而用人参、炙甘草益气和中。用药较轻,为和解泻下之轻剂,多用于大柴胡汤证之体虚者。

四、柴胡桂枝干姜汤证

【原文】 伤寒五六日,已发汗而复下之,胸胁满微结,小便不利,渴而不呕,但头汗出,往来寒热,心烦者,此为未解也,柴胡桂枝干姜汤主之。(147)

柴胡桂枝干姜汤方

柴胡半斤 桂枝三两(去皮) 干姜二两 栝楼根四两 黄芩三两 牡蛎二两(熬) 甘草二两(炙)

上七味,以水一斗二升,煮取六升,去滓,再煎取三升,温服一升,日三服,初服微烦,复服汗出便愈。

【提要】 本条论述少阳病兼水饮内结的证治。其往来寒热、胸胁满、心烦,是

少阳柴胡汤证。少阳枢机不利，以致三焦决渎失职，水液不得下行，则小便不利。水饮内结，气不化津，故见口渴；胃气尚和，所以不呕。水饮与邪热郁结于里，不能外达而蒸腾于上，故见但头汗出。水饮留结胸胁，故胸胁满微结。其病机为少阳枢机不利，水饮内结，治宜和解少阳，温化水饮，方用柴胡桂枝干姜汤。

方中柴胡、黄芩，清解少阳邪热；不呕，故去半夏、生姜；水饮内结，故去人参、大枣之甘壅；以瓜蒌根、牡蛎逐饮开结；桂枝、干姜温化水饮；甘草调和诸药。本方既能和解少阳，又能温化水饮；既可清肝胆之热，又能温脾胃之寒。故临床应用较为广泛。凡符合枢机不利，水饮内结，或者肝胆郁热，脾胃虚寒病机者，皆可加减应用。

五、柴胡加龙骨牡蛎汤证

【原文】 伤寒八九日，下之，胸满烦惊，小便不利，谵语，一身尽重，不可转侧者，柴胡加龙骨牡蛎汤主之。（107）

柴胡加龙骨牡蛎汤方

柴胡四两　龙骨　黄芩　生姜（切）　铅丹　人参　桂枝（去皮）　茯苓各一两半　半夏二合半（洗）　大黄二两　牡蛎一两半（熬）　大枣六枚（擘）

上十二味，以水八升，煮取四升，内大黄，切如碁子①，更煮一两沸，去滓，温服一升。本云，柴胡汤今加龙骨等。

【注释】

①碁子：碁，读"棋（qí）"，汉代棋子。

【提要】 本条论述病入少阳、邪气弥漫、烦惊谵语的证治。表证误下，邪陷少阳，则胸满。胆火上炎，胃热上蒸，心神被扰，故见烦惊谵语。三焦不利，决渎失职，故小便不利。阳气内郁，不得宣达，则一身尽重，不可转侧。其病机为邪犯少阳，弥漫三焦，阳热内郁，心神被扰，治宜和解少阳，通阳泻热，重镇安神，方用柴胡加龙骨牡蛎汤。

本方由小柴胡汤去甘草，加龙骨、牡蛎、铅丹、桂枝、茯苓、大黄而成。因邪入少阳，故用小柴胡汤和解祛邪；龙骨、牡蛎、铅丹重镇安神；大黄泻热和胃；桂枝通达郁阳；茯苓淡渗利水，宁心安神；去甘草，免其甘缓留邪。本方临床多用治精神疾病、神经系统疾病、心血管疾病等以胸满烦惊为主证，病机为肝胆郁热者。

六、黄芩汤与黄芩加半夏生姜汤证

【原文】 太阳与少阳合病，自下利者，与黄芩汤；若呕者，黄芩加半夏生姜汤主之。（172）

黄芩汤方

黄芩三两　芍药二两　甘草二两（炙）　大枣十二枚（擘）

上四味,以水一斗,煮取三升,去滓,温服一升,日再夜一服。

黄芩加半夏生姜汤方

黄芩三两　芍药二两　甘草二两(炙)　大枣十二枚(擘)　半夏半升(洗)
生姜一两半　一方三两(切)

上六味,以水一斗,煮取三升,去滓,温服一升,日再夜一服。

【提要】　本条论述太阳与少阳合病下利或呕的证治。本条冠以"太阳与少阳合病",但病无太阳之证,方无太阳之药,是以少阳受邪为主。少阳邪热内迫阳明,下趋大肠。故见下利。可伴见发热、口苦、咽干、目眩、腹痛、泻下臭秽、脉弦数等症。主以黄芩汤清泄少阳,坚阴止利。若热邪上迫于胃而呕吐者,则加半夏、生姜降逆止呕。

方用黄芩清泻里热;芍药坚阴止利;甘草、大枣益气和中。本方为治里热下利的祖方,后世治疗痢疾的名方如黄芩芍药汤及芍药汤等,均由此方演化而来。现代多用治腹痛下重、大便不爽的热痢。

(郁保生　刘　娟)

第5章 辨太阴病脉证并治·原文选读

太阴包括足太阴脾、手太阴肺,并与足阳明胃、手阳明大肠相表里。脾主运化、主湿、升清阳,代胃行其津液。胃主受纳、主燥,胃气以下行为顺。大肠有赖于肺气的肃降和津液之输布而能传导排泄。故脾与胃、肺与大肠,燥湿相济,升降有常,相辅相成,共同完成水谷精微的受纳、消化、吸收、传输等任务,以维持人体各种正常的生理活动。

形成太阴病的原因主要有二:一是三阳病误治,损伤脾阳,转属太阴。二是"藏有寒故也",脾脏虚寒,内伤生冷,或外受风寒,而直中太阴。

太阴病,为三阴病的初始阶段。病由三阳转入太阴,标志着邪气由六腑向五脏发展。太阴病的主要病理变化是,脾阳不足,运化失职,寒湿积聚,升降失常。其性质为脾气虚寒证,故以腹满而吐,食不下,自利不渴,时腹自痛,脉弱等为其主要脉证,治"当温之",禁用吐下之法。太阴与阳明同居中州,互为表里,共属仓廪之官,关系十分密切,其病变在一定条件下可相互转化。如阳明病可因清下太过,损伤中阳,使病情向太阴虚寒方向转化。太阴病若过用温燥之剂,或寒湿郁久化热,亦可向阳明热实方向转化,故有"实则阳明,虚则太阴"之说。

第一节 太阴病提纲

【原文】 太阴之为病,腹满而吐,食不下,自利益甚,时腹自痛。若下之,必胸下结硬①。(273)

【注释】

①胸下结硬:胸下即胃脘部,指胃脘部痞结胀硬。

【提要】 本条论述太阴病的提纲证。脾司大腹,脾阳虚弱,运化失职,寒湿不化,气机滞塞,则腹满时痛。脾胃虚寒,升降失常,胃气上逆则吐;脾虚气陷,寒湿下注则利;"自利益甚"强调了在太阴证中下利之症越来越严重。中焦虚寒,胃不腐熟受纳,脾不健运,因而不能食。证属脾阳虚弱,寒湿困滞,治疗应以温中散寒,健脾燥湿为主。如果误认为腹满时痛为实证腹痛,用寒凉药物攻下,必使脾阳损伤更严重。阳虚不能制阴,阴寒上逆,就会出现胃脘部痞结胀硬。

本条论述了太阴病以腹胀满,自利益甚,呕吐不能食,时腹自痛为辨证要点。凡称太阴病者,多指本条证候。无论外感内伤,只要具备本条证候者,即可确诊为太阴病。

第二节 太阴病本证

【原文】 自利不渴者,属太阴,以其藏有寒①故也,当温之。宜服四逆辈②。(277)

【注释】

①藏有寒:藏,同"脏",指脾脏虚寒。

②四逆辈:辈,作"类"字解。四逆辈,指理中汤、四逆汤一类方剂。

【提要】 本条论述了太阴病的主症、病机及治法。"自利"为太阴病主症之一,"不渴"为审证要点。太阴脾虚,清阳不升,因此下利较甚;寒湿内盛,所以口不渴。太阴下利既属脾脏虚寒,治疗当用温法,可服四逆汤、理中汤一类的温阳剂。此处不提出具体方药,而用"四逆辈"概括,意在示人根据病情的虚寒程度,选用温脾或脾肾双温的方药。

此条当与太阴病提纲证相参,则辨证更为准确。

第三节 太阴病兼变证

一、太阴病兼表证

【原文】 太阴病,脉浮者,可发汗,宜桂枝汤。(276)

【提要】 本条论述太阴兼表证的证治。太阴病脉当沉、弱,今脉反浮,当属太阴兼表之证。既兼太阳表证,故除脉浮外,还可伴见头痛、恶寒、四肢疼痛等表证;既为"太阴病",亦当有便溏,或脘腹胀,或食少纳差等。以桂枝汤发汗,说明本证里虚不甚,而以表证为主。若里虚较重,治当先救其里;若表里俱重,又当表里同治,如第163条桂枝人参汤证。

本证多为素有脾阳不足,复感风寒之邪而发病。阳虚有寒者禁汗,故无论其太阳表证有汗无汗,都不宜用麻黄汤发汗。惟投以桂枝汤调和营卫,解肌祛风。风寒得解,则脾胃无外邪侵入之忧。

二、太阴腹痛证

【原文】 本太阳病,医反下之,因尔腹满时痛者,属太阴也,桂枝加芍药汤主之;大实痛者,桂枝加大黄汤主之。(279)

桂枝加芍药汤方

桂枝三两(去皮) 芍药六两 甘草二两(炙) 大枣十二枚(擘) 生姜三两(切)

上五味,以水七升,煮取三升,去滓。温分三服。本云:桂枝汤,今加芍药。

桂枝加大黄汤方

桂枝三两(去皮)　大黄二两　芍药六两　生姜三两(切)　甘草二两(炙)
大枣十二枚(擘)

上六味,以水七升,煮取三升,去滓。温服一升,日三服。

太阴为病,脉弱,其人续自便利,设当行大黄芍药者,宜减之,以其人胃气弱,易
动故也。(280)

【提要】　第279条论述太阳病误下致邪陷太阴腹满时痛或大实痛的证治。太
阳病当用汗法,禁用攻下。误用下法损伤脾阳,运化失职,气机壅滞则腹满;血脉不
和,经络挛急不通则腹痛。本证仅见腹满时痛,余症不显,其病机是脾伤气滞络瘀,
治以通阳益脾,活络止痛,方用桂枝加芍药汤。

"大实痛"比"腹满时痛"程度为重,尚可见腹痛拒按,便秘等症。仍为脾伤气
滞,络瘀较甚,兼有形邪实,不通则痛所致。故在上方的基础上加大黄二两,增强化
瘀通络导滞之功,名为桂枝加大黄汤。

桂枝加芍药汤是由桂枝汤原方倍用芍药而成。桂枝配甘草、生姜伍大枣,辛甘
合化,通阳益脾。其中桂枝、生姜辛散通络,散寒开结;甘草,大枣补中益气,健脾扶
正。重用芍药,与甘草为伍,酸甘化阴,缓急止痛,又可增加活血散结功效。桂枝加
大黄汤即桂枝加芍药汤再加大黄组成。大黄一则增加活血化瘀,通经活络之功;二
则导滞通便,使气机流畅,则病可愈。现代临床多用于诸多痛证。如胃脘痛、腹部
手术后的腹痛、慢性腹泻或便秘病机属脾伤气滞络瘀者。

第280条承接上条,论述脾胃气弱当慎用寒凉攻伐药物。太阴病见脉弱为脾
胃气虚之象。清阳不升而下陷,则其人不因攻下而连续不断地下利。此时即使出
现络脉不和,气滞血瘀的腹满时痛或大实痛,而需用大黄、芍药时,亦当减量。否
则,可更伤脾胃,导致中虚气陷,洞泄不止。

(尹周安)

第6章 辨少阴病脉证并治·原文选读

少阴包括手少阴心、足少阴肾,并与手太阳小肠、足太阳膀胱互为表里。手少阴心,属火,主血脉,又主神明,为一身之主。足少阴肾,属水,主藏精,内寓真阴真阳,为先天之本,生命之根。彼此制约,则心火不亢,肾水不寒,以维持人体正常生命活动。

少阴病以心肾虚弱为其病变特征,多表现为全身性虚衰证,为六经病证的危重阶段。故以"脉微细,但欲寐"为辨证提纲。由于致病因素和体质不同,少阴病主要有阳虚寒化证和阴虚热化证两种类型。少阴寒化证,为心肾阳衰,阴寒内盛所致,以脉微,但欲寐,无热恶寒,呕吐,下利清谷,四肢厥逆,小便清白等为其临床特征。少阴热化证,多为肾阴亏于下,心火亢于上所致,以心烦不得眠,口燥咽干,舌红少苔,脉细数等为其主要脉证。

少阴病的治疗,寒化证治宜温肾回阳救逆为主,以四逆汤及其类方为代表方剂。热化证治宜育阴清热为主,以黄连阿胶汤为代表方剂。少阴病禁用汗、吐、下、清等治法。

第一节 少阴病提纲

【原文】 少阴之为病,脉微细,但欲寐也。(281)

【提要】 本条论述少阴病辨证提纲。少阴心肾阳气虚衰,无力鼓动血行,则脉微;阴血不足,不能充盈脉道,则脉细。心肾虚衰,阴寒内盛,正不胜邪,反被邪困,则但欲寐。所谓但欲寐,是指精神萎靡不振,神志恍惚而呈似睡非睡,昏沉模糊的状态,并非真正能够安静入眠。本条脉微细,但欲寐,为少阴病的主要脉证,反映了心肾阳衰,阴血不足,正虚邪盛的病机特点,故列为少阴病的辨证提纲。

第二节 少阴病本证

一、少阴寒化证

(一)少阴寒化证主要脉证

【原文】 少阴病,欲吐不吐①,心烦,但欲寐。五六日自利而渴者,属少阴也。虚故引水自救,若小便色白②者,少阴病形悉具。小便白者,以下焦虚有寒,不能制

水,故令色白也。（282）

【注释】

①欲吐不吐:指要吐而又无物吐出。

②小便色白:小便清亮,色清不黄。

【提要】　本条论述少阴寒化证的证候及病机。病至少阴,肾阳虚弱,阴寒上逆,则欲吐;复因胃肠空虚,故又无物可吐。心肾阳衰,阴寒内盛,神失所养故见心烦、但欲寐。至五六日,邪入更深,正气耗损,肾阳更虚,火不暖土,因而下利。阳虚不能蒸化,津液不能上承于口,故见口渴。"虚故引水自救"是对口渴机制的补充说明。意谓口渴为肾阳虚衰所致。为与热盛伤津口渴相鉴别,故又提出"小便色白"作为少阴阳衰阴盛的辨证依据。

本条以"自利而渴,属少阴"与"自利不渴者,属太阴"相对比,辨少阴下利与太阴下利,对临床具有指导意义。

（二）四逆汤证

【原文】　少阴病,脉沉者,急温之,宜四逆汤。（323）

四逆汤方

甘草二两（炙）　干姜一两半　附子一枚（生用,去皮,破八片）

上三味,以水三升,煮取一升二合,去滓,分温再服。强人可大附子一枚,干姜三两。

【提要】　本条论述少阴病治应急温的原则。少阴病,若见脉沉而不起,则阳衰的苗头已露,而恶寒、身蜷、四逆诸证的将相继出现,此时应当机立断,积极救治,急用四逆汤温肾扶阳。若贻误病机,以致下利清谷、躁烦、脉不出、四肢逆冷等险症出现,则往往给治疗带来了严重的困难。张仲景这种治中有防,见微知著的积极措施,体现了预防为主,即"治未病"的思想。本证以四肢逆冷,下利清谷,恶寒蜷卧,脉沉微为辨证要点,病机为少阴阳衰,阴寒内盛,治宜回阳救逆,方用四逆汤。

四逆汤方中生附子温补肾阳,回阳救逆;干姜温中散寒;甘草和中益气。本方具有温肾回阳之功效。现代临床多用于治疗心源性休克、小儿泄泻、虚寒性痢疾、慢性胃炎、肠炎等病机属心肾阳衰,阴寒内盛者。

（三）通脉四逆汤证

【原文】　少阴病,下利清谷,里寒外热,手足厥逆,脉微欲绝,身反不恶寒,其人面色赤,或腹痛,或干呕,或咽痛,或利止脉不出者,通脉四逆汤主之。（317）

通脉四逆汤方

甘草二两（炙）　附子大者一枚（生用,去皮,破八片）　干姜三两（强人可四两）

上三味,以水三升,煮取一升二合,去滓,分温再服,其脉即出者愈。面色赤者,加葱九茎;腹中痛者,去葱,加芍药二两;呕者,加生姜二两;咽痛者,去芍药,加桔梗一两;利止脉不出者,去桔梗,加人参二两。病皆与方相应者,乃服之。

【提要】 本条论述少阴阴盛格阳的证治。下利清谷,手足厥逆,脉微,为少阴寒化证的典型脉证。在此基础上,若见脉微欲绝,是阳气极虚,真阳衰竭的危候。由于阴寒太盛,将弱阳格拒于外,因此出现"身反不恶寒"的里真寒、外假热的阴盛格阳证候。本证以下利清谷,手足厥逆,身反不恶寒,脉微欲绝等为审证要点,病机为阴盛于内,格阳于外,治疗当以通脉四逆汤破阴回阳,通达内外。

通脉四逆汤即四逆汤重用附子,倍用干姜,从而使其回阳破阴之力更强。现代临床常用本方治疗心力衰竭、肾衰竭、呼吸功能衰竭等多种危重病症,病机属阴盛于内,格阳于外者。

(四)白通及白通加猪胆汁汤证

【原文】 少阴病,下利,白通汤主之。(314)

白通汤方

葱白四茎　干姜一两　附子一枚(生,去皮,破八片)

上三味,以水三升,煮取一升,去滓,分温再服。

少阴病,下利脉微者,与白通汤。利不止,厥逆无脉,干呕,烦者,白通加猪胆汁汤主之。服汤脉暴出[①]者死,微续[②]者生。(315)

白通加猪胆汁汤方

葱白四茎　干姜一两　附子一枚(生,去皮,破八片)　人尿五合　猪胆汁一合

上五味,以水三升,煮取一升,去滓,内胆汁、人尿,和令相得,分温再服。若无胆,亦可用。

【注释】

①脉暴出:脉搏陡然出现。

②微续:指脉搏逐渐显现。

【提要】 本两条论述阴盛戴阳证的证治及服热药发生格拒的证治及预后。根据第 317 条方后加减法"面色赤者,加葱九茎",以方测证,当知白通汤及白通加猪胆汁汤证当以下利、面赤、脉微为主症,是阴盛于下,虚阳被格于上,即阴盛戴阳证,故治以白通汤破阴回阳,宣通上下。服白通汤后利不止、厥逆无脉、干呕、烦者,非药不对证,而是阳药为阴寒之邪格拒。脾肾阳虚,阴寒内盛,则厥逆、利不止;心肾之阳气为阴寒所格拒,无力鼓动血脉,因此无脉;虚阳上扰则心烦;阴盛格阳,胃失和降则干呕。证既如此,故仍以白通汤,更佐咸寒苦降的猪胆汁、人尿,于破阴回阳、宣通上下之中,引虚阳归返。服药后如脉搏陡然出现,是残阳欲绝之征,病情危笃。脉搏逐渐恢复,为阳复之兆,预后良好。

白通汤即四逆汤去甘草加葱白所成。方中附子、干姜破阴回阳,葱白宣通上下。白通加猪胆汁汤方即白通汤加猪胆汁、人尿所成。以猪胆汁、人尿之咸寒苦降,引阳入阴。现代临床常用该二方加味治疗心肾阳气俱虚、眩晕发厥、霍乱吐泻、

小儿慢惊等病症。

（五）附子汤证

【原文】　少阴病，得之一二日，口中和^①，其背恶寒者，当灸之，附子汤主之。（304）

附子汤方

附子二枚（炮，去皮，破八片）　茯苓三两　人参二两　白术四两　芍药三两

上五味，以水八升，煮取三升，去滓，温服一升，日三服。

少阴病，身体痛，手足寒，骨节痛，脉沉者，附子汤主之。（305）

【注释】

①口中和：指口中不苦，不燥，不渴。

【提要】　本两条论述少阴寒湿身痛的证治。少阴阳虚，寒湿凝滞，浸渍于肌肉，留滞于骨节，而致身体痛、骨节痛；少阴阳虚，失于温煦，故手足寒、背恶寒；阳虚湿遏，故见脉沉。口中和是少阴阳虚湿盛的审证要点。治用附子汤温阳散寒，除湿利水。外用艾灸，祛寒通阳。

本方重用炮附子，温经驱寒镇痛，与人参相伍，温补元阳；与白术、茯苓相配，健脾以除寒湿；佐芍药活血通络止痛。现代临床常用本方治疗各种痛证，如风湿性关节炎、类风湿性关节炎、冠心病心绞痛、高血压、神经性头痛、坐骨神经痛等病机属少阴阳虚，寒湿不化者。

（六）真武汤证

【原文】　少阴病，二三日不已，至四五日，腹痛，小便不利，四肢沉重疼痛，自下利者，此为有水气。其人或咳，或小便利，或下利，或呕者，真武汤主之。（316）

真武汤方

茯苓三两　芍药三两　白术二两　生姜三两（切）　附子一枚（炮，去皮，破八片）

上五味，以水八升，煮取三升，去滓，温服七合，日三服。若咳者，加五味子半升、细辛一两、干姜一两；若小便利者，去茯苓；若下利者，去芍药，加干姜二两；若呕者，去附子加生姜，足前为半斤。

【提要】　本条论述少阴阳虚水泛的证治。少阴病，阳虚不能化气行水，水寒浸渍于肠胃，则见腹痛、下利；水寒浸渍于四肢，则四肢沉重疼痛；阳虚寒盛，气化不行，则小便不利。水邪为患，或然证最多。若水邪阻塞气机，上犯于肺则为咳；冲逆于胃而为呕；水寒下趋大肠，则下利更甚；若阳虚不固，不能制水，亦可见于小便自利。其病机是少阴阳虚，水泛周身，故用真武汤温肾扶阳，化气行水。

方中附子、生姜温阳散水；茯苓、白术健脾利水；芍药益阴缓急。本方临床运用较为广泛，不论外感、杂病，只要符合心肾阳虚、水气泛滥的病机，用之皆有较好的

效果。

真武汤与附子汤皆用附术苓芍,所不同的是,附子汤附子、白术倍用,并配伍人参,重在温补元阳;真武汤附子、白术半量,更佐生姜,重在温散水气。

真武汤证与五苓散证均属于水饮内停的病证,然真武汤证为少阴水脏阳衰,司水无权而致水邪泛滥,治宜温肾利水;五苓散证为太阳水腑气化失常而致水液停蓄,治宜化气行水。

（七）桃花汤证

【原文】 少阴病,下利便脓血者,桃花汤主之。（306）

桃花汤方

赤石脂一斤（一半全用,一半筛末） 干姜一两 粳米一升

上三味,以水七升,煮米令熟,去滓,温服七合,内赤石脂末方寸匕,日三服。若一服愈,余勿服。

少阴病,二三日至四五日,腹痛,小便不利,下利不止,便脓血者,桃花汤主之。（307）

【提要】 本两条论述少阴滑脱不禁便脓血的证治。少阴病下利便脓血,多为脾肾阳衰,统摄无权所致。临床所见应为脓血杂下,无臭里急后重甚轻或无,秽之气,兼见腹痛绵绵、喜温喜按、口淡不渴、舌淡苔滑等虚寒征象。下利不止,津液消耗太多,因此小便不利。本证下利具有虚寒久利的特点。其病机是脾肾阳虚,固摄无权,故用桃花汤温涩固脱。

方中赤石脂涩肠固脱,一半入煎,一半筛末,临服时纳入汤剂,既取其温涩之性,又可使药末直接作用于肠道,更好地发挥其固涩作用。干姜温阳散寒,粳米益气补中。现代临床应用于治疗慢性结肠炎、细菌性痢疾、肠功能紊乱、阿米巴痢疾经久不愈,病机属脾肾阳虚,固摄无权者。

二、少阴热化证

（一）黄连阿胶汤证

【原文】 少阴病,得之二三日以上,心中烦,不得卧,黄连阿胶汤主之。（303）

黄连阿胶汤方

黄连四两 黄芩二两 芍药二两 鸡子黄二枚 阿胶三两（一云三挺）

上五味,以水六升,先煮三物,取二升,去滓,内胶烊尽,小冷,内鸡子黄,搅令相得,温服七合,日三服。

【提要】 本条为少阴热化证的证治。肾阴亏虚,不能上济于心,心火亢盛,心神被扰,故心中烦,不得卧。常伴见口燥咽干,舌尖红绛,舌苔黄,脉细数等。

其病机是阴虚阳亢,心肾不交,故治以黄连阿胶汤滋肾清心,交通心肾。

方中黄连、黄芩苦寒直折心火,以除烦热。阿胶、芍药、鸡子黄滋补肾阴而养营血。方中黄连四两为君,以黄芩二两相助,清心降火。故阴虚而无实火炽盛者不宜用。本方为育阴清热之祖方,现代临床多用于各种阴虚火旺的病证。

(二)猪苓汤证

【原文】 少阴病,下利六七日,咳而呕渴,心烦不得眠者,猪苓汤主之。(319)

猪苓汤方

猪苓(去皮) 茯苓 泽泻 阿胶 滑石(碎)各一两

上五味,以水四升,先煮四味,取二升,去滓,内阿胶烊尽,温服七合,日三服。

【提要】 本条论述少阴阴虚有热,水气不利的证治。少阴病下利六七天,而出现咳、呕、渴、心烦不得眠等症状,为阴虚有热,水热互结之证。水气下渗于大肠则下利;上泛于肺则咳,上犯于胃则呕;水蓄不化,阴虚失润,故口渴;阴虚内热,扰及神明,故心烦不得眠。诸症皆为水邪虚热相搏所致。结合第223条,本证当见小便不利的主症。其病机是阴虚有热,水气不化,故治以猪苓汤育阴清热利水。

猪苓汤证与真武汤证临床均可见咳、呕、下利、小便不利,然猪苓汤证属阴虚有热,水热烦扰,除上述见证,尚可见心烦不得眠,小便短赤。真武汤证属阳虚有寒,水寒浸渍,除上述见证,尚有腹痛,四肢沉重疼痛,小便色清。

第三节　少阴病兼病证

一、麻黄细辛附子汤证与麻黄附子甘草汤证

【原文】 少阴病,始得之,反发热,脉沉者,麻黄细辛附子汤主之。(301)

麻黄细辛附子汤方

麻黄二两(去节) 细辛二两 附子一枚(炮,去皮,破八片)

上三味,以水一斗,先煮麻黄,减二升,去上沫,内诸药,煮取三升,去滓,温服一升,日三服。

少阴病,得之二三日,麻黄附子甘草汤微发汗。以二三日无证①,故微发汗也。(302)

麻黄附子甘草汤方

麻黄二两(去节) 甘草二两(炙) 附子一枚(炮,去皮,破八片)

上三味,以水七升,先煮麻黄一两沸,去上沫,内诸药,煮取三升,去滓,温服一升,日三服。

【注释】

①无证:指无吐、利等少阴里虚寒证。

【提要】 以上两条论述少阴阳虚兼表证的证治。少阴病为阳衰阴盛,本应恶

寒而不发热,今初得病而见发热,故称"反发热",为少阴阳虚复感外邪,当有无汗恶寒身痛等症。一般而言,太阳表证发热,其脉当浮,今脉沉,沉主里,为少阴里虚寒之主脉。脉证合参,为表里同病,即"太少而感",两经同病,故温经发汗并施,方用麻黄细辛附子汤。若病已得之二三日,病情稍轻者,可用麻黄附子甘草汤,微发其汗。无里证为两证的辨证要点。若出现下利清谷、手足逆冷的里虚寒证,当先回阳救逆,而非温经发汗所宜。

麻黄细辛附子汤方中麻黄外解表寒;附子温补肾阳;细辛既佐附子汤温经补阳,又可佐麻黄解散表寒。麻黄附子甘草汤即前方去细辛加炙甘草而成,因病情较前者为轻为缓,去辛窜之细辛,加甘缓补中的炙甘草,既防麻黄发汗太过,又可益气补中,保护正气。现代临床应用于风寒齿痛、冷风头痛、坐骨神经痛、冠心病、急慢性肾炎等病机属阳虚外感者。

二、四逆散证

【原文】 少阴病,四逆,其人或咳,或悸,或小便不利,或腹中痛,或泄利下重[①]者,四逆散主之。(318)

四逆散方

甘草(炙) 枳实(破,水渍,炙干) 柴胡 芍药

上四味,各十分,捣筛,白饮和服方寸匕,日三服。咳者,加五味子、干姜各五分,并主下利;悸者,加桂枝五分;小便不利者。加茯苓五分;腹中痛者,加附子一枚,炮令坼[②];泄利下重者,先以水五升,煮薤白三升,煮取三升,去滓,以散三方寸匕,内汤中,煮取一升半,分温再服。

【注释】

①泄利下重:下利重坠不爽感。

②坼:读"彻(chè)",裂开。

【提要】 本条论述阳郁厥逆的证治。少阴寒化证,阳虚不温四肢,易见四逆,证属虚寒。而本证"四逆"是肝郁气滞,阳气内郁不达四肢而致,属实属郁。本证属阳气郁遏,气机不畅,故可见诸多或然症。兼肺寒气逆,则为咳;心阳不足则为悸;气化不行,则小便不利;阳虚中寒,则腹中痛;兼中寒气滞,则泄利下重。其病机是阳气内郁,气机不畅,故用四逆散疏畅气机,透达郁阳。

方中柴胡疏肝解郁,透达阳气;芍药甘草制肝和脾而益阳缓急;枳实导滞行气;宣通胃络,现代临床多用于治疗胆囊炎、胆石症、胆道蛔虫症、胃炎、痢疾、更年期综合征等证属阳郁气滞者,皆有良效。

(刘 娟)

第7章 辨厥阴病脉证并治·原文选读

厥阴包括手厥阴心包、足厥阴肝,并与手少阳三焦、足少阳胆相表里。厥阳肝为风木之脏,内寄相火,性喜条达,主疏泄,参与消化,与脾胃关系密切。心包为心之外卫,代心行事。心包之火以三焦为通路而达于下焦,使肾水温暖以滋养肝木,肝肾同源,心肾相交,以促进脏腑的正常生理活动。

厥阴病是六经病的最后阶段。若病入厥阴,则肝失条达,气机不利,易致阴阳失调。又因厥阴具有阴尽阳生,极而复返的特性,故厥阴病常以上热下寒,寒热错杂为主。"消渴,气上撞心,心中疼热,饥而不欲食,食则吐蛔"是厥阴病的辨证提纲。然厥阴为病,阴阳失调,若邪从寒化,则为厥阴寒证;邪从热化,则为厥阴热证。若阴阳气不相顺接而致四肢厥冷者,称为厥证。厥阴病还记载了厥热胜复、呕吐、哕、下利等证。

厥阴病的治疗,因证而异,"寒者宜温",当归四逆汤、吴茱萸汤为代表方剂;"热者宜清",白头翁汤为代表方剂。寒热错杂者,寒温并用,乌梅丸为代表方剂。

厥阴病的预后及转归:厥阴正复邪祛,可有向愈之机;厥阴阳复太过,可发生痈脓、便血或喉痹等热证;若阳亡阴竭,则预后不良。

第一节 厥阴病提纲

【原文】 厥阴之为病,消渴,气上撞心①,心中疼热②,饥而不欲食,食则吐蛔,下之利不止。(326)

【注释】

①气上撞心:心,泛指心胸部位。气上撞心,即病人自觉有气上冲心胸部位。

②心中疼热:自觉胃脘部疼痛,伴有灼热感。

【提要】 本条论述厥阴病的提纲证。厥阴为风木之脏,内夹少阳相火,风火相煽,消灼津液,故消渴;肝火循经,横逆犯胃,故见气上撞心,心中疼热;胃热消谷则嘈杂善饥,脾气虚寒,运化无力而不欲食;由于内夹虚寒,进食不能得到腐熟消化,反致胃气上逆而作呕吐;若其人体内有蛔虫寄生,因蛔虫闻食臭而出,故见食则吐蛔。若误用苦寒攻下,必更伤脾胃,使下寒更甚,而见下利不止。其病机为上热下寒,寒热错杂,凡具此脉证者,可诊断为厥阴病。

第二节　厥阴病本证

一、厥阴病寒热错杂证

（一）乌梅丸证

【原文】　伤寒脉微而厥，至七八日肤冷，其人躁，无暂安时者，此为脏厥[①]，非蛔厥[②]也。蛔厥者，其人当吐蛔。令病者静，而复时烦者，此为脏寒[③]，蛔上入其膈，故烦，须臾复止，得食而呕，又烦者，蛔闻食臭出，其人常自吐蛔。蛔厥者，乌梅丸主之。又主久利。（338）

乌梅丸方

乌梅三百枚　细辛六两　干姜十两　黄连十六两　当归四两　附子六两（炮，去皮）　蜀椒四两（出汗[④]）　桂枝六两（去皮）　人参六两　黄柏六两

上十味，异捣筛[⑤]，合治之，以苦酒渍乌梅一宿，去核，蒸之五斗米下，饭熟才捣成泥，和药令相得，内臼中，与蜜杵二千下，丸如梧桐子大，先食[⑥]饮服十丸，日三服，稍加至二十丸。禁生冷，滑物，臭食等。

【注释】
①脏厥：指肾脏真阳极虚而致四肢厥冷。
②蛔厥：因蛔虫内扰，疼痛剧烈，气机逆乱而致四肢逆冷。
③脏寒：此为脾脏虚寒，实为肠中虚寒。
④出汗：指用微火炒蜀椒至油质渗出。
⑤异捣筛：药物分别捣碎，筛出细末。
⑥先食：指进食之前。

【提要】　本条辨脏厥与蛔厥，以及蛔厥的证治。"伤寒，脉微而厥……非蛔厥也"，论述了脏厥的脉证，伤寒脉微而手足逆冷，为肾阳虚衰，阴寒内盛之象，迁延日久，阳气越虚，因此病人周身肌肤皆冷，躁扰无片刻安宁，为真阳将绝，脏气衰败的表现，其病凶险，预后不良。"蛔厥者……乌梅丸主之"，论述了蛔厥的证候及治疗。蛔厥证因蛔虫内扰所致，有时作时止的特点，且常有吐出蛔虫的病史。因病人脾虚肠寒，使蛔虫不安其住，内扰上窜，产生剧烈疼痛，而使病人烦躁不宁。若蛔虫内伏不扰，则疼痛、烦躁消失，故言"须臾复止"。若进食，则可引起蛔虫扰动，不仅疼痛又生而烦躁，且可致胃失和降而发生呕吐，蛔虫有可能随之吐出。痛剧时，气机逆乱，阴阳气不相顺接，故手足逆冷。其病机为上热下寒，蛔虫内扰。故用乌梅丸清上温下，安蛔止痛。

方中重用乌梅，苦酒渍更增其酸性，以安蛔止痛；黄连、黄柏苦寒以清上热而下蛔；细辛、干姜、附子、蜀椒、桂枝辛热以祛下寒而伏蛔；人参、当归益气养血；米饭、蜂蜜和胃缓急。为清上温下，安蛔止痛要方，也可治寒热错杂，虚实互见之"久利"。

现代临床常用本方治疗胆道蛔虫症、蛔虫性肠梗阻、急性细菌性痢疾、慢性痢疾、慢性肠炎等证属寒热错杂者。

（二）干姜黄芩黄连人参汤证

【原文】 伤寒本自寒下，医复吐下之，寒格①更逆吐下，若食入口即吐，干姜黄芩黄连人参汤主之。（359）

干姜黄芩黄连人参汤方

干姜 黄芩 黄连 人参各三两

上四味，以水六升，煮取二升，去滓，分温再服。

【注释】

①寒格：指下寒与上热相格拒。

【提要】 本条论述上热下寒相格拒的证治。本自寒下，是指平素本有脾胃虚寒下利证。医者误用吐下之法，不仅使脾胃阳气更伤，下利更甚，且易引邪内陷，入里化热，邪热被下寒所格拒，形成上热下寒证。上热则胃气不降，故呕吐或食入即吐；下寒则脾气不升，故下利。其病机为胃热脾寒，寒热格拒。故用干姜黄芩黄连人参汤以清胃温脾。

方中黄芩、黄连苦寒清胃热；干姜辛热温脾以散寒；人参甘温扶脾益中气。本方以治上热为主，故黄芩、黄连并用，而辛温只用干姜，补虚单用人参。现代临床主要用于治疗慢性胃炎、神经性呃逆等属上热下寒者。

（三）麻黄升麻汤证

【原文】 伤寒六七日，大下后，寸脉沉而迟，手足厥逆，下部脉①不至，喉咽不利，唾脓血，泄利不止者，为难治，麻黄升麻汤主之。（357）

麻黄升麻汤方

麻黄二两半（去节） 升麻一两一分 当归一两一分 知母十八铢 黄芩十八铢 萎蕤十八铢（一作菖蒲） 芍药六铢 天门冬六铢（去心） 桂枝六铢（去皮） 茯苓六铢 甘草六铢（炙） 石膏六铢（碎，绵裹） 白术六铢 干姜六铢

上十四味，以水一斗，先煮麻黄一两沸，去上沫，内诸药，煮取三升，去滓，分温三服。相去如炊三斗米顷令尽，汗出愈。

【注释】

①下部脉：有两种解释，一种解释指寸口脉中的尺脉，另一种解释指人体上中下三部中的趺阳脉与太溪脉。

【提要】 本条论上热下寒，正虚阳郁的证治。伤寒六七日表邪未解，若以下法治之，则使表邪内陷，阳气郁遏，发生一系列变证。邪陷于里，阳郁不伸，则寸脉沉而迟，手足厥冷。热郁于上，灼伤津液，则咽部不利，灼伤肺络则唾脓血。脾虚寒盛，则泄不止，下部脉不至。此属阳郁不伸，上热下寒。虚实互见之证，当用麻黄升

麻汤发越郁阳,清肺温脾。

方中麻黄发越肺经郁火;升麻可升散解毒;知母、黄芩、葳蕤、天冬、石膏、当归、芍药滋阴清肺;桂枝、茯苓、白术、干姜、甘草温中健脾。现代临床常用于治疗肾病性肾炎、肺结核、慢性肠炎、老年性口腔炎等属阳气内郁,寒热错杂者。

二、厥阴病寒证

(一)当归四逆汤及当归四逆加吴茱萸生姜汤证

【原文】 手足厥寒,脉细欲绝者,当归四逆汤主之。(351)

当归四逆汤方

当归三两 桂枝三两(去皮) 芍药三两 细辛三两 甘草二两(炙) 通草二两 大枣二十五枚(擘,一法,十二枚)

上七味,以水八升,煮取三升,去滓,温服一升,日三服。

若其人内有久寒者,宜当归四逆加吴茱萸生姜汤。(352)

当归四逆加吴茱萸生姜汤方

当归三两 芍药三两 甘草二两(炙) 通草二两 桂枝三两(去皮) 细辛三两 生姜半斤(切) 吴茱萸二升 大枣二十五枚(擘)

上九味,以水六升,清酒六升和,煮取五升,去滓,温分五服。(一方,水酒各四升)

【提要】 本两条论述血虚寒凝致厥及兼"内有久寒者"的证治。第351条叙证简略,举脉以引申其辨证。本证脉细欲绝,乃血虚寒凝所致,血虚则脉道不充,寒凝则经脉不利;血虚寒凝,气血运行不畅,四肢失于温养,故见手足厥寒。此证属血虚寒凝,故以当归四逆汤养血通脉,温经散寒。第352条承接第351条,阐述血虚寒凝兼"内有久寒"的证治,"久寒"指沉寒痼疾,当包括与肝胃有关的呕吐脘痛,寒疝痛经,少腹冷痛等病证。故加吴茱萸、生姜暖肝温胃;加清酒,更增温通经脉之力。

当归四逆汤即桂枝汤去生姜,倍用大枣加当归、细辛、通草而成。方中芍药、当归补血养血以行血;桂枝、细辛温经散寒以通阳;甘草、大枣补中益气以生血;通草入血分以通行血脉。诸药相合,养血通脉,温经散寒,为治疗血虚寒凝证之首选方剂。现代临床常用于痛经、肢端发绀症、颈椎病、慢性荨麻疹、冻疮、寒疝等证属血虚寒凝者。

(二)吴茱萸汤证

【原文】 干呕吐涎沫,头痛者,吴茱萸汤主之。(378)

吴茱萸汤方

吴茱萸一升(洗) 人参三两 生姜六两(切) 大枣十二枚(擘)

上四味,以水七升,煮取二升,去滓,温服七合,日三服。

【提要】　本条论述肝寒犯胃，浊阴上逆的证治。肝寒犯胃，胃失和降，则干呕；肝寒犯胃，胃寒饮停，泛溢于口，则吐清稀涎沫。肝经与督脉会于巅顶，阴寒循经上扰，故头痛以巅顶为甚。其病机为肝寒犯胃，浊阴上逆。当以吴茱萸汤暖肝温胃降浊。

方中吴茱萸为主药，暖肝温胃，降逆止呕；配以大剂量生姜，散寒止呕；配以人参、大枣补虚和中。全方具有温中补虚，散寒降逆的功效。现代临床常用于治疗急性肠胃炎、肝炎、疝痛、过敏性紫癜、神经性呕吐、幽门痉挛等证属肝寒犯胃，浊阴上逆或中焦虚寒者。

三、厥阴病热证（白头翁汤证）

【原文】　热利下重者，白头翁汤主之。（371）

白头翁汤方

白头翁二两　黄柏三两　黄连三两　秦皮三两

上四味，以水七升，煮取二升，去滓，温服一升，不愈，更服一升。

下利欲饮水者，以有热故也，白头翁汤主之。（373）

【提要】　上两条论述了厥阴热利的证治。"热利"是指热性下利而言。"下重"即里急后重，表现为腹痛急迫欲下，而肛门重坠难出。此由肝热下迫大肠，湿热内蕴，气滞壅塞，秽浊郁滞，欲下不得所致。由于湿热之邪郁遏不解，损伤肠道络脉，化腐成脓，故大便常有红白黏液或脓血。渴欲饮水，乃邪热伤津所致。本证以下利便脓血，血色鲜艳，里急后重，肛门灼热，舌红苔黄为辨证要点。其病机为肝经湿热下迫大肠，损伤肠络。当以白头翁汤清热燥湿，凉肝解毒。

方中白头翁善清肠热，疏肝凉血；秦皮能清肝胆及大肠湿热，两药配伍可清热解毒，凉肝止利。佐以黄连、黄柏清热燥湿解毒。本方为临床治疗热利下重的重要方剂。现代临床常用于治疗各种痢疾，急、慢性胃肠炎，湿疮以及某些眼科疾患等证属肝经湿热者。

第三节　辨　　厥

一、厥证的证候特点与病机

【原文】　凡厥者，阴阳气不相顺接，便为厥。厥者，手足逆冷者是也。（337）

【提要】　第337条论述厥的病机与临床表现。所言之厥，均指手足逆冷。致厥的原因很多，从病机上可以概括为阴阳气不相顺接。阴阳气可指阳气和阴气，也可指表里之气。人体阴阳在正常情况下，是相互维系的，一旦发生偏胜偏衰，以至不相顺接，阳气不能正常布达温煦，四肢失温则出现手足逆冷。本条揭示了厥证的共同病机及其证候特点,对于认识厥证有普遍意义。

二、厥 证 辨 治

(一)热厥

【原文】 伤寒一二日至四五日,厥者必发热,前热者后必厥,厥深者热亦深,厥微者热亦微。厥应下之,而反发汗者,必口伤烂赤。(335)

伤寒脉滑而厥者,里有热,白虎汤主之。(350)

【提要】 第335条论述热厥的证候特点与治疗宜忌。热厥的形成,主要是邪热深伏,阳气内郁,以致阴阳气不相顺,出现四肢厥冷的证候。热厥证的特点是,厥中有热,四肢虽厥,但胸腹灼热,即"厥者必发热"。"前热者后必厥"是说热厥证在厥冷之前,必有发热。热厥证,四肢厥冷愈甚,则表明邪热郁伏越深;四肢厥冷较轻,则表明邪热郁伏较浅。厥冷的轻重与里热郁伏的浅深相应,此即厥深者热亦深,厥微者热亦微的含义,这就是热厥证的辨证要领。热厥治疗当清下里热。若误用辛温发汗,则更加助热灼津,使火热上炎,发生口舌溃烂的变证。

第350条举例论述了无形热郁致厥的证治。滑为阳脉,属阳而主热。伤寒脉滑,知为里热。脉滑与厥冷同见,为热邪壅滞于里,阳郁不达四肢,故手足厥逆。"里有热",概括了本病病机的关键。此外,滑脉提示本证虽热邪壅滞,但并未与有形实邪结聚,而为无形热邪。本证以四肢厥逆,胸腹灼热,脉滑,舌红苔黄为辨证要点。其病机为郁热内伏,阳不外达。当以白虎汤辛寒清热。

(二)寒厥

【原文】 大汗出,热不去,内拘急①,四肢疼,又下利厥逆而恶寒者,四逆汤主之。(353)

大汗,若大下利,而厥冷者,四逆汤主之。(354)

【注释】

①内拘急:腹内拘挛急迫。

【提要】 此两条论述寒厥证治。阳虚卫外不固,则大汗出,而大汗出又加重阳气阴津的损伤;阳气不足,阴津亏损。筋经失于温养,则见腹内拘急,四肢疼痛;阳虚不能正常腐熟水谷,故下利,下利又进一步损伤阳气阴津;阳衰阴盛,四肢失于温煦故手足厥逆而恶寒。

寒厥证的病机为阳衰阴盛,故治以四逆汤回阳救逆。

(三)水厥

【原文】 伤寒厥而心下悸,宜先治水,当服茯苓甘草汤,却①治其厥。不尔②,水渍入胃,必作利也。(356)

茯苓甘草汤方

茯苓二两　桂枝二两(去皮)　甘草一两(炙)　生姜三两(切)

上四味,以水四升,煮取二升,去滓,分温三服。

【注释】

①却:然后。

②不尔:不然。

【提要】　本条论述水停致厥的证治。胃阳不足,不能化饮,水气凌心则悸;水饮内停,阳气被遏,不能通达四末,故手足厥冷。厥与悸皆因水饮为患,宜先治水,水饮得去。阳气得通,厥逆可愈。故以茯苓甘草汤温胃散水。若饮去厥仍不回,再议治厥。若不先治水,却治其厥,不仅厥与悸不得愈,水饮还可渗入肠中,续发下利,本条充分体现了治病求本的原则。

方中茯苓淡渗利水,兼能健脾;桂枝通阳化气,与茯苓配伍,化气行水;生姜温中散寒,辛散水饮;炙甘草补益中气,兼调诸药。四药配伍,合为温中化饮,通阳利水之剂。现代临床常用于治疗慢性胃炎、胃潴留证属寒饮停于胃脘者。

(郁保生)

中医经典精读精讲

第三部分 《金匮要略》

JINGUI YAOLUE

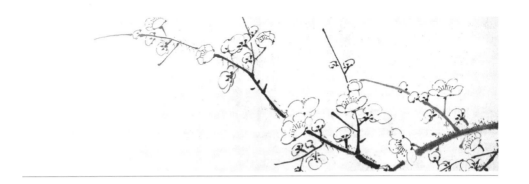

第1章 《金匮要略》导读

一、《金匮要略》的作者、成书年代及历史沿革

我国东汉时期著名医家张机(字仲景),在公元3世纪初写成了《伤寒杂病论》,全书共16卷。其中10卷论伤寒,6卷论杂病。但在东汉至西晋这段时期,因战乱而散佚了此书。后经西晋王叔和加以搜集编次《伤寒论》10卷,但未见到杂病部分。直到北宋初期,翰林学士王洙在翰林院残旧书籍中发现了《金匮玉函要略方》,此书为张仲景《伤寒杂病论》的节略书。全书共3卷,上卷论伤寒病,中卷论杂病,下卷论妇人病并记载了全书的方剂。此书一经发现并公布于世,医界十分震惊,并迅速转抄,广泛流传。其中的方剂、方证对应者,施之于人,其效若神。当时朝廷便令林亿等人对此书进行校订整理。林亿等人在校订此书时,因《伤寒论》已有比较完整的王叔和编次的单行本,于是删去了上卷,只保留了论述杂病与妇人病的中、下卷。为了便于临床实用,又把下卷的方剂部分分别列于各证候之下,仍编为上、中、下三卷。此外还采集了各家方书中转载仲景治疗杂病的医方及后世一些医家的良方,分门别类附在每篇之末以广其法、增其用。书名题为《金匮要略方论》,旨在表明本书内容精要,价值珍贵,当慎重保藏,便能济世活人。"方论"是直指该书属性为临床医学实用之书,有方有论,理论联系实际,临床应用十分方便之意,但在医界则不言而喻,常常略去不提罢了,故后世习称为《金匮要略》。

二、《金匮要略》的主要内容

《金匮要略》共3卷25篇。第1~10篇为卷上,第11~19篇为卷中,第20~25篇为卷下。首篇《脏腑经络先后病》属于总论性质,对疾病的病因病机、预防、诊断、治疗等方面,都以例言的形式,做了原则性的提示,在全书中具有纲领性的意义。第2~17篇属于内科疾病,第18篇属于外科疾病,第19篇是几种不便归类的病证合为一篇,第20~22篇专论妇产科疾病,第23~25篇为杂疗方和食物禁忌。

《金匮要略》前22篇中,论述了40多种疾病共载方剂205首(其中4首只列方名而未载药物)。在治疗方面,除使用药物外,还采用了针灸和饮食调养,并重视加强护理。在剂型方面,既有汤、丸、散、膏、酒等内服药剂,又有熏、洗、坐、敷等外治药剂。内容丰富,博大精深。

本教材在选编时,只选入了有较大理论指导意义和临床实用价值的条文。在

某些篇中删除了其理难明,争议较大,有明显残缺或与《中医内科学》《伤寒论》有重复的内容;同时还删除了"疟病脉证并治第四""跌蹶手指臂肿转筋阴狐疝蛔虫病脉证并治第十九""杂疗方第二十三""禽兽鱼虫禁忌并治第二十四""果实菜谷禁忌并治第二十五"等五篇内容。目的是精简内容,突出重点,力求实用。

三、《金匮要略》的主要学术成就

《金匮要略》对中医临床医学和方剂学的发展起了重要推动作用,充实、完善了中医学术理论体系,使中医基础理论、方药学、临床医学三位一体,形成了较为完整的独具特色的辨证论治的诊疗体系。其主要学术成就有以下 4 点。

1. 首创以病为纲、病证结合的临床诊疗思维方法

《金匮要略》以病分篇,确立了病名诊断在杂病中的纲领地位。在明确病名诊断的基础上,将脏腑经络辨证作为杂病辨证的核心,认为疾病证候的产生,都是整体功能失调,脏腑经络病理变化的反映。从这一基本观点出发,提出根据脏腑经络病机和四诊八纲进行病与证相结合的临床诊疗思维方法。这一主要精神贯穿于全书各篇之中,在病因病机、病理变化、诊断治疗、遣方用药中都将病与证有机地统一起来,指导理论与实践的有机结合。

2. 形成了理法方药、辨证论治的诊疗体系

全书在各篇篇名中均冠以"某某病脉证并治",示人重视病与证相结合、脉证合参、辨证与施治紧密结合的重要意义,形成了融理法方药与脉因证治于一体的杂病诊疗思路。如"腹满寒疝宿食病"篇:"胁下偏痛,发热,其脉紧弦,此寒也,当以温药下之,宜大黄附子汤。"原文中"胁下偏痛,发热,其脉紧弦"言脉证,"此寒也"言病因,"以温药下之"言治则,"宜大黄附子汤"言处方。寥寥数语,言简意赅,道出了疾病的理法方药与脉因证治,使杂病的辨证与施治有机地结合在一起,形成了比较完整的诊疗体系。

另外,《金匮要略》根据天人相应及人体脏腑经络之间的整体性,提出了无病防病、有病早治、防止传变的预防为主、防治结合的预防医学观点。"若人能养慎,不令邪风干忤经络;适中经络,未流传脏腑,即医治之",即体现了这种精神。《金匮要略》还根据治病求本的精神,十分重视人体正气,对于慢性衰弱性疾病,尤为重视脾肾两脏。因脾胃为后天之本,气血生化之源,肾为先天之本,性命之根,内伤病至后期,往往出现脾肾虚损证候,故调补脾肾是治疗内伤疾患的根本方法。这种观点从小建中汤、肾气丸等方证中可以看到大概。对于虚实错杂、正虚邪实的病证,在注重扶正的同时,也不忽视祛邪。这种扶正兼祛邪的思想,可从薯蓣丸、大黄䗪虫丸等方证中得到体现。对于邪实为患的病证,注重"因势利导"的治则,按病邪所在的部位,因其势而就近引导,使之排出体外,以达到避免损伤正气之目的。如"诸有水者,腰以下肿,当利小便,腰以上肿,当发汗乃愈",乃因势利导以祛除病邪治疗疾病之范例。对于方剂的临床运用,全书体现了既有原则又灵活的思想,有时一病可用数方,有时一方可以治疗数病。同病异治或异病同治的内容,实质上仍反映了病与证相结合的辨证论治精神。

3. 为方剂学的形成奠定了基础

全书所载方剂配伍严谨,用药精当,化裁灵活,功效卓著,其治疗范围十分广泛。按目前方剂学的分类法,在本书中都有代表方,如解表剂有桂枝汤、涌吐剂有瓜蒂散、泻下剂有大小承气汤、和解剂有小柴胡汤、表里双解剂有厚朴七物汤、温里回阳剂有通脉四逆汤、清热泻火剂有泻心汤。消痰化积剂有枳术散、补益剂有当归生姜羊肉汤、安神剂有甘麦大枣汤、固涩剂有桃花汤、祛湿剂有防己黄芪汤、润燥剂有麦冬汤、理气剂有枳实薤白桂枝汤、理血剂有大黄䗪虫丸、祛痰剂有皂荚丸、驱虫剂有乌梅丸、疮痈剂有大黄牡丹汤等,可见对方剂学的分类已十分详细,内容十分丰富。《金匮要略》对方剂学的形成与发展有着重要贡献和深远的影响,因而被古今医家赞誉为"方书之祖,医方之经,治疗杂病之典范"。

4. 孕育了内科、外科、妇产科等临床学科的雏形,为后世临床学科的形成与发展奠定了基础

《金匮要略》是我国现存最早诊治内科杂病的专书,全书以论述内科杂病为主,但对外科学和妇科学的形成也作出了重要贡献。论述的外科疾病有痈肿、肠痈、淋病(石淋)、狐病,而浸润疮则包括脱疽丹、癞疮、杨梅疮、湿疹、天花、水痘、神经性皮炎、黄水疮等一类皮肤病。虽然所论及的外科病种不多,但诊断痈肿的方法、治疗肠痈的大黄牡丹汤及治疗皮肤病的黄连粉,在当今外科学中仍具有现实指导意义和较大的实用价值。妇人妊娠病、产后病和妇人杂病三篇,专论妇人特有的经、带、胎、产等疾患,这是我国现存最早的较为全面的有关妇产科治疗学的记载。在治疗方面,针、药、护理并重,有内治法、外治法、内外合治法;在药物剂型方面,除内服法外,尚有阴道坐药和煎药熏洗等外治法,内容极为丰富。因此,妇人病三篇,无论在理论上和临床实践上,均有其重要学术价值和指导作用。

因此,《金匮要略》分科论治疾病的方法,已孕育了内科、外科、妇产科等当代临床学科的雏形,对临床学科的形成与发展起了很大的促进作用。

(张炳填)

第 2 章 《金匮要略》原文选读

第一节 脏腑经络先后病脉证第一

本篇为全书之总纲,仲景在《黄帝内经》《难经》的理论基础上,结合自己的实践经验,对杂病的病因、病机、诊断、治疗和预防等各方面都做了原则性的论述。因脏腑经络的病理变化是杂病脉证产生和发展的基础,故以之定篇名。学好本篇对以下各篇具有纲领性的指导意义。

【原文】 问曰:上工①治未病②,何也?师曰:夫治未病者,见肝之病,知肝传脾,当先实脾③,四季脾旺④不受邪,即勿补之;中工不晓相传,见肝之病,不解实脾,惟治肝也。

夫肝之病,补用酸,助用焦苦,益用甘味之药调之。酸入肝,焦苦入心,甘心脾。脾能伤肾,肾气微弱,则水不行;水不行,则心火气盛;心火气盛,则伤肺,肺被伤,则金气不行;金气不行,则肝气盛。故实脾,则肝自愈。此治肝补脾之要妙也。肝虚则用此法,实则不在用之。

经曰:虚虚实实,补不足,损有余,是其义也。余脏准此。(1)

【注释】

①上工:指高明的医生。

②治未病:调理未病的脏腑。

③实脾:调补脾脏之意。

④四季脾旺:指在四季中每季末之十八天为脾土当旺之时。

【提要】 本条从人体内部脏腑相关的整体观念出发,指出有病防传的关键在于掌握疾病的脏腑传变规律及虚实异治的法则。文中首先以治未病为题,举肝病为例说明脏腑之间有相互资生、相互制约的作用,一脏有病可以影响他脏,治疗时应照顾整体,及时调补病变可能波及的脏腑,以切断病源,防止传变。如见肝实之病,知其最易传脾,故治肝病时应注意调补脾脏,使脾气充实,才能防止肝病的蔓延,此即"治未病"。但肝病传脾是有条件的,邪实则传,虚则不传;脏病惟虚则受传,实则不受。四季之末十八天,脾土当令,是时脾气旺盛而不受邪,可无须补之。一般医生不明此理,见肝之病,不了解实脾防传的重要性,只知道单一治疗肝病,必然造成肝病未已而脾病又起的被动局面。

肝病之治应分虚实。肝虚则补用酸,助用焦苦,益用甘味之药调之。因酸入肝,肝虚补之以本味,故补用酸;焦苦入心,心为肝之子,子能令母实,故助用焦苦;甘味之药能调和中气,《难经·十四难》有"损其肝者缓其中"之明示,故益用甘味之药。肝实病则不宜使用此法。

【原文】 夫人禀五常①,因风气②而生长,风气虽能生万物,亦能害万物,如水能浮舟,亦能覆舟。若五脏元真③通畅,人即安和。客气邪风④,中人多死。千般疢难⑤,不越三条:一者,经络受邪,入脏腑,为内所因也;二者,四肢九窍,血脉相传,壅塞不通,为外皮肤所中也;三者,房室、金刃、虫兽所伤。以此详之,病由都尽。

若人能养慎,不令邪风干忤经络;适中经络,未流传脏腑,即医治之。四肢才觉重滞,即导引⑥、吐纳⑦、针灸、膏摩⑧,勿令九窍闭塞;更能无犯王法⑨、禽兽灾伤,房室勿令竭乏,服食⑩节其冷、热、苦、酸、辛、甘,不遗形体有衰,病则无由入其腠理。腠者,是三焦通会元真之处,为血气所注;理者,是皮肤脏腑之纹理也。(2)

【注释】

①人禀五常:禀,受的意思。五常,即五行。

②风气:这里指自然界的气候。

③元真:元气或真气。

④客气邪风:外至曰客,不正曰邪,指能致病的不正常气候。

⑤疢难:疢,读"趁(chèn)"。疢难,指疾病。

⑥导引:《一切经音义》云"凡人自摩自捏,伸缩手足,除劳去烦,名为导引;若让别人握搦身体,或摩或捏,即名按摩也"。

⑦吐纳:调整呼吸的一种养生祛病方法。

⑧膏摩:用药膏摩擦体表一定部位的外治方法。

⑨无犯王法:王法即国家法令。指不要触犯国家的法令,免遭刑伤。

⑩服食:衣服、饮食。

【提要】 以上两条原文以极其简练的语言,概述了四个基本观点。①病因学观点:强调六淫的致病作用,确立了以脏腑经络定内外,对病因进行分类的方法。②发病学观点:认为疾病是人体内环境或内、外环境失调所造成的,反常的气候(邪气)有致病作用,人体正气(五脏真气)有抗病能力,疾病发生与否,取决于邪正双方力量的对比。一般而言,人体正气的强弱,是疾病发生、发展的内在基础(内因),邪气的侵袭,是疾病发生的外部条件(外因),外因通过内因起作用。正能胜邪则不病,反之则病。③预防学观点:未病先防,顺应自然,内养正气,外慎风寒,不让外邪侵袭,保持五脏元真通畅,人即安和。已病防传,注意治疗未病的脏腑,防止疾病的传变蔓延。④治疗学观点:预防为主,防治结合;早期调治,把疾病消灭在萌芽状态,在适中经络,未流传脏腑和四肢才觉重滞之时,即医治之;虚实必须异治,补不足、损有余是治病的最基本法则。以上这些基本观点,不仅对全书具有重要意义,而且对指导杂病的诊治也起到了纲举目张的作用。

【原文】 问曰：病人有气色①见②于面部，愿闻其说。师曰：鼻头色青，腹中痛，苦冷③者死(一云腹中冷，苦痛者死。)；鼻头色微黑者，有水气；色黄者，胸上有寒④；色白者，亡血也，设微赤非时者死；其目正圆者痓，不治。又色青为痛，色黑为劳，色赤为风，色黄者便难，色鲜明者有留饮。（3）

【注释】

①气色：五脏六腑之精华，藏之于内者为气，现之于外者为色，故望病人的气色，可以诊断内脏的病变。

②见：音义同"现(xiàn)"，显露之意。

③苦冷：十分怕冷。

④寒：在此指水饮。

【提要】 本条论述面部望诊的临床应用。鼻头属脾，其色当黄。若鼻部色青，症见腹中痛，为肝木克脾土。鼻部微黑，为肾水反侮脾土之象，主有水气。色黄而光亮，多由脾病不能布津，致水饮停于胸膈之间。面色白乃失血过多、血不上荣于面所致。如亡血之人现微赤面色，且非炎热时令所致者，此乃血去阴伤，阴不涵阳，虚阳上浮之征，病候危重。两目直视不能转动，乃风邪强盛，五脏之精气亡绝所致，多见于痓病，证重难治。面部色青为血脉凝滞之色，主痛。劳则肾精不足，故面色黑。面色赤主风。黄色鲜明是湿热蕴结，多有大便难之症。面色鲜明光亮，多为水饮内停。

【原文】 师曰：病人语声寂然①喜惊呼②者，骨节间病；语声喑喑然③不彻者，心膈间病；语声啾啾然④细而长者，头中病(一作痛)。（4）

【注释】

①语声寂然：谓病人安静无语声。

②喜惊呼：突然发出惊叫声。

③喑喑然：指语声低微而不清澈。喑喑，形容语言音量之低。

④啾啾然：指声音细小而长。啾啾，形容语言频率缓慢。

【提要】 本条论述闻语声的临床意义。关节疼痛一类病证，转动则剧痛，故病人突然惊呼。病在胸膈，气道不畅，故发声低微而不清彻。头中痛，大声言语则震动而痛愈甚，故声音细小而慢。

【原文】 师曰：息摇肩①者，心中坚；息引胸中上气者，咳；息张口短气者，肺痿②唾沫③。（5）

师曰：吸而微数，其病在中焦，实也，当下之即愈；虚者不治。在上焦者，其吸促④；在下焦者，其吸远⑤，此皆难治。呼吸动摇振振者，不治。（6）

【注释】

①息摇肩：一呼一吸谓之息。指呼吸困难时两肩上下耸动之状态。

②肺痿：病名。因肺气萎弱不振所致，以多唾涎沫、短气为主症。

③唾沫：指浊唾涎沫。稠痰为浊唾，稀痰为涎沫。

④吸促：指吸气浅短而急促。

⑤吸远：指吸气深长而困难。

【提要】　本条论述呼吸与病证的关系。呼吸困难，两肩耸动，上气、咳嗽是实邪壅塞在胸。呼吸张口短气、唾沫者，是肺痿。吸气短促，为中焦邪实引起的肺气壅塞治法当下其实。吸气短促源于虚者，属无根失守之气顷将自散，病在上焦，吸气短促困难，为肺气大虚所致；或病在下焦，吸气深长而困难，为肾不纳气所致；因呼吸困难而引起全身振振动摇的是虚弱已甚，形气不能相保的危重证候。

【原文】　师曰：寸口①脉动者，因其旺时而动，假令肝旺色青，四时各随其色②。肝色青而反色白，非其时色脉，皆当病。(7)

【注释】

①寸口：此处指两手的寸、关、尺六部脉。又名气口或脉口。

②四时各随其色：指春青、夏赤、秋白、冬黑为四时之正常颜色。

【提要】　本条论述脉、色合诊的意义。四时气候的变化，使人的脉、色也随之发生变动，如春时肝旺，脉弦、色青是为正常。假如此时色反白，脉反毛（秋之色脉），是为非其时而有其色脉，属不正常现象，这是疾病的征象。

【原文】　问曰：有未至而至①，有至而不至，有至而不去，有至而太过，何谓也？师曰：冬至之后，甲子②夜半少阳③起，少阳之时阳始生，天得温和。以未得甲子，天因温和，此为未至而至也；以得甲子，而天未温和，为至而不至也；以得甲子，而天大寒不解，此为至而不去也；以得甲子，而天温如盛夏五六月时，此为至而太过也。(8)

【注释】

①未至而至：前面的"至"字是指时令到，后面的"至"字是指与时令相应的气候到。

②甲子：古代用天干、地支配合起来计算年、月、日的方法。十天干即甲、乙、丙、丁、戊、己、庚、辛、壬、癸，十二地支即子、丑、寅、卯、辰、巳、午、未、申、酉、戌、亥，相互配合，始于甲子，终于癸亥，共六十个。"甲子"是其中第一个。这里是指冬至后六十日第一个甲子夜半，此时正当雨水节气。

③少阳：这里是古代用来代表时令的名称。

【提要】　本条论述节令和气候应该适应，太过不及都会引起疾病发生。四时气候的变化，应维持一定的常度，其规律是春温、夏热、秋凉、冬寒，这是正常的自然气候。只有正常气候才能适合万物的生长收藏；气候的太过（未至而至，至而太过）与不及（至而不至，至而不去），皆可影响及人。非其时而有其气常成为导致疾病产生的因素,此即"风气虽能生万物,亦能害万物"之具体描述。

【原文】 师曰:病人脉浮者在前^①,其病在表;浮者在后^②,其病在里,腰痛背强不能行,必短气而极也。（9）

【注释】
①前:指关前寸脉。
②后:指关后尺脉。

【提要】 本条论述浮脉的主病。寸脉浮,主病在表;尺脉浮,主病在里,尚有腰痛、背强、骨痿不能行、短气等症,为肾虚精亏之证。

【原文】 问曰:经云^①"厥^②阳独行",何谓也? 师曰:此为有阳无阴,故称厥阳。（10）

【注释】
①经云:经,指古代医经,何书失考。
②厥:上逆之意。

【提要】 本条论述厥阳的病机。正常情况下,人体的阴与阳总是维持着相对的平衡状态,假如阴气衰竭,阳气失去依附,有升无降,即可导致"有阳无阴"的"厥阳独行"的病理,临床上见到肝阳上亢,面赤眩晕,甚至跌仆,即属这一类性质的病证。

【原文】 问曰:寸脉沉大而滑,沉则为实,滑则为气,实气相搏,血气入脏即死,入腑即愈,此为卒厥^①,何谓也? 师曰:唇口青,身冷,为入脏即死;如身和,汗自出,为入腑即愈。（11）

问曰:脉脱^②入脏即死,入腑即愈,何谓也? 师曰:非为一病,百病皆然。譬如浸淫疮^③,从口起流向四肢者可治,从四肢流来入口者不可治;病在外者可治,入里者即死。（12）

【注释】
①卒厥:卒,同"猝"。卒厥,是突然昏倒的一种病证。
②脉脱:指脉乍伏不见。
③浸淫疮:能从局部遍及全身的一种皮肤病。

【提要】 本条以卒厥和浸淫疮为例论述脉、症合参的意义。寸脉沉大而滑,症见突然昏厥,若身温和、汗自出,为中腑;若身冷、口唇青紫,为中脏,无脉者,死症。浸淫疮,若病从口向四肢蔓延的,是毒气由内向外,病位由深变浅,预后良;若病从四肢逐渐向口蔓延,是毒气由外渐归于内脏,预后不良。

【原文】 清邪^①居上,浊邪^②居下,大邪^③中表,小邪^④中里,馨饪^⑤之邪,从口入

者,宿食也。五邪中人,各有法度,风中于前⑥,寒中于暮⑦,湿伤于下,雾伤于上,风令脉浮,寒令脉急,雾伤皮腠,湿流关节,食伤脾胃,极寒伤经,极热伤络。(13)

【注释】

①清邪:指雾露之邪,因其性轻扬飘浮而得名。

②浊邪:指水湿之邪,因其性重浊向下而得名。

③大邪:指风邪,因其性散漫广泛而得名。

④小邪:指寒邪,因其性紧束锐利,能直中入里而得名。

⑤槃饪:槃,同"榖",饪指熟食。槃饪指饮食。

⑥前:指午前,即上午。

⑦暮:指午后,即下午。

【提要】 本条论述了五邪致病的规律及其临床表现,雾露之邪,其性轻扬飘浮,故居于上;水湿之邪,其性重浊,常流注于下;风邪散漫,多中肌表;寒邪紧束,常中经络之里;饮食之邪,从口而入,损伤脾胃而成为宿食。风为阳邪,多中于午前;寒为阴邪,多中于日暮;寒气归阴,所以"极寒伤经";热气归阳,所以"极热伤络"。

【原文】 问曰:病有急当救①里、救表者,何谓也? 师也:病,医下之,续得下利清谷②不止,身体疼痛者,急当救里;后身体疼痛,清便自调③者,急当救表也。(14)

【注释】

①救:急先救治的意思。

②清谷:在胃肠中没有完全消化的食物随大便排出,即完谷不化之意。

③清便自调:指大便恢复了正常。

【提要】 本条论述表里同病时的先后缓急治则。表证与里证同时出现时,首先应分别证情的先后缓急,急者先治,缓者后治。表里同病的治法有三:一是先表后里,此为常法;二是表里同治;三是先里后表,此为变法。临床采用何法,应根据正气的强弱、表里双方病情的主次轻重及缓急等情况来定度。

【原文】 夫病痼疾①,加以卒病②,当先治其卒病,后乃治其痼疾也。(15)

【注释】

①痼疾:指久羁人体难于根治的旧病。

②卒病:指突然发生的新病。

【提要】 本条论述新旧同病的先后缓急治则。旧病为本为缓,新病为标为急,在痼疾兼有新病时应先治新病,后治痼疾。因痼疾病久势缓,难以骤除,须缓缓图治。卒病势急,易生变,当先治。

【原文】 师曰:五脏病各有所得①者愈,五脏病各有所恶②,各随其所不喜者为病。病者素不应食,而反暴思之,必发热也。(16)

【注释】

①所得:指适合病人的饮食居处。

②所恶:指病人所厌恶的饮食居住。

【提要】 本条论述临床治病应根据五脏喜恶的特性,对病人的饮食居处等方面进行调护。

【原文】 夫诸病在脏①,欲攻②之,当随其所得③而攻之。如渴者,与猪苓汤。余皆仿此。(17)

【注释】

①在脏:这里泛指在里的疾病。

②攻:作"治"解。

③所得:指所患病的原因,即疾病的症结所在。

【提要】 本条论述临证需审因论治。例如口渴而小便不利,审其因,若为水蓄热结而伤阴者,当与育阴利水清热的猪苓汤,使水去热除阴液复,则渴亦随之而解。

第二节　痉湿暍病脉证治第二

本篇所论痉、湿、暍三病。痉病病在筋脉,以项背强直、口噤不开,甚至角弓反张为主证。湿病邪在肌肉、关节,以发热身重、骨节疼痛为主证。暍即伤暑,以发热自汗、烦渴溺赤、少气脉虚为主症。以上三种疾病均由感受外邪而引起,发病之初多从太阳开始,临床表现均有不同程度的太阳表证之见证,故合为一篇讨论。

一、湿　　病

【原文】 太阳病,关节疼痛而烦①,脉沉而细(一作缓。)者,此名湿痹②(《玉函》云中湿。)。湿痹之候,小便不利,大便反快③,但当利其小便。(14)

【注释】

①烦:谓疼痛而烦扰不宁。

②湿痹:病名,指湿邪流注关节,闭阻筋脉气血,出现关节疼痛的病证。

③大便反快:指大便溏薄易于排解。

【提要】 本条论述治湿病当利其小便的原则。湿伤肌腠,流注关节,故关节疼痛,湿邪内痹,阳气不通,故见小便不利、大便反快等症。利其小便,表里阳气通,则湿去痹痛除。

【原文】 风湿相搏,一身尽疼痛,法当汗出而解,值天阴雨不止,医云此可发汗,汗之病不愈者,何也?盖发其汗,汗大出者,但风气去,湿气在,是故不愈也。若

治风湿者,发其汗,但微微似欲出汗者,风湿俱去也。(18)

【提要】 本条论述治风湿宜微汗的原则。外感风湿,大都先犯体表,客于肌腠,流注关节,令卫气痹阻,故一身尽疼痛。此时治疗当以汗解,使邪从外出。治风湿病发汗宜微汗出而不宜大汗,因大汗不仅不能祛除病邪,反伤正气、风去湿留、津液耗伤,病不愈必生他变。

(一)头中寒湿证

【原文】 湿家病身疼发热,面黄而喘,头痛鼻塞而烦,其脉大,自能饮食,腹中和无病,病在头中寒湿,故鼻塞,内药鼻中①则愈。(《脉经》云:病人喘,而无湿家。病以下至而喘十一字。)(19)

【注释】
①内药鼻中:内,同"纳"。把药放进鼻腔中去。

【提要】 本条论述头中寒湿的证治。本证"头痛鼻塞而烦",多因雾湿之气蒙蔽头面清窍所致。寒湿在头,治宜宣泄上焦,通利肺气,用芳香化浊之品纳药鼻中,则寒湿散而病愈,历来注家多主张用瓜蒂散搐鼻,令出黄水以宣泄寒湿。临床可用鹅不食草纳鼻,亦有疗效。

(二)寒湿表证

【原文】 湿家身烦疼,可与麻黄加术汤发其汗为宜,慎不可以火攻①之。(20)
麻黄加术汤方

　　麻黄三两(去节)　桂枝二两(去皮)　甘草一两(炙)　杏仁七十个(去皮尖)
白术四两

　　上五味,以水九升,先煮麻黄,减二升,去上沫,内诸药,煮取二升半,去滓,温服八合,覆取微似汗。

【注释】
①火攻:指用烧针、艾灸、熨熏等一类外治发汗法。

【提要】 本条论述寒湿在表的证治。寒湿郁于肌表,故身体疼痛而烦扰不宁,当有发热、恶寒、无汗等表证,治用麻黄加术汤。麻黄汤本为发汗之峻剂,配以白术则变峻汗为微汗。喻昌指出:"麻黄得术则虽发汗,不至多汗;术得麻黄,并可行表里之湿。"若误用火攻发汗,必大汗淋漓,且火热内攻,与湿相合,可致发黄、衄血等变症,故强调"慎不可以火攻之"。

(三)风湿表证

【原文】 病者一身尽疼,发热,日晡所①剧者,名风湿。此病伤于汗出当风,或久伤取冷②所致也。可与麻黄杏仁薏苡甘草汤。(21)
　　麻黄杏仁薏苡甘草汤方

麻黄(去节)半两(汤泡)　甘草一两(炙)　薏苡仁半两　杏仁十个(去皮尖,炒)

上锉麻豆大,每服四钱匕,水盏半,煮八分,去滓,温服,有微汗,避风。

【注释】

①日晡所:晡,指申时;所,不定之词,表约数;日晡所,指下午3点至5点。

②取冷:贪凉的意思。

【提要】　本条论述风湿在表的证治。风湿在表,故一身尽疼。风湿相合,化热化燥,故身疼发热而日晡增剧。其病多由汗出当风,或经常贪凉,湿从外侵所致。治当使之微汗而解,故以麻黄杏仁薏苡甘草汤轻清宣化,解表祛湿。方中麻黄解表宣肺,为治水湿在表、在上之要药,伍以一倍剂量的甘草,则能微发其汗,杏仁、薏苡仁宣肺利气、健脾祛湿。本方实为麻黄汤以薏苡仁易桂枝,是变辛温发散为辛凉清宣之法。

(四)风湿气虚证

【原文】　风湿,脉浮,身重,汗出恶风者,防己黄芪汤主之。(22)

防己黄芪汤方

防己一两　甘草半两(炒)　白术七钱半　黄芪一两一分(去芦)

上锉麻豆大,每抄五钱匕,生姜四片,大枣一枚,水盏半,煎八分,去滓,温服,良久再服。喘者加麻黄半两,胃中不和者加芍药三分,气上冲者加桂枝三分,下有陈寒者加细辛三分。服后当如虫行皮中,从腰下如冰,后坐被上,又以一被绕腰以下,温令微汗,差。

【提要】　本条论述风湿气虚的证治。脉浮身重,是风湿在表;汗出恶风,是表虚卫气不固。证虽属风湿,但卫表已虚,故不任麻黄等发汗,而用防己黄芪汤益气除湿。方中黄芪益气固表,防己利水,白术燥湿,生姜、甘草、大枣调和营卫。然本方作用毕竟偏于渗利,而欲阳气达表,微汗祛湿,还必须加被温覆,促使卫阳振奋,方可尽除风湿之邪。方后云"服后当如虫行皮中",是卫气祛邪出表、风湿欲解之征兆。

(五)风湿阳虚证

【原文】　伤寒八九日,风湿相搏,身体疼烦①,不能自转侧,不呕不渴,脉浮虚而涩者,桂枝附子汤主之;若大便坚,小便自利者,去桂加白术汤主之。(23)

桂枝附子汤方

桂枝四两(去皮)　生姜三两(切)　附子三枚(炮去皮,破八片)　甘草二两(炙)　大枣十二枚(擘)

上五味,以水六升,煮取二升,去滓,分温三服。

白术附子汤方

白术二两　附子一枚半（炮去皮）　甘草一两（炙）　生姜一两半（切）　大枣
六枚

上五味，以水三升，煮取一升，去滓，分温三服。一服觉身痹②，半日许再服，三
服都尽，其人如冒状③，勿怪，即是术、附并走皮中，逐水气，未得除故耳。

【注释】

①身体疼烦：《经籍纂诂》云"烦，犹剧也"。此指身体疼痛剧烈之意。

②身痹：指肢体麻木之感。

③如冒状：形容有头晕目眩、昏昏欲倒之状。

【提要】　本条论述风湿相搏表阳不足的证治。脉"浮虚"为表阳已虚，"涩"为
湿滞经脉、营卫不畅。用桂枝附子汤温经助阳，祛风化湿。方中桂枝祛风，附子温
经助阳，甘草、生姜、大枣调和营卫，使表浅之风湿得以外散，身体疼烦可望缓解。
若风邪已去，"大便坚，小便自利"，故于前方去桂枝之辛散，加白术与附子相合，能
并走皮中而逐水气。

桂枝附子汤与白术附子汤均有发汗解表、祛风除湿的功能，适用于风湿兼表阳
虚证。然桂枝附子汤重于祛风除湿，白术附子汤重于逐湿散邪。

【原文】　风湿相搏，骨节疼烦掣痛，不得屈伸，近之则痛剧，汗出短气，小便不
利，恶风不欲去衣，或身微肿者，甘草附子汤主之。（24）

甘草附子汤方

甘草二两（炙）　白术二两　附子二枚（炮，去皮）　桂枝四两（去皮）

上四味，以水六升，煮取三升，去滓。温服一升，日三服，初服得微汗则解，能
食，汗出后烦者，服五合。恐一升多者，服六七合为妙。

【提要】　本条论述风湿表里阳气俱虚的证治。骨节疼烦掣痛，不得屈伸，近之
则痛剧，可知风湿已由肌肉侵入关节，病情较第 23 条加重。汗出而恶风不欲去衣，
是表阳已虚；短气、身微肿而小便不利，是里阳亦虚。治宜用甘草附子汤温经助阳，
散风祛湿。方中既用桂枝、附子相合以祛风，又用白术、附子相伍以除湿，兼走表
里，扶正祛邪。

二、暍　病

【原文】　太阳中热者，暍是也。汗出恶寒，身热而渴，白虎加人参汤主之。（26）

白虎加人参汤方

知母六两　石膏一斤（碎）　甘草二两　粳米六合　人参三两

上五味，以水一斗，煮米熟汤成，去滓，温服一升，日三服。

【提要】　本条论述伤暑偏于热盛的证治。暑热逼蒸，腠理开泄，而见汗出恶

寒。暑必发热,故其人身热;暑热伤津,故见口渴。白虎加人参汤是暑热的正治法。方中石膏辛寒以清暑泄热,知母凉润以清热生津,人参甘平以益气生津,甘草、粳米益胃和中,诸药合用,共奏清热解暑、益气生津之效。

第三节　中风历节病脉证并治第五

中风是以口眼㖞斜、半身不遂、言语不利或突然昏倒、不省人事为主要临床表现的疾病。其病因多由正气亏虚,偶受外邪诱发致病。

历节病以骨节疼痛遍历关节,痛势剧烈,屈伸不利,日久可致骨节肿大变形。其病机与肝肾气血不足为发病条件外,尚与风寒湿邪闭阻经脉有关。

历　　节

【原文】　寸口脉沉而弱,沉即主骨,弱即主筋,沉即为肾,弱即为肝。汗出入水中,如水伤心[①],历节黄汗出[②],故曰历节。(4)

【注释】

①如水伤心:心主血脉,如水伤心,犹言水湿伤及血脉。

②历节黄汗出:指历节病关节疼痛处溢出黄水。

【提要】　本条论述历节病因病机属肝肾不足、水湿浸渍者。肝肾精血亏虚,筋骨失于充养,就容易遭受外邪的侵袭,是历节病的内因。冒雨涉水,或水中作业,或用冷水沐浴,水湿寒冷之邪乘虚而侵入人体,是历节病的外因。大小关节疼痛,甚至局部溢出黄水,是历节病的主症。

【原文】　少阴[①]脉浮而弱,弱则血不足,浮则为风,风血相搏,即疼痛如掣。(6)

【注释】

①少阴:指手少阴神门脉和足少阴太溪脉,前者在掌后锐骨端陷中,后者在足内踝后五分陷中。

【提要】　本条论述历节病因病机属阴血不足、外受风邪者。

【原文】　盛人脉涩小,短气,自汗出,历节痛,不可屈伸,此皆饮酒汗出当风所致。(7)

【提要】　本条论述历节病因病机属气虚饮酒、汗出当风者。

(一)风湿历节

【原文】　诸肢筋疼痛,身体魁羸[①],脚肿如脱[②],头眩短气,温温[③]欲吐,桂枝芍

药知母汤主之。（**8**）

　　桂枝芍药知母汤方

　　桂枝四两　　芍药三两　　甘草二两　　麻黄二两　　生姜五两　　白术五两　　知母四两　　防风四两　　附子二枚（炮）

　　上九味，以水七升，煮取二升，温服七合，日三服。

　　【注释】

　　①身体魁羸：魁指关节肿大，羸指身体瘦弱。指身体瘦弱，但关节肿大。

　　②脚肿如脱：形容两脚肿胀，且又麻木不仁，似乎和身体要脱离一样。

　　③温温：作蕴蕴解，指心中郁郁不舒。

　　【提要】　本条论述风湿历节的证治。各关节疼痛游走不定，关节肿大，形体消瘦，风湿上犯则头眩；湿阻中焦则短气；胃失和降则呕吐。治以桂枝芍药知母汤，方中桂枝与附子通阳宣痹，温经散寒；桂枝配麻黄、防风，祛风而温散表湿；白术、附子助阳除湿；知母、芍药益阴清热；甘草和胃调中，诸药相伍，表里兼顾，且有温散而不伤阴、养阴而不碍阳之妙。

（二）寒湿历节

　　【原文】　病历节不可屈伸，疼痛，乌头汤主之。（**10**）

　　乌头汤方　　（治脚气疼痛，不可屈伸。）

　　麻黄　　芍药　　黄芪各三两　　甘草三两（炙）　　川乌五枚（咬咀，以蜜二升，煎取一升，即出乌头）

　　上五味，咬咀四味，以水三升，煮取一升，去滓，内蜜煎中，更煎之，服七合。不知，尽服之。

　　【提要】　本条论述寒湿历节的证治。寒性收引凝滞，致气血运行阻滞较甚，因此关节疼痛剧烈，活动受限，屈伸不利。治当温经散寒，除湿宣痹，选用乌头汤治疗。方中乌头温经散寒，除湿止痛；麻黄宣散透表，以祛寒湿；芍药宣痹行血，并配甘草以缓急止痛；黄芪益气固卫，助麻黄、乌头温经止痛，亦制麻黄过散之性；白蜜甘缓，以解乌头之毒。诸药相伍，使寒湿去而阳气宣通，关节疼痛解除而屈伸自如。

第四节　血痹虚劳病脉证并治第六

　　本篇讨论血痹与虚劳，两病一表一里，均属虚证范畴，发病皆以阴阳气血亏虚为主，故合为一篇讨论。

　　血痹以肢体局部麻木为主证，由气血不足、感受外邪所引起。虚劳是对劳伤所致的慢性衰弱性疾病的总称，论述的重点包括阴阳气血两虚，以及因虚而招邪夹风，因极虚而致血瘀等。

一、血　痹

【原文】　问曰:血痹病从何得之?师曰:夫尊荣人^①骨弱肌肤盛^②,重困疲劳汗出,卧不时动摇,加被微风,遂得之。但以脉自微涩,在寸口、关上小紧,宜针引阳气,令脉和紧去则愈。(1)

【注释】

①尊荣人:指好逸恶劳、养尊处优、缺乏劳动锻炼之人。

②骨弱肌肤盛:筋骨脆弱,肌肉丰盛。意指有余于外,不足于内,外强中干。

【提要】　血痹是因气血不足、感受外邪、阳气受阻、血行不畅所致。病虽在血,而血之运行全赖于气,因此用针刺引动阳气,令气行则血行。气血流通,风当自去。

【原文】　血痹阴阳俱微^①,寸口关上微,尺中小紧,外证身体不仁^②如风痹^③状,黄芪桂枝五物汤主之。(2)

黄芪桂枝五物汤方

黄芪三两　芍药三两　桂枝三两　生姜六两　大枣十二枚

上五味,以水六升,温服七合,日三服。(一方有人参)

【注释】

①阴阳俱微:指营卫气血均不足。

②身体不仁:指肢体(局部)麻木不仁。

③风痹:病名,指以肌肉麻木和疼痛为主的病证。丹波元简指出"风痹乃顽麻疼痛兼有"。

【提要】　阴阳俱微是素体营卫气血不足,寸、关部位脉微是阳气虚;尺中小紧,主阴血不足,风寒入里。血痹的症状,主要是以肢体局部肌肤麻木不仁为特征,如受邪较重亦可有酸痛感,故云"如风痹状",治用黄芪桂枝五物汤甘温益气,通阳行痹。本方即桂枝汤去甘草、倍生姜、加黄芪组成。方中黄芪甘温益气,倍生姜助桂枝以通阳行卫,芍药和营理血,生姜、大枣调和营卫,五物相合,温、补、通、调并用,共奏益气通阳、和营行痹之效。

二、虚　劳

【原文】　夫男子平人^①,脉大为劳,极虚亦为劳。(3)

【注释】

①平人:指外形看来无病,其实内脏气血已经亏损的人,即《难经》所说"脉病形不病"者。

【提要】　脉大而无力,为有余于外而不足于内之脉象。凡真阴不足,虚阳外浮的,脉多大或浮大或芤。极虚是轻按则软,重按极无力,为精气内损之脉。脉大与极虚虽形态上不同,但都是虚劳病的脉象。

（一）虚劳失精证

【原文】　夫失精家①少腹弦急,阴头寒,目眩(一作目眶痛),发落,脉极虚芤迟,为清谷②亡血,失精。脉得诸芤动微紧,男子失精,女子梦交③,桂枝龙骨牡蛎汤主之。（8）

桂枝龙骨牡蛎汤方　（《小品》云:虚弱浮热汗出者,除桂,附子各三分,故曰二加龙骨汤。）

桂枝　芍药　生姜各三两　甘草二两　大枣十二枚　龙骨　牡蛎各三两

上七味,以水七升,煮取三升,分温三服。

【注释】

①失精家:指经常梦遗、滑精之人。

②清谷:指下利之物完谷不化。

③梦交:夜梦性交。

【提要】　本条论述失精虚劳的证治。男子遗精滑精,阴精亏损及阳,下焦失温,故少腹弦急,阴头有寒冷感;女子有性交的梦境。精血衰少则目眩发落。本证为阴阳两虚之候,故用桂枝汤调和阴阳,加龙骨、牡蛎潜镇固涩,如此则阳能固,阴能守,精不致外泄。

（二）虚劳腹痛证

【原文】　虚劳里急①,悸,衄,腹中疼,梦失精,四肢酸疼,手足烦热,咽干口燥,小建中汤主之。（13）

小建中汤方

桂枝三两(去皮)　甘草三两(炙)　大枣十二枚　芍药六两　生姜三两　胶饴一升

上五味,以水七升,煮取三升,去滓,内胶饴,更上微火消解,温服一升,日三服。(呕家不可用建中汤,以甜故也。)

【注释】

①里急:指腹部有挛急感,但按之不硬。

【提要】　本条论述腹痛为主的虚劳证治。虚劳病阴阳两虚可出现寒热错杂之证。偏于阴虚而热者,多见心悸、衄血、手足心烦热、咽干口燥等症;偏于阳虚而寒者多见里急腹痛、梦遗失精、四肢酸痛等症。治应调和阴阳,尤在泾指出:"欲求阴阳之和者,必于中气;求中气之立者,必以建中也。"故用小建中汤甘温之剂健运脾胃,脾胃健则气血自生,阴阳自调。小建中汤由桂枝汤倍用芍药加饴糖组成,是甘温与酸甘合用的方剂。虽以补脾为主,但酸甘可以化阴,甘温可以助阳,因而能调和阴阳。方中饴糖、甘草、大枣之甘以建中缓急,桂枝、生姜之辛以通阳调卫,芍药之酸以和营止痛。

【原文】 虚劳里急,诸不足,黄芪建中汤主之。(于小建中汤内加黄芪一两半,余依上法。气短胸满者加生姜;腹满者去枣,加茯苓一两半;及疗肺虚损不足,补气加半夏三两。)(14)

【提要】 本条论述黄芪建中汤证治。虚劳腹中拘急疼痛,尚有较多的虚象,这是阴阳气血俱不足的证候。用黄芪建中汤治疗。本方即小建中汤加黄芪而成,因此比小建中汤的补虚作用更强,具有温中补虚、缓急止痛之作用。

(三)虚劳腰痛证

【原文】 虚劳腰痛,少腹拘急①小便不利者,八味肾气丸主之。(15)

肾气丸方

干地黄八两 山药 山茱萸各四两 泽泻 牡丹皮 茯苓各三两 桂枝 附子(炮)各一两。

上八味末之,蜜和丸梧子大,酒下十五丸,加至二十五丸,日再服。

【注释】

①少腹拘急:指小腹部挛急不适。

【提要】 本条论述虚劳腰痛的证治。腰为肾之外腑,肾虚则腰痛。肾阳不足,膀胱不能化气行水,故小腹部拘急,小便不利。方用肾气丸,其中六味地黄滋补肾阴以壮水之主,桂枝、附子振奋肾阳以益火之源,两相配伍,补阴之虚以生气,助阳之弱以化水,肾阳振奋,气化复常则诸证自除。

(四)虚劳不寐证

【原文】 虚劳虚烦①不得眠,酸枣仁汤主之。(17)

酸枣仁二升 甘草一两 知母二两 茯苓二两 芎䓖二两(深师有生姜二两)

上五味,以水八升,煮酸枣仁,得六升,内诸药,煮取三升,分温三服。

【注释】

①虚烦:指郁郁而烦,心神不宁,多阴虚内热所致。

【提要】 本条论述虚劳虚烦不寐的证治。肝阴不足,肝不藏魂,心血亏虚,心神不安,故见心烦、不得眠。用酸枣仁汤治疗,本方以酸枣仁为君,养肝阴、宁心神;知母清虚热、除虚烦;川芎理肝郁、行气血;茯苓宁心安神。诸药配伍,共奏养肝清热、宁心安神之效。

(五)虚劳风气证

【原文】 虚劳诸不足,风气百疾①,薯蓣②丸主之。(16)

薯蓣丸方

薯蓣三十分　当归　桂枝　曲　干地黄　豆黄卷各十分　甘草二十八分　人参七分　芎䓖　芍药　白术　麦门冬　杏仁各六分　柴胡　桔梗　茯苓各五分　阿胶七分　干姜三分　白敛二分　防风六分　大枣百枚为膏

上二十一味,末之,蜜和丸,如弹子大,空腹酒服一丸,一百丸为剂。

【注释】

①风气百疾:风气是泛指外感病邪,因风为百病之长,风邪乘虚伤人,能引起多种疾病,故云"风气百疾"。

②薯蓣:山药之别称。

【提要】　本条论述虚劳兼风气的证治。虚劳气血阴阳不足,易感受各种外邪而引起诸多病证。对于以虚为主兼夹风邪的治法,应重在扶正,若单纯祛风,反伤正气,故治用薯蓣丸。方中薯蓣专理脾胃为君,寓八珍汤益气养血为臣,其间人参、白术、茯苓、干姜、豆黄卷、大枣、甘草、曲益气调中,当归、川芎、芍药、干地黄、麦冬、阿胶养血滋阴;佐用桂枝、柴胡、防风达三阳之表以疏风祛邪;杏仁、桔梗、白敛理气开郁。诸药合用,共奏扶正祛邪之效。本方既可用于治疗,也可用于防病。

（六）虚劳干血证

【原文】　五劳虚极羸瘦①,腹满不能饮食,食伤、忧伤、饮伤、房室伤、饥伤、劳伤、经络营卫气伤,内有干血②,肌肤甲错③,两目黯黑④。缓中补虚⑤,大黄䗪虫丸主之。（18）

大黄䗪虫丸方

大黄十分(蒸)　黄芩二两　甘草三两　桃仁一升　杏仁一升　芍药四两　干地黄十两　干漆一两　虻虫一升　水蛭百枚　蛴螬一升　䗪虫半升

上十二味,末之,炼蜜和丸小豆大,酒饮服五丸,日三服。

【注释】

①羸瘦:指身体虚弱而消瘦。

②干血:瘀血深伏,瘀久阴亏而难于攻除者。

③肌肤甲错:指皮肤干枯粗糙,有如鳞甲交错之状。

④两目黯黑:指两眼白珠部分呈深黑色。

⑤缓中补虚:意指峻药缓投,寓补虚于消瘀之中,使之达到缓消瘀血,祛瘀生新的作用。

【提要】　虚劳已极,瘀血内停,新血不生,因虚致瘀,因瘀虚甚。故见腹满不能食,身体羸瘦,肌肤干枯粗糙,如鳞甲交错之状,两目黯黑。治宜用祛瘀生新,缓中补虚的大黄䗪虫丸。方中大黄、䗪虫、桃仁、虻虫、水蛭、蛴螬、干漆活血搜络化瘀,地黄、芍药养血润燥,杏仁理气,黄芩清热,甘草、白蜜益气和中,为久病血瘀之缓剂。因其润以滋干,攻中寓补,峻剂丸服,意在缓攻瘀血,以达瘀血去则新血生之目的。本证一般称为"干血劳",征候上多有胁下或少腹部硬块,按之痛而不移,面黄肌瘦,两目黯黑,舌有瘀斑,肌肤甲错,脉涩中带弦。

第五节　肺痿肺痈咳嗽上气病脉证并治第七

本篇论述肺痿、肺痈和咳嗽上气病。由于这三种疾病的病变均在肺,都有咳嗽症状,且有时存在着某些病理联系与转化关系,故合为一篇讨论。

肺痿是肺气痿弱不振,以多唾涎沫、短气为主症,一般多因热在上焦所致,但也有津伤及气而致肺中虚冷者。故有虚热和虚寒两种证型。

肺痈是肺生痈脓的病变,由重感风邪热毒所引起。以咳嗽、胸痛、吐脓痰腥臭为主症。由于《中医内科学》论载颇详,故有关肺痈的条文未再赘选。

咳嗽上气,即是咳嗽气逆,有虚实之分。本篇所论,多是外邪郁表、饮邪内阻及夹有热邪壅气的肺胀证,与单纯的痰饮咳嗽或外感咳嗽有所不同。

一、肺　　痿

【原文】　问曰:热在上焦者,因咳为肺痿。肺痿之病,从何得之? 师曰:或从汗出,或从呕吐,或从消渴,小便利数,或从便难,又被快药①下利,重亡津液,故得之曰:寸口脉数,其人咳,口中反有浊唾涎沫②者何? 师曰:为肺痿之病。若口中辟辟燥,咳即胸中隐隐痛,脉反滑数,此为肺痈,咳唾脓血。脉数虚者为肺痿,数实者为肺痈。(1)

【注释】

①快药:指作用峻猛的攻下药。如大黄、芒硝之类。

②浊唾涎沫:浊唾,指稠痰。涎沫,指稀痰。

【提要】　本条论述肺痿病因和脉象。各种原因如感受热邪久咳、误汗、呕吐、小便利数、便难而攻利太过等导致肺热叶焦,津液亏损,则肺气痿弱不振,而成肺痿。肺痿脉象数虚无力,

(一)虚寒肺痿证

【原文】　肺痿吐涎沫而不咳者,其人不渴,必遗尿,小便数,所以然者,以上虚不能制下故也。此为肺中冷,必眩,多涎唾,甘草干姜汤以温之。若服汤已渴者,属消渴。(5)

甘草干姜汤方

甘草四两(炙)　干姜二两(炮)

上哎咀,以水三升,煮取一升五合,去滓,分温再服。

【提要】　本条论述虚寒肺痿的证治。上焦阳虚,肺中虚冷,气虚不能摄津,所

以频吐涎沫,不咳不渴;上焦虚冷,不能制约下焦,故遗尿或小便频数;清阳不能上升,故头眩。治当温肺复气,用甘草干姜汤。方中甘草炙用,补气力较强;干姜炮制,温中而不过于辛散,二药配伍有辛甘化阳作用。

（二）虚热肺痿证

【原文】 大逆上气,咽喉不利,止逆下气者,麦门冬汤主之。(10)

麦门冬汤方

麦门冬七升　半夏一升　人参三两　甘草二两　粳米三合　大枣十二枚

上六味,以水一斗二升,煮取六升,温服一升,日三夜一服。

【提要】 本条论述虚热肺痿的证治。虚火上炎,肺气上逆,故发咳喘。肺胃津伤,津不上承,故咳而咽喉干燥不利,咯痰不爽。此证当有舌红少苔,脉象虚数等症。治以麦门冬汤清养肺胃,止逆下气。方中重用麦冬润养肺胃为主,并清虚火;半夏下气化痰。由于用量只有麦冬的七分之一,则不嫌其燥;人参、甘草、大枣、粳米养胃益气,以资化源,使津液得继,则虚火自敛。

二、咳嗽上气

（一）寒饮郁肺证

【原文】 咳而上气,喉中水鸡声①,射干麻黄汤主之。(6)

射干麻黄汤方

射干十三枚(一法三两)　麻黄四两　生姜四两　细辛　紫菀　款冬花各三两
五味子半升　大枣七枚　半夏(大者,洗)八枚(一法半升)

上九味,以水一斗二升,先煮麻黄两沸,去上沫,内诸药,煮取三升,分温三服。

【注释】

①水鸡声:水鸡即青蛙。水鸡声,是形容喉间痰声不绝,有如蛙鸣。

【提要】 本条论述寒饮郁肺咳而上气的证治。寒饮郁肺,肺气不宣,故上逆喘咳;痰阻气道,气触其痰,故喉中痰鸣如水鸡声。治当散寒宣肺,降逆化痰,用射干麻黄汤。方中射干消痰开结;麻黄宣肺平喘;生姜、细辛散寒行水;款冬花、紫菀、半夏降气化痰;五味子收敛肺气;大枣安中,诸药同用,使痰消气顺,散中有收,又不致耗散正气。本方常用于治疗寒性哮喘。

（二）痰浊壅肺证

【原文】 咳逆上气,时时吐唾浊,但坐不得眠,皂荚丸主之。(7)

皂荚丸方

皂荚八两(刮去皮,用酥炙)

上一味,末之,蜜丸梧子大,以枣膏和汤服三丸,日三夜一服。

【提要】 本条论述痰浊壅塞咳而上气的证治。痰浊壅盛,气道为之不利,故咳嗽气喘,卧则气逆更甚,故但坐不能眠。用除痰最猛的皂荚丸主治,痰去则喘咳自平。皂荚辛咸,能宣壅导滞,利窍涤痰,由于药力峻猛,故用酥炙蜜丸,枣膏调服,以缓和其峻烈之性。

(三) 饮热迫肺证

【原文】 咳而上气,此为肺胀,其人喘,目如脱状①,脉浮大者,越婢加半夏汤主之。(13)

越婢加半夏汤方

麻黄六两　石膏半斤　生姜三两　大枣十五枚　甘草二两　半夏半升

上六味,以水六升,先煮麻黄,去上沫,内诸药,煮取三升,分温三服。

【注释】

①目如脱状:是形容两目胀突,有如脱出之状。

【提要】 本条论述饮热迫肺咳而上气的证治。外感风热,水饮内作,水饮夹热而上逆,故咳嗽上气、喘急,气壅甚者目睛胀突有如脱出之状,脉浮大有力。急予越婢加半夏汤宣肺泄热,降逆平喘。方中麻黄、石膏用量较大,辛凉发散,可以宣泄水气,兼清里热;生姜、半夏散水降逆;大枣用量亦重,能崇土制水;甘草调和诸药。

(四) 寒饮夹热证

【原文】 咳而脉浮者,厚朴麻黄汤主之。(8)

厚朴麻黄汤方

厚朴五两　麻黄四两　石膏如鸡子大　杏仁半升　半夏半升　干姜二两
细辛二两　小麦一升　五味子半升

上九味,以水一斗二升,先煮小麦熟,去滓,内诸药,煮取三升,温服一升,日三服。

脉沉者,泽漆汤主之。(9)

泽漆汤方

半夏半升　紫参五两(一作紫菀)　泽漆三斤(以东流水五斗,煮取一斗五升)
生姜五两　白前五两　甘草　黄芩　人参　桂枝各三两

上九味,㕮咀,内泽漆汁中,煮取五升,温服五合,至夜尽。

【提要】 以上两条论述寒饮夹热咳而上气的证治。咳而脉浮,病邪在肺在表也。治用厚朴麻黄汤,方中厚朴、麻黄、杏仁宣肺降逆;细辛、干姜、半夏温化痰饮;石膏清热除烦;小麦安中养正;五味子收敛肺气。咳而脉沉者,病邪在肺在里,治用泽漆汤,方中泽漆用量独重,取其逐水利下;紫参宜作紫菀,和白前、生姜、半夏等化痰止咳平喘;人参、桂枝、甘草补气通阳;黄芩清泄郁热,共奏逐邪安正之效。

厚朴麻黄汤证为寒饮夹热而饮盛热轻,泽漆汤证为水饮内结,兼有郁热。

【原文】 肺胀,咳而上气,烦躁而喘,脉浮者,心下有水,小青龙汤加石膏汤主之。(14)

小青龙加石膏汤方 (《千金》证治同,外更加胁下痛引缺盆。)

麻黄 芍药 桂枝 细辛 甘草 干姜各三两 五味子 半夏各半升
石膏二两

上九味,以水一斗,先煮麻黄,去上沫,内诸药,煮取三升。强人服一升,羸者减之,日三服,小儿服四合。

【提要】 本条论述外寒内饮夹热的咳喘证治。外感风寒,内有饮邪,郁而化热,故咳而喘逆,烦躁。治宜解表化饮,清热除烦,主以小青龙加石膏汤。方中麻、桂解表散寒,宣肺平喘;芍药与桂枝相伍,调和营卫;干姜、细辛、半夏温化水饮,散寒降逆;配以五味子之收敛,是散中有收,可防肺气耗散太过;加石膏以清热除烦,与麻黄相协,且可发越水气。

第六节　奔豚气病脉证并治第八

本篇论述奔豚气病的病因病机和治法。奔豚气病是一种自觉气从少腹上冲胸咽的发作性疾病,其气攻冲,如豚之奔状,发作后即如常人,故名。

【原文】 师曰:奔豚病,从少腹起,上冲咽喉,发作欲死,复还止,皆从惊恐得之。(1)

【提要】 本条论述奔豚病的主症和病因。奔豚病的主要症状是发作时患者自觉有气从少腹上冲咽喉,痛苦异常,难以忍受,随后冲气渐渐平复,一如常人。本病主要因惊恐等精神刺激而致。

一、肝气奔豚证

【原文】 奔豚气上冲胸,腹痛,往来寒热,奔豚汤主之。(2)

奔豚汤方

甘草 芎藭 当归各二两 半夏四两 黄芩二两 生葛五两 芍药二两
生姜四两 甘李根白皮一升

上九味,以水二斗,煮取五升,温服一升,日三夜一服。

【提要】 本条论述肝气奔豚的症治。由于惊恐恼怒肝气郁结化热,随冲气上逆而发奔豚,则少腹疼痛,气上冲胸。少阳之气不和,故往来寒热。治疗当养血平肝,和胃降逆,用奔豚汤主治。方中甘李根白皮(即李子树根的白皮),味苦性寒,专治奔豚气,为方中主药。当归、川芎、芍药养血柔肝,行血止痛;半夏、生姜和胃降逆,黄芩、葛根治肝泻火,甘草调和诸药。

二、阳虚奔豚证

【原文】 发汗后,烧针令其汗,针处被寒,核起而赤者,必发奔豚,气从少腹上至心,灸其核上各一壮,与桂枝加桂汤主之。(3)

桂枝加桂汤方

桂枝五两　芍药三两　甘草二两(炙)　生姜三两　大枣十二枚

上五味,以水七升,微火煮取三升,去滓,温服一升。

【提要】 本条论述阳虚奔豚的证治。发汗、烧针,过汗而伤心阳。又邪从针处入侵,以致局部血行瘀滞、形成红色硬结,状如果核。心阳虚不能制下,阴寒之气上逆凌于心,故病人自觉有气从少腹上冲至心下。本证阳虚寒逆所致,当内外并治,外用灸法以温经散寒;内服桂枝加桂汤,调和阴阳,降逆平冲。

三、饮逆奔豚证

【原文】 发汗后,脐下悸者,欲作奔豚,茯苓桂枝甘草大枣汤主之。(4)

茯苓桂枝甘草大枣汤方

茯苓半斤　甘草二两(炙)　大枣十五枚　桂枝四两

上四味,以甘澜水一斗,先煮茯苓,减二升,内诸药,煮取三升,去滓,温服一升,日三服。

【提要】 本条论述饮逆奔豚的证治。下焦素有水饮内停,气化不利,加之发汗伤及心阳,上虚不能制下,水饮上逆,以致病人自觉脐下筑筑悸动,有欲作奔豚之势。治以茯苓桂枝甘草大枣汤,通阳降逆,培土制水。方中茯苓、桂枝通阳化气行水,以止逆气;甘草、大枣培土制水,制其上逆之水饮。

第七节　胸痹心痛短气病脉证并治第九

篇名虽有胸痹、心痛、短气三病,但实则论述胸痹与心痛两病的病因、病机和证治,其中又以胸痹为主。胸痹是以病位和病机命名的,"胸"指胸膺部,"痹"是闭塞不通之意,不通则痛,故胸痹是以胸膺部满闷窒塞,甚则疼痛为主症;心痛是以病位和症状命名的,病情比较复杂。本篇所述之心痛,主要是指心窝部的疼痛证。短气是指呼吸急促,在本篇中仅作为胸痹的一种症状来叙述。

胸痹和心痛两病,均有疼痛症状,发病部位相邻近;病因病机亦有相互影响,合并发生,而短气又是胸痹病的常见症状,故合为一篇讨论。

【原文】 师曰：夫脉当取太过不及①，阳微阴弦②，即胸痹而痛，所以然者，责其极虚也。今阳虚知在上焦，所以胸痹、心痛者，以其阴弦故也。（1）

【注释】

①太过不及：指脉象改变，盛过于正常的为太过，不足于正常的为不及。太过主邪盛，不及主正虚。

②阳微阴弦：关前为阳，关后为阴。阳微，指寸脉微；阴弦，指尺脉弦。

【提要】 本条论述胸痹、心痛的病因病机。脉微，示上焦阳气不足，胸阳不振；脉阴弦，示下焦阴寒太盛，水饮内停。上焦阳虚，阴邪上逆，阻遏胸阳，阳气不得宣通，故而发生胸痹、心痛。

"今阳虚知在上焦，所以胸痹、心痛者，以其阴弦故也。"进一步指出仅有胸阳之虚，而无阴邪之盛，亦不致发生本病。可知"阳微"与"阴弦"两者不可缺一。

一、胸　痹

（一）主症主方

【原文】 胸痹之病，喘息咳唾，胸背痛，短气，寸口脉沉而迟，关上小紧数，栝蒌薤白白酒汤主之。（3）

栝蒌薤白白酒汤方

栝蒌实一枚（捣）　薤白半斤　白酒七升

上三味，同煮，取二升，分温再服。

【提要】 本条论述胸痹的主症主方。"喘息咳唾，胸背痛，短气"是胸痹病的主症，胸阳不振，阴邪阻滞，胸背之气痹阻不通，故见是症。栝蒌薤白白酒汤是治胸痹的主方。本方功能宣痹通阳、豁痰利气。方中栝蒌宽胸利气以开痰结，薤白通阳宣痹以行气机，白酒辛温以行药势，三药相合，使痹阻得通，气化痰行，则胸背痛诸证得解。

（二）痰饮壅盛证

【原文】 胸痹不得卧，心痛彻背者，栝蒌薤白半夏汤主之。（4）

栝蒌薤白半夏汤方

栝蒌实一枚（捣）　薤白三两　半夏半升　白酒一斗

上四味，同煮，取四升，温服一升，日三服。

【提要】 本条论述痰饮壅盛的胸痹证治。痰饮壅塞胸中，阻滞气机，故咳喘不能平卧，胸背阳气不通，痹阻较甚，故心痛彻背。故于前方加半夏，以增强降逆逐饮之功效。

（三）气机郁滞证

【原文】 胸痹心中痞①,留气结在胸,胸满,胁下逆抢心②,枳实薤白桂枝汤主之;人参汤亦主之。(5)

枳实薤白桂枝汤方

枳实四枚　厚朴四两　薤白半斤　桂枝一两　栝蒌实一枚(捣)

上五味,以水五升,先煮枳实、厚朴,取二升,去滓,内诸药,煮数沸,分温三服。

人参汤方

人参　甘草　干姜　白术各三两

上四味,以水八升,煮取三升,温服一升,日三服。

【注释】

①心中痞:是指胃脘部位有痞塞不通之感。

②胁下逆抢心:抢,碰撞、冲击之意。指胁下气逆上冲心胸。

【提要】 本条论述胸痹虚实不同的证治。胸痹为阳虚阴盛的虚实夹杂证,故临床应分辨偏实、偏虚分别治疗。偏实者,兼腹胀,大便不畅,舌苔厚腻,脉弦紧,当急治其标实,法宜宣痹通阳,泄满降逆,方用枳实薤白桂枝汤。该方以栝蒌薤白白酒汤为基础方,去白酒之升散,加桂枝通阳化气,平冲降逆;枳实、厚朴同用理气散结,消痞泄满。证偏虚者,兼见四肢不温,倦怠少气,语声低微,大便溏泻,舌淡,脉迟无力,乃中焦阳气虚弱,寒凝气滞。法宜补中助阳,振奋阳气,以消阴霾,方用人参汤。方中人参、白术、甘草补中益气,干姜温中助阳。

（四）胸痹轻证

【原文】 胸痹,胸中气塞,短气,茯苓杏仁甘草汤主之;橘枳姜汤亦主之。(6)

茯苓杏仁甘草汤方

茯苓三两　杏仁五十个　甘草一两

上三味,以水一斗,煮取五升,温服一升,日三服不差,更服。

橘枳姜汤方

橘皮一斤　枳实三两　生姜半斤

上三味,以水五升,煮取二升,分温再服。

【提要】 本条论述胸痹轻证的证治。胸痹仅见"气塞,短气",可知本条所述之胸痹是为轻证,饮阻气滞所致。证属饮邪偏盛者,治宜温肺利气化饮,方用茯苓杏仁甘草汤。方中茯苓利水除湿,杏仁宣肺降逆,甘草缓中健脾。证属气滞偏盛者,治宜温胃理气散结,方用橘枳姜汤。方中橘皮理气和胃止呕、枳实泄满散结,生姜温胃化饮。

（五）胸痹急证

【原文】 胸痹缓急①者,薏苡附子散主之。(7)

薏苡附子散方

薏苡仁十五两　　大附子十枚（炮）

上二味，杵为散，服方寸匕，日三服。

【注释】

①缓急：偏义复词，着眼于"急"。指病势急迫之意。

【提要】　本条论述胸痹胸痛剧烈的证治。胸痛剧烈，乃阴寒之邪壅盛，胸阳被遏，络脉痹阻所致。方用薏苡附子散以温经散寒，除湿止痛。方中之附子温经止痛，薏苡仁除湿宣痹，据《本经》记载，本品有缓解筋脉拘挛之效，与附子合用，则共奏缓解疼痛之功。因病势急迫，故用散剂，取其药力厚而收效速的作用。

根据临床观察，冠心病属心阳虚者，用本方缓解心痛有较好的效果。

二、心　　痛

（一）寒饮气逆证

【原文】　心中痞，诸逆①"心悬痛②"，桂枝生姜枳实汤主之。（8）

桂枝生姜枳实汤方

桂枝　生姜各三两　枳实五枚

上三味，以水六升，煮取三升，分温三服。

【注释】

①诸逆：谓停留于心下的水饮或寒邪向上冲逆。

②心悬痛：指心窝部向上牵引疼痛。

【提要】　本条论述寒饮气逆的心痛证治。寒饮停聚于胃，故胃脘痞闷不舒。胃气上逆，故见气逆抢心，干呕气塞，心窝部牵引疼痛。治宜通阳化饮，下气降逆，方用桂枝生姜枳实汤。方中枳实消痞除满，桂枝通阳平冲降逆，生姜和胃降逆，散寒除饮。

（二）阴寒痼结证

【原文】　心痛彻背，背痛彻心，乌头赤石脂丸主之。（9）

乌头赤石脂丸方

蜀椒一两（一法二分）　乌头一分（炮）　附子半两（炮）（一法一分）　干姜一两（一法一分）　赤石脂一两（一法二分）

上五味，末之，蜜丸如梧子大，先食服一丸，日三服。不知，稍加服。

【提要】　本条论述阴寒痼结的心痛证治。阴寒内盛，上逆阳位，气血痹阻不通，故心背相互牵引疼痛剧烈。以方测证，当见四肢厥冷，脉象沉紧。对此阴寒痼结，寒气攻冲之心痛重证，治宜温阳散寒，峻逐阴邪，方用乌头赤石脂丸。方中乌头、附子、蜀椒、干姜均为大辛大热，协同配伍，逐寒止痛力极强；赤石脂温涩调中，收敛阳气,以免辛热之品,散而无制,使寒去而正不伤。用蜜为丸,取其甘润以缓和诸药辛燥峻烈之性。本方附子与乌头同用,两者虽属同类,但其功用略有不同。乌头长于起沉寒痼冷,附子长于治在脏的寒湿,故仲景将乌头、附子同用,以达振奋阳气,驱散寒邪以止痛的目的。

第八节　腹满寒疝宿食病脉证并治第十

　　本篇论述腹满、寒疝、宿食三种病的脉、因、证、治。此三种病多属于胃肠道的病变,症状上有一定联系,所列的方剂,有时亦可互用,故合为一篇论述。

　　腹满是以腹中胀满为主,可出现于多种不同的病变过程中,病机较为复杂。寒疝是一种阴寒内盛的腹部急痛为主要表现的疾病。宿食即伤食,或称食积。

一、腹　满

　　【原文】　趺阳脉①微弦,法当腹满,不满者必便难,两胠②疼痛,此虚寒从下上也,当以温药服之。(1)

　　腹满时减,复如故,此为寒,当与温药。(3)

　　【注释】

　　①趺阳脉:在足背上五寸骨间动脉处,即足阳明胃经冲阳穴所在的部位。

　　②胠:《说文解字》谓"腋下也",即胸胁两旁当臂之处。

　　【提要】　以上两条论述虚寒性腹满的证治。腹满是以腹中胀满为主的病症。趺阳脉主候脾胃,脉微主中阳不足,弦脉属肝、主寒主痛。微弦脉并见,系中焦脾胃阳虚,浊气凝聚,厥阴肝之寒气上逆所致,治当用温药。

　　【原文】　病者腹满,按之不痛为虚,痛者为实,可下之。舌黄未下者,下之黄自去。(2)

　　【提要】　本条论述腹满虚实的辨别。腹满按之不痛者属虚,按之痛增剧者属实,舌苔黄,是积滞化热征象,治法可考虑攻下以去其积。

(一)里实兼表证

　　【原文】　病腹满,发热十日,脉浮而数,饮食如故,厚朴七物汤主之。(8)

　　厚朴七物汤方

　　厚朴半斤　甘草三两　大黄三两　大枣十枚　枳实五枚　桂枝二两　生姜五两

　　上七味,以水一斗,煮取四升,温服八合,日三服。呕者加半夏五合,下利去大黄,寒多者加生姜至半斤。

【提要】　本条论述里实兼表的腹满证治。发热十日,脉浮,为病邪仍在表,表证未解,脉数为表邪入里化热,与积滞相搏成实,故腹部胀满。但里证重于表证。饮食如故,胃气未伤。以方测证,本条尚有大便秘结、苔黄、脉数等。此为表里同病,治宜厚朴七物汤表里双解。方中枳实、厚朴、大黄行气消满以治其里实;桂枝汤去芍药解表以和营卫。

(二)中虚饮逆证

【原文】　腹中寒气,雷鸣切痛①,胸胁逆满,呕吐,附子粳米汤主之。(9)

附子粳米汤方

附子一枚(炮)　半夏半升　甘草一两　大枣十枚　粳米半升

上五味,以水八升,煮米熟,汤成,去滓,温服一升,日三服。

【注释】

①雷鸣切痛:雷鸣,形容肠鸣的声音十分明显;切痛,喻腹痛剧烈之意。

【提要】　本条论述中阳虚而寒饮上逆的腹满证治。脾胃阳虚、水湿不化,湿聚于肠中水气相击,故肠鸣,腹痛甚剧。寒饮上逆,则胸胁逆满,呕吐清水。治宜温阳散寒,化饮降逆,方用附子粳米汤。方中附子温中散寒以止腹痛,半夏化饮降逆以止呕吐,粳米、甘草、大枣扶中阳以缓急迫。

(三)里实气滞证

【原文】　痛而闭者,厚朴三物汤主之。(10)

厚朴三物汤方

厚朴八两　大黄四两　枳实五枚

上三味,以水一斗二升,先煮二味,取五升,内大黄,煮取三升,温服一升。以利为度。

【提要】　本条论述里实气滞的腹满证治。"痛而闭",说明症见腹部胀满疼痛,大便不通,亦不得矢气,乃实热积滞于内所致,故用厚朴三物汤行气导滞以治之。本方重用厚朴为主药,行气泄满,大黄、枳实去积通便,故适用于里实证偏于气滞者。

(四)里实兼少阳证

【原文】　按之心下满痛者,此为实也,当下之,宜大柴胡汤。(11)

大柴胡汤方

柴胡半斤　黄芩三两　芍药三两　半夏半升(洗)　枳实四枚　大黄二两
大枣十二枚　生姜五两

上八味,以水一斗二升,煮取六升,去滓,再煎,温服一升,日三服。

【提要】　本条论述里实兼少阳的腹满证治。少阳阳明二经俱已受病,胸腹部按之满痛,本条尚有胸胁苦满、往来寒热、郁郁微烦、舌苔黄、脉弦有力等症。用大柴胡汤两解,方以柴胡为主,配黄芩、半夏、生姜以和解少阳之邪,配芍药、大黄、枳实以泻阳明热结之实,用大枣以和中。

（五）里实积滞证

【原文】 腹满不减,减不足言,当须下之,宜大承气汤。（12）

大承气汤方

大黄四两（酒洗） 厚朴半斤（炙去皮） 枳实五枚（炙） 芒硝三合

上四味,以水一斗,先煮二物,取五升,去滓,内大黄,煮取二升,去滓,内芒硝,更上微火一二沸,分温再服,得下止服。

【提要】 本条论述里实积的腹满证治。"腹满不减,减不足言"为实热与燥屎内结、积滞俱重之里实证。当用大承气汤攻下里实,方中大黄、芒硝清泻热结,枳实、厚朴行气除满。因药力峻猛,过量则会损伤正气,故有"得下止服"之嘱。

（六）脾胃虚寒证

【原文】 心胸中大寒痛,呕不能饮食,腹中寒,上冲皮起,出见有头足[①],上下痛而不可触近,大建中汤主之。（13）

大建中汤方

蜀椒二合（去汗） 干姜四两 人参二两

上三味,以水四升,煮取二升,去滓,内胶饴一升,微火煎取一升半,分温再服;如一炊顷[②],可饮粥二升,后更服,当一日食糜[③],温覆之。

【注释】

①上冲皮起,出见有头足:形容腹中寒气攻冲,腹皮突起有如头足样的块状物上下冲动。

②如一炊顷:约烧一餐饭的时间。

③食糜:指吃粥。

【提要】 本条论述脾胃虚寒的腹满证治。"心胸中大寒痛",是言其痛势十分剧烈,痛的部位相当广泛。因寒气上冲,凝聚成块,则腹部上冲皮起,似有头足样的块状物上下攻冲作痛,且不可以手触近;胃气上逆,故呕不能饮食。病在脾胃阳虚,中焦寒盛。故治用大建中汤,方中蜀椒、干姜大辛大热,温中散寒止痛;人参、饴糖甘温扶脾,四味合用,大建中气,使中阳得运,阴寒自散。

（七）寒实内结证

【原文】 胁下偏痛,发热,其脉紧弦,此寒也,以温药下之,宜大黄附子汤。（14）

大黄附子汤方

大黄三两 附子三枚（炮） 细辛二两

上三味,以水五升,煮取二升,分温三服;若强人煮取二升半,分温三服。服后如人行四五里,进一服。

【提要】 本条论述寒实内结的腹满证治。"胁下偏痛",即指或左或右胁腹部痛,而不是两胁俱痛。脉紧弦主寒主痛,阳气郁滞,故发热,一侧胁腹疼痛,为寒实内结之征。用大黄附子汤温下之,方中大黄泻下通便,开郁破结,附子、细辛温阳散寒,行滞止痛,共奏温阳祛寒,散结止痛之功。

（八）脾肾虚寒证

【原文】 寒气厥逆①,赤丸主之。（15）

赤丸方

茯苓四两　乌头二两（炮）　半夏四两（洗）（一方用桂）　细辛一两（《千金》作人参）

上四味,末之,内真朱②为色,炼蜜丸如麻子大,先食酒饮下③三丸,日再夜一服;不知,稍增之,以知为度。

【注释】

①厥逆:有两种含义,既指病机,阳虚寒盛,气机上逆;又言症状手足厥冷,气逆呕吐。

②真朱:朱砂。

③先食酒饮下:指饭后用酒送服。

【提要】 本条论述脾肾虚寒、水饮上逆的腹满痛证治。本条虽有证有方,但叙证简略,从"寒气厥逆"和赤丸的作用来推测,可知本条病机为脾肾虚寒、水饮上逆所致,症见腹满痛、四肢厥冷等。治以赤丸散寒止痛,化饮降逆。方中乌头与细辛相伍,可起沉寒痼冷;茯苓与半夏相伍,可以化饮止呕。

二、寒　　疝

（一）阴寒痼结证

【原文】 腹痛,脉弦而紧,弦则卫气不行,即恶寒。紧则不欲食,邪正相搏,即为寒疝。寒疝绕脐痛,若发则白汗①出,手足厥冷,其脉沉紧者,大乌头煎主之。（16）

乌头煎方

乌头大者五枚（熬,去皮,不㕮咀）

上以水三升,煮取一升,去滓,内蜜二升,煎令水气尽,取二升,强人服七合,弱人服五合。不差,明日更服,不可一日再服。

【注释】

①白汗:指因剧痛而出的冷汗。

【提要】 本条论述阴寒痼结的寒疝证治。脉弦紧主寒盛。寒疝发作时,症见绕脐疼痛,剧痛则冷汗自出,四肢厥冷。用大乌头煎破积散寒,通阳止痛。乌头大辛大热,可起沉寒痼冷。用蜜煎煮,乌头气味尽入蜜中,变辛为甘,变急为缓,既能减其药毒,又可延长药效。

（二）血虚寒凝证

【原文】 寒疝腹中痛,及胁痛里急者,当归生姜羊肉汤主之。（17）

当归生姜羊肉汤方

当归三两　生姜五两　羊肉一斤

上三味,以水八升,煮取三升,温服七合,日三服。若寒多者,加生姜成一斤;痛多而呕者,加橘皮二两、白术一两。加生姜者,亦加水五升,煮取三升二合,服之。

【提要】 本条论述血虚寒凝的寒疝证治。血虚则筋脉失濡故拘急,寒凝则经脉不通,故出现"腹中痛及胁痛里急",此证痛轻势缓,且有喜温喜按,得温痛减的特点。治以当归生姜羊肉汤养血散寒。方中当归、生姜温血散寒,羊肉补虚生血。

（三）里寒兼表证

【原文】 寒疝腹中痛,逆冷,手足不仁,若身疼痛,灸刺诸药不能治,抵当乌头桂枝汤主之。（18）

乌头桂枝汤方

乌头

上一味,以蜜二斤,煎减半,去滓,以桂枝汤五合解^①之,得一升后,初服二合,不知,即服三合;又不知,复加至五合。其知者,如醉状,得吐者,为中病。

桂枝汤方

桂枝三两(去皮)　芍药三两　甘草二两(炙)　生姜三两　大枣十二枚

上五味,锉,以水七升,微火煮取三升,去滓。

【注释】

①解:这里指溶解,稀释。

【提要】 本条论述寒疝兼表的证治。身体疼痛,系寒邪痹阻肌表,营卫不和。病属内外皆寒,表里同病,用乌头桂枝汤则能两解表里之寒邪。该方由大乌头煎与桂枝汤合方,用乌头祛寒止痛,桂枝汤调和营卫以散表寒。

三、宿　食　病

【原文】 问曰:人病有宿食,何以别之? 师曰:寸口脉浮而大,按之反涩,尺中亦微而涩,故知有宿食,大承气汤主之。（20）

脉数而滑者,实也,此有宿食,下之愈,宜大承气汤。（21）

下利不欲食者,有宿食也,当下之,宜大承气汤。(22)

【提要】 以上三条论述宿食停滞腑实不通的证治。大承气汤荡涤积滞,攻下宿食。

第九节　五脏风寒积聚病脉证并治第十一

本篇论述五脏风寒、真脏脉、三焦各部病证及脏腑积聚等脉证。但五脏风寒部分,脱简较多;三焦各部的病证亦略而不详;脏腑积聚部分着重指出积、聚、㽲气三者的鉴别。本篇唯对肝着、脾约、肾著三种病证的治疗论述较为具体。

一、肝　　着

【原文】 肝着①,其人常欲蹈其胸上②,先未苦时,但欲饮热,旋覆花汤主之。(7)

旋覆花汤方

旋覆花三两　葱十四茎　新绛少许

上三味,以水三升,煮取一升,顿服之。

【注释】

①肝着:病名,指因肝经气血郁滞、着而不行所致的一种疾病。

②蹈其胸上:蹈,原为用足踩踏之意。此处可理解为用手推揉按压,或捶打叩拍胸部。

【提要】 本条论述肝着的证治。肝着是由肝经气血郁滞、着而不行所致,症见胸胁痞闷不舒,甚则胀痛或刺痛,十分痛苦。病人常自行以手揉按或捶打胸部,借以舒畅气血,则胸满等症状暂得舒缓。治以旋覆花汤行气散结,活血通络。方中主以旋覆花善通肝络而行气,更以新绛活血化瘀,助以葱茎温通阳气而散结。三者合用,使结散阳通,血气以和,则肝着自愈。方中之新绛,有人认为是绯帛,即将苏木、红花汁或茜草染成大赤色的丝织品大红纬作新绛使用;陶弘景则称绛为茜草,新绛则为新刈之茜草,用治肝着及妇人半产漏下属于有瘀血者,确有疗效。现代医家治肝着多以茜草易新绛。

二、脾　　约

【原文】 趺阳脉浮而涩,浮则胃气强,涩则小便数,浮涩相搏,大便则坚,其脾为约①,麻子仁丸主之。(15)

麻子仁丸方

麻子仁二升　芍药半斤　枳实一斤　大黄一斤　厚朴一尺(去皮)　杏仁一升

上六味,末之,炼蜜和丸梧子大,饮服十丸,日三,以知为度。

【注释】

①其脾为约:约者约束,指胃热强盛而脾阴不足,脾被胃所制约。

【提要】 本条论述脾约的证治。脾约的病机和证治。趺阳脉浮而涩,主胃热气盛,脾津不足。胃强脾弱,则脾不能为胃行其津液,肠道失润致大便干结,津液偏渗于膀胱则小便频数。治用麻子仁丸。方中麻子仁、杏仁、芍药养阴润燥;大黄、枳实、厚朴泄热通腑;炼蜜为丸甘缓润肠,诸药协同,清泄阳明之燥热以抑"胃强",滋润太阴之津液扶助"脾弱",达到润下通便之目的。

三、肾　著

【原文】 肾著①之病,其人身体重,腰中冷,如坐水中,形如水状,反不渴,小便自利,饮食如故,病属下焦,身劳汗出,衣(一作表)里冷湿,久久得之,腰以下冷痛,腹重如带五千钱,甘姜苓术汤主之。(16)

　甘草干姜茯苓白术汤方
　甘草　白术各二两　干姜　茯苓各四两
上四味,以水五升,煮取三升,分温三服,腰中即温。

【注释】

①著:此处音义同"着(zhuó)",留滞附着之义。

【提要】 本条论述肾著的证治。肾著是寒湿留滞于肾之外腑(腰部),引起腰部沉重冷痛为主的一种病证。本病多因身劳汗出,衣里冷湿,久则腰部感受寒湿,邪滞经脉所致。上焦无热,故口不渴;胃中无病,故饮食如故;小便自利,谓小便清长自利,说明下焦有寒。其病不在肾之本脏,而在肾之外腑,故用甘草干姜茯苓白术汤煖土以制水。方中干姜、甘草温中散寒以运脾阳,茯苓、白术健脾除湿以利水。

第十节　痰饮咳嗽病脉证并治第十二

本篇论述痰饮病的脉因证治。咳嗽是痰饮病中的一个症状,这里特指因痰饮而导致的咳嗽,并不包括所有的咳嗽在内。

痰饮有广义和狭义之分,篇名所称为广义痰饮;痰饮又分为痰饮(狭义)、悬饮、溢饮、支饮四种。故广义痰饮是四饮的总称,狭义痰饮仅指水饮停留于肠胃的病变。

"痰饮"作为病名,是张仲景首先提出的。在汉晋唐时期,"痰"字与"淡""澹"相通,为水液动摇之貌。至宋代杨士瀛《仁斋直指方》则以稠黏浓浊的水津为"痰",清稀的水液为"饮"进行区别。本篇的"痰饮"重在饮,并且偏重于寒饮,主要是由于阳气衰微、水饮停聚体内局部脏腑经络而致病。

【原文】　问曰：夫饮有四，何谓也？师曰：有痰饮，有悬饮，有溢饮，有支饮。（1）

问曰：四饮何以为异？师曰：其人素盛今瘦①，水走肠间，沥沥有声②，谓之痰饮；饮后水流在胁下，咳唾引痛，谓之悬饮；饮水流行，归于四肢，当汗出而不汗出，身体疼重，谓之溢饮；咳逆倚息③，短气不得卧，其形如肿，谓之支饮。（2）

【注释】

①素盛今瘦：谓痰饮病人在未病之前，身体肥胖，既病之后，身体很消瘦。病之前后，判若两人。

②沥沥有声：水饮在肠间流动时所发出的声音。《诸病源候论》作"漉漉有声"。

③咳逆倚息：谓咳嗽气逆，不能平卧，须倚床呼吸，即半卧位。

【提要】　以上两条原文总述痰饮的分类及其主症、病位和病因病机，为全篇之提纲。四饮主要是根据水饮停留的部位进行诊断，凡水饮在肠胃者为狭义痰饮。水走肠间，则沥沥有声；脾失健运，饮食精微不充，故身体消瘦。

水饮流注在胁下者为悬饮。肝肺气机受阻，水饮射肺则咳唾，并牵引胁下疼痛。

水饮流行四肢肌肤者为溢饮。肺气失宣，脾阳不运，则水饮流行四肢，渗溢肤表，营卫不通则身体疼痛，水饮停留则肌肉重滞。

水饮停留胸膈者为支饮。水饮阻碍肺气宣降而心气不宁，则见咳逆倚息，短气不得卧；水饮犯肺而走皮肤，故兼见外形如肿。

【原文】　病痰饮者，当以温药和之。（15）

【提要】　本条论述广义痰饮病总的治疗原则。饮邪最易伤阳，故当用温性药物调和之。温药有振奋阳气、开发腠理、通行水道的作用；"和之"，寓调和治本的法则。

一、痰　　饮（狭义）

（一）饮停心下证

【原文】　心下有痰饮，胸胁支满，目眩，苓桂术甘汤主之。（16）

苓桂术甘汤方

茯苓四两　桂枝三两　白术三两　甘草二两

上四味，以水六升，煮取三升，分温三服，小便则利。

【提要】　本条论述饮停心下的痰饮（狭义）证治。饮邪弥漫于胸胁则胁胸满；饮阻于中，清阳不升，故头目眩晕。病机为脾胃阳虚而饮停心下，故用苓桂术甘汤温阳蠲饮、健脾利水。方中茯苓淡渗利水，桂枝辛温通阳，两药合用，可以温阳化水；白术健脾燥湿，甘草和中益气，两药相伍又能补土制水。

（二）微饮短气证

【原文】 夫短气有微饮,当从小便去之,苓桂术甘汤主之(方见上);肾气丸亦主之(方见虚劳病篇中)。(17)

【提要】 本条论述微饮有在脾在肾的不同证治。微饮阻碍呼吸则短气,用苓桂术甘汤温阳化气、利小便。因肾气虚弱不能化气行水,饮泛心下,短气兼见畏寒足冷,小腹拘急不仁者,当用肾气丸温肾化水,使肾中阳气蒸腾,水饮随小便而去。

（三）留饮欲去证

【原文】 病者脉伏①,其人欲自利②,利反快,虽利,心下续坚满③,此为留饮欲去故也,甘遂半夏汤主之。(18)

甘遂半夏汤方

甘遂大者三枚 半夏十二枚(以水一升,煮取半升,去滓) 芍药五枚 甘草如指大一枚(炙,一本作无)

上四味,以水二升,煮取半升,去滓,以蜜半升,和药汁煎取八合,顿服之。

【注释】

①脉伏:指脉象重按着骨始得,细而有力。

②自利:不用攻下药而大便自行下利。

③续坚满:心下仍然有坚满之症存在。

【提要】 本条论述留饮欲去的证治。由于水饮久留心下,闭郁血脉,阳气不通,所以病者脉伏。因其正气未虚,有逐饮外出之力,故其人欲自利,利后反觉爽快,此为留饮有欲去之势。治当因势利导,攻逐水饮,用甘遂半夏汤主治。方中甘遂攻逐心下留饮,驱水从大便而去,佐以半夏散结除痰,降浊下行,再加芍药和阴散结,甘草护液调中,白蜜缓中解毒,共奏开破利导而不伤正之功。

（四）肠间水气证

【原文】 腹满,口舌干燥,此肠间有水气,己椒苈黄丸主之。(29)

己椒苈黄丸方

防己 椒目 葶苈(熬)大黄各一两

上四味,末之,蜜丸如梧子大,先食饮服一丸,日三服,稍增,口中有津液。渴者,加芒硝半两。

【提要】 本条论述肠间饮聚成实的证治。肠间水饮内结,故腹满、肠鸣;水饮不化、津不上承,故口舌干燥。病乃饮热交结于肠,气机不利之实证,治当荡热涤饮,前后分消,主用己椒苈黄丸。方中防己"苦以泄之",渗透肠间水气;椒目"辛以散之",并除"心腹留饮",令水津上承,二味导水气从小便而去。葶苈破坚逐邪,通利水道,与大黄相伍,攻坚决塞,直泻痰热水气。用蜜为丸者,甘缓药力之猛。

（五）下焦饮逆证

【原文】 假令瘦人，脐下有悸，吐涎沫而癫眩①，此水也，五苓散主之。（31）

五苓散方

泽泻一两一分　猪苓三分（去皮）　茯苓三分　白术三分　桂枝二分（去皮）

上五味，为末，白饮服方寸匕，日三服，多饮暖水，汗出愈。

【注释】

①癫眩：指头目晕眩。"癫"作"巅"，指头部，因头位于人体之巅。

【提要】 本条论述下焦饮逆的证治。水饮病人，精微不化，肌肤不充，故瘦；水动于下则脐下悸；水逆于中上则吐涎沫，甚而癫眩，治用五苓散化气利水。猪苓、茯苓、泽泻利水，白术崇土制水，桂枝温阳化气以行水。

二、悬　　饮

【原文】 脉沉而弦者，悬饮内痛。（21）

病悬饮者，十枣汤主之。（22）

十枣汤方

芫花（熬）　甘遂　大戟各等分

上三味，捣筛，以水一升五合，先煮肥大枣十枚，取九合，去滓，内药末，强人服一钱匕，羸人服半钱，平旦温服之；不下者，明日更加半钱，得快下后，糜粥自养。

【提要】 以上两条论述悬饮的证治。脉沉为病在里，"脉偏弦者饮也"，故脉沉而弦，为水饮内结，悬积胸胁，阻滞肝肺和三焦气机。"内痛"，即胸胁牵引疼痛。悬饮证候，临床以心下痞，梗满引胁下痛为主症。宜用破积逐水的十枣汤。方中甘遂苦寒，泻经隧水湿；大戟苦辛寒，泻脏腑水湿；芫花苦温，破水饮窠囊；三味峻攻水饮，恐伤正气，故佐大枣十枚，调和安中，使攻逐而不伤正，且寓补土制水之意。本方用法，以诸药为末，清晨空腹枣汤调下。

三、溢　　饮

【原文】 病溢饮者，当发其汗，大青龙汤主之；小青龙汤亦主之。（23）

大青龙汤方

麻黄六两（去节）　桂枝二两（去皮）　甘草二两（炙）　杏仁四十个（去皮尖）

生姜三两（切）　大枣十二枚　石膏如鸡子大（碎）

上七味，以水九升，先煮麻黄，减二升，去上沫，内诸药，煮取三升，去滓，温服一升，取微似汗，汗多者，温粉粉之。

小青龙汤方

麻黄三两(去节)　芍药三两　五味子半升　干姜三两　甘草三两(炙)　细辛三两　桂枝三两(去皮)　半夏半升(洗)

上八味,以水一斗,先煮麻黄,减二升,去上沫,内诸药,煮取三升,去滓,温服一升。

【提要】　本条论述溢饮的证治。外寒内饮,恶寒、喘咳稀痰量多,肌肤水肿,用小青龙汤治疗;饮有郁热,发热恶寒、身疼痛、脉浮紧,不汗出而烦躁,肌肤水肿,用大青龙汤治疗。

四、支　饮

(一)膈间支饮证

【原文】　膈间支饮,其人喘满,心下痞坚,面色黧黑①,其脉沉紧,得之数十日,医吐下之不愈,木防己汤主之。虚者②即愈,实者③三日复发,复与不愈者,宜木防己汤去石膏加茯苓芒硝汤主之。(24)

木防己汤方

木防己三两　石膏十二枚如鸡子大　大桂枝二两　人参四两

上四味,以水六升,煮取二升,分温再服。

木防己去石膏加茯苓芒硝汤方

木防己二两　桂枝二两　人参四两　芒硝三合　茯苓四两

上五味,以水六升,煮取二升,去滓,内芒硝;再微煎,分温再服,微利则愈。

【注释】

①黧黑:黧,黑中带黄的颜色。黧黑,谓黑而晦黄。

②虚者:指心下虚软。

③实者:指心下痞坚结实。

【提要】　本条论述膈间支饮的证治。膈间有支饮,则肺气受阻,心阳不布,其人喘满倚息、短气不得卧。水饮内结而有郁热,则见心下痞坚,饮聚于膈,营卫运行不利,故面色黧黑;寒饮内结,其脉沉紧。病程长,吐下不愈,是气虚与饮热互结所致。治当通阳利水、清热补虚,主用木防己汤。方中木防己擅行膈间水饮;桂枝通阳化气;石膏辛凉解热,人参益气补虚。服用木防己汤后,心下痞坚变为虚软,说明饮热之结渐散,病即可愈;若心下痞坚仍在,说明水饮之结重,治当通阳利水,软坚补虚。于原方去石膏,加茯苓导水下行,芒硝寒咸软坚破结。

(二)支饮冒眩证

【原文】　心下有支饮,其人苦冒眩,泽泻汤主之。(25)

泽泻汤方

泽泻五两　白术二两

上二味，以水二升，煮取一升，分温再服。

【提要】 本条论述支饮冒眩的证治。水饮内停，清阳不升，浊阴不降，故"冒眩"，即头目昏眩，甚者双目紧闭，不欲视物，动则如坐舟船，昏昏欲倒。治当以泽泻汤，方中重用泽泻利水除饮以下走，白术健脾燥湿以制其水邪上泛，清阳得升，浊阴得降，则冒眩自愈。

（三）支饮腹满证

【原文】 支饮胸满者，厚朴大黄汤主之。（26）

厚朴大黄汤方

厚朴一尺　大黄六两　枳实四枚

上三味，以水五升，煮取二升，分温再服。

【提要】 本条论述支饮腹满的证治。饮热内郁，故腹部胀满，当有大便秘结，舌红苔黄，脉弦滑有力等。此为饮热交结于腹的支饮实证。治当逐饮荡热、行气开郁，主用厚朴大黄汤。方中厚朴长于逐饮消满，佐以枳实导痰破滞，再以气厚力宏的大黄推荡饮热下泄。

（四）支饮不得息证

【原文】 支饮不得息，葶苈大枣泻肺汤主之（方见肺痈病篇）。（27）

【提要】 本条论述支饮壅肺化热的证治。水饮壅闭胸膈，郁而化热，肺失肃降，症见喘咳不得卧，短气不得息，胸满或张口抬肩，口吐稀涎，咽干不欲饮，其脉滑数。治当泄肺逐饮，主用葶苈大枣泻肺汤。方中葶苈泻肺逐饮，开结平喘，佐大枣护脾和中。

（五）支饮呕吐证

【原文】 呕家本渴，渴者为欲解，今反不渴，心下有支饮故也，小半夏汤主之（《千金》云小半夏加茯苓汤）。（28）

小半夏汤方

半夏一升　生姜半斤

上二味，以水七升，煮取一升半，分温再服。

【提要】 本条论述支饮呕吐的证治。水饮内停而呕者，当渴，水随呕去，可知病欲解；若呕后不渴者，则知水饮未除。治以小半夏汤散饮降逆、和胃止呕。方中半夏、生姜既能蠲饮散结开痞，又能降逆以止呕，开宣中上焦阳气。

第十一节　消渴小便不利淋病脉证并治第十三

本篇所论三病，皆与口渴和小便的变化有关，所出方治，有的可以互相通用，故合篇讨论。

《黄帝内经》对消渴病的病机、治法和用药早有论述,认识到饮食不节、胃肠热结、情志失调、气血郁滞、五脏虚弱等为消渴病的致病因素。后世则将消渴病分为上消、中消、下消进行辨证施治。而本篇所述,既包括了消渴病,也涉及消渴症;其病因病机,突出胃热、肺胃津伤、肾虚,所创方药,为后世三消的治疗奠定了基础。

小便不利,指小便困难量少,但尿道不疼痛,是时病和杂病中的一个症状,与《黄帝内经》"癃闭"相似。而本篇则主要讨论水气不化、湿热瘀结、上燥下寒、脾肾两虚的小便不利证治,为后世对癃闭的辨证施治奠定了基础。

淋病是以小便点滴、淋沥涩痛为主的一种病证。本篇从略。

一、消　渴

(一)肾气亏虚证

【原文】　男子消渴,小便反多,以饮一斗,小便一斗,肾气丸主之(方见虚劳病中)。(3)

【提要】　本条论述下消的证治。此为肾阴肾阳俱虚的下消证,饮水多,小便亦多。治宜肾气丸,滋养肾阴,温复肾阳。

(二)肺胃热盛证

【原文】　渴欲饮水,口干舌燥者,白虎加人参汤主之(方见痓病中)。(12)

【提要】　本条论述肺胃热盛消渴的证治。消渴患者,必渴欲饮水,若饮水后仍然口干舌燥,是肺胃热盛、津气两伤之候。盖热能伤津,亦易伤正,气虚不能化津,津亏无以上承,所以口干舌燥而渴。治以白虎加人参汤清热止渴、益气生津。

白虎加人参汤既可治烦渴引饮而小便不多的消渴症,又可治渴饮不解、消谷善饥、小便频数而甜的消渴病,异病可以同治。

二、小 便 不 利

(一)膀胱气化不利证

【原文】　脉浮,小便不利,微热消渴者,宜利小便发汗,五苓散主之(方见痰饮病)。(4)

渴欲饮水,水入则吐者,名曰水逆,五苓散主之(方见痰饮病中)。(5)

【提要】　以上两条论述膀胱气化不利的证治。前者是表邪未解,故脉浮而热,膀胱气化受阻,津不上承,故口渴饮水,小便不利;后者是水逆证,下焦蓄水,水饮上逆,故水入则吐。其病机皆属膀胱气化不行,故都用五苓散化气行水利小便。方中桂枝通阳解表以化膀胱水气,茯苓、猪苓、泽泻淡渗利水,白术健脾行水。

（二）上燥下寒水停证

【原文】 小便不利者,有水气,其人若渴①,栝蒌瞿麦丸主之。(10)

栝蒌瞿麦丸方

栝蒌根二两　茯苓三两　薯蓣三两　附子一枚(炮)　瞿麦一两

上五味,末之,炼蜜丸梧子大,饮服三丸,日三服;不知,增至七八丸,以小便利,腹中温为知。

【注释】

①若渴:《古今医统大全》作苦渴,即口渴得很厉害的意思。

【提要】 本条论述下寒上燥的小便不利证治。肾阳不足,水气不化则小便不利;津不上承,则燥气独盛于上焦,故其人口渴;治当润燥生津、温阳化气、益脾利水,用栝蒌瞿麦丸主治。方中栝蒌配薯蓣润燥生津止渴于上,茯苓配薯蓣补益脾土,输运水津于中;瞿麦配茯苓渗导水气于下;更以炮附子温肾阳而暖水化气,所谓下积之冷非暖不消也。本方配伍特点是温阳不伤津,润燥不碍阳,淡渗不劫阴,温、润、利并行不悖。

（三）水热互结伤阴证

【原文】 脉浮发热,渴欲饮水,小便不利者,猪苓汤主之。(13)

猪苓汤方

猪苓(去皮)　茯苓　阿胶　滑石　泽泻各一两

上五味,以水四升,先煮四味,取二升,去滓,内胶烊消,温服七合,日三服。

【提要】 本条论述水热互结伤阴的小便不利证治。水热互结,膀胱气化不行则小便不利,水津不布则渴欲饮水;法当滋阴、清热、利水,主用猪苓汤。方中阿胶滋养阴液,滑石泄热利水,猪苓、茯苓、泽泻淡渗通利,使水去则热无所附,气行津复则口渴亦止。

第十二节　水气病脉证并治第十四

本篇论述的水气病,即今时所称的水肿病。前者从病机命名,强调气不行水、水不化气的病理;后者从主证命名,指出该病以浮肿为主要表现。

本篇在《黄帝内经》的基础上,将水气病分为风水、皮水、正水、石水、黄汗五种类型;又根据水气病产生的内脏根源,分为心水、肝水、肺水、脾水、肾水五种;此外,还根据气、血、水三者的关系,有水分、气分、血分的名称,为临床审因论治提供了多角度立体型思维。

对于水气病的形成,本篇提出了风、水、湿、热等病因,其病机主要是阳气衰微、水停不化。

关于水气病的治疗,本篇提出了发汗、利小便、攻逐水邪三大法则,同时强调温阳通气以行水,为后世对阴水、阳水的治疗奠定了基础。

【原文】 师曰:病有风水、有皮水、有正水、有石水、有黄汗。风水其脉自浮,外证骨节疼痛,恶风;皮水其脉亦浮,外证胕肿①,按之没指,不恶风,其腹如鼓,不渴,当发其汗;正水其脉沉迟,外证自喘;石水其脉自沉,外证腹满不喘。

【注释】

①胕肿:胕通"肤"。胕肿,指皮肤浮肿。

【提要】 本条总论水气病的分类。风水脉浮恶风,骨节疼痛。皮水皮肤浮肿,按之没指,甚者腹长胀如鼓,不恶风。正水脉沉迟而喘。石水脉沉,腹胀满不喘。寒水沉积,肝气郁结,血脉瘀阻,故见少如石;水气局限在下焦,肺未受邪,故不喘。

【原文】 夫水病人,目下有卧蚕①,面目鲜泽,脉伏,其人消渴。病水腹大,小便不利,其脉沉绝者,有水,可下之。(11)

师曰:诸有水者,腰以下肿,当利小便;腰以上肿,当发汗乃愈。(18)

【注释】

①目下有卧蚕:形容眼胞浮肿很厉害,像有蚕卧在上面一样。

【提要】 以上两条原文论述水气病主证和一般治疗原则。水气病,症见眼胞浮肿如蚕卧之状,面目皮肤光亮鲜泽,脉沉伏,渴饮而小便不利,腹胀大。水气病腰以下肿者,当利其小便;腰以上肿,当发其汗。这是水肿的一般治疗原则。

一、风　　水

（一）风水表虚证

【原文】 风水,脉浮身重,汗出恶风者,防己黄芪汤主之。腹痛加芍药。(22)

防己黄芪汤方　（方见湿病中）

【提要】 本条论述风水表虚的证治。风水脉浮,示病在表;汗出恶风,是卫气虚不能固表;身重为水湿浸渍所致。故用防己黄芪汤补卫固表,利水除湿。腹痛因水阻血瘀,故加芍药以开通血痹,缓急止痛。

（二）风水夹热证

【原文】 风水恶风,一身悉肿,脉浮不渴,续自汗出,无大热,越婢汤主之。(23)

越婢汤方

麻黄六两　石膏半斤　生姜三两　大枣十五枚　甘草二两

上五味,以水六升,先煮麻黄,去上沫,内诸药,煮取三升,分温三服。恶风者加附子一枚、炮。风水加术四两(《古今录验》)。

【提要】 本条论述风水夹热的证治。风邪在表,故有恶风汗出表证;水为风激,泛滥四溢,故一身肌表悉肿。热随汗泄,故外无大热。证属风水相搏,郁热内蒸。宜越婢汤发汗散水,清透郁热。方中麻黄配生姜发汗散水;重用辛凉之石膏清透肺胃之郁热;甘草、大枣和中益气,使邪去而正不伤。

二、皮　水

(一)皮水夹热证

【原文】 里水者,一身面目黄肿①,其脉沉,小便不利,故令病水。假如小便自利,此亡津液,故令渴也。越婢加术汤主之(方见上,于内加白术四两)。(5)

【注释】

①黄肿:《脉经》作洪肿,即浮肿甚之意。

【提要】 本条论述皮水夹热的证治原文"里水",据《脉经》注:"一云皮水",可知里水为皮水。而皮水之为里,系相对于风水而言,属表中之里。由于脾虚不能运化水湿,肺气失宣,不能通调水道、下输膀胱,导致全身及面目黄肿、脉沉、小便不利。水湿既不能从皮毛外泄,又不能从小便排出,则郁于肺胃而化热,故用越婢汤发汗散水,兼清郁热,加白术运脾以除肌肉之湿。如小便自利而渴,表示津液已伤,不宜再用此方。"越婢加术汤主之"一句是倒装句式,应在"故令病水"句后。

其病机为肺失通调,脾失健运,水郁于内而化热;症见一身面目肿甚,脉沉,小便不利为主;治当发汗散水,兼清郁热。

(二)皮水表虚证

【原文】 皮水为病,四肢肿,水气在皮肤中,四肢聂聂动①者,防己茯苓汤主之。(24)

防己茯苓汤方

防己三两　黄芪三两　桂枝三两　茯苓六两　甘草三两

上五味,以水六升,煮取二升,分温三服。

【注释】

①聂聂动:是形容其动而轻微。

【提要】 本条论述皮水表虚的证治。水气溢于四肢皮肤故见浮肿,水气相激于肌肤,故自觉肌肉跳动。病乃水气过盛,阳郁不宣,治以防己茯苓汤,通阳化气,分消水湿。方中防己、黄芪益气走表祛湿,为行皮中水气主药;桂枝、茯苓通阳化水,使水气从小便而去;桂枝与黄芪相协,又能通阳行痹,鼓舞卫气。

(三)皮水表实证

【原文】 里水,越婢加术汤主之;甘草麻黄汤亦主之。(25)

越婢加术汤方　（见上，于内加白术四两。）

甘草麻黄汤方

甘草二两　麻黄四两

上二味，以水五升，先煮麻黄，去上沫，内甘草，煮取三升，温服一升，重覆汗出，不汗，再服。慎风寒。

【提要】　本条论述皮水属表实的不同证治。皮水夹郁热者，用越婢加术汤发散水气，兼清郁热。无郁热者，用甘草麻黄汤发汗宣肺，利水和中。

第十三节　黄疸病脉证并治第十五

本篇专论黄疸病的脉因证治，同时对黄疸病的兼夹证也作了简要论述。篇中将黄疸从病因上分为谷疸、酒疸、女劳疸三类，提示避免饮食、劳倦等内伤因素的损伤，对预防黄疸病有积极意义。从病机上看，重点强调"脾色必黄，瘀热以行"是发黄的主要病机。黄疸病经久不愈可转化为黑疸，黑疸是黄疸兼瘀血的一种证候。

黄疸病的治疗，根据不同病情有解表发汗、清利湿热、润下逐瘀、调补脾胃等多种治法，但以清利湿热为主。

【原文】　寸口脉浮而缓，浮则为风，缓则为痹。痹非中风，四肢苦烦，脾色必黄，瘀热以行。（1）

【提要】　本条论述黄疸的发病机制。寸口脉浮主风，脉缓主湿，是外感风邪、里有湿郁化热，湿热熏蒸，则发生黄疸。"脾色必黄，瘀热以行"，强调黄疸的病位主要在脾胃，且湿热入血分。

一、谷　疸

【原文】　谷疸之为病，寒热不食，食即头眩，心胸不安，久久发黄为谷疸，茵陈蒿汤主之。（13）

茵陈蒿汤方

茵陈蒿六两　栀子十四枚　大黄二两

上三味，以水一斗，先煮茵陈，减六升，内二味，煮取三升，去滓，分温三服。

小便当利，尿如皂角汁状，色正赤，一宿腹减，黄从小便去也。

【提要】　本条论述湿热俱盛的谷疸证治。谷疸多由外感邪毒，内伤饮食，湿热内蕴所致。湿热郁蒸则寒热，脾失健运，故不欲食，若勉强进食，则助湿热而增逆满，湿热上冲，则头眩，心胸不安。因湿热内蕴，淫于肌肤，发为黄疸，往往有一个郁蒸的过程，故言"久久发黄为谷疸"。治疗用清泄湿热的茵陈蒿汤。方中茵陈蒿清热利湿，辅以栀子清心胃而利小便，大黄泄热逐瘀通利大便，三药相合，可令湿热从小便出而黄退。

二、女 劳 疸

【原文】 黄家日晡所发热,而反恶寒,此为女劳得之;膀胱急,少腹满,身尽黄,额上黑,足下热,因作黑疸,其腹胀如水状,大便必黑,时溏,此女劳之病,非水也。腹满者难治。硝石矾石散主之。(14)

硝石矾石散方

硝石　矾石(烧)等分

上二味,为散,以大麦粥汁和服方寸匕,日三服。病随大小便去,小便正黄,大便正黑,是候也。

【提要】 本条论述女劳疸的证治。房劳过度,损伤肾脾,而发此病。症见身尽黄、面色灰滞或额上黑、目黄、足下热、膀胱急、腹胀满、大便时溏或呈灰暗色等。湿热郁于阳明,故日晡发热而不恶寒。膀胱急,少腹满,大便必黑、时溏等,为瘀热内着所致;身尽黄、额上黑、足下热是虚热熏蒸引起。女劳疸日久不愈可发展为黑疸。女劳疸病在肾脾,故时见大便稀溏,腹胀。治用硝石矾石散,消瘀化湿。方中硝石即火硝,味苦性咸寒,能入血分消瘀除热;矾石能入气分化湿利水。因石药碍胃,故以大麦粥汁调服以保养胃气,使攻邪而不伤正。

三、酒 疸

【原文】 酒黄疸,心中懊侬或热痛,栀子大黄汤主之。(15)

栀子大黄汤方

栀子十四枚　大黄一两　枳实五枚　豉一升

上四味,以水六升,煮取二升,分温三服。

【提要】 本条论述酒疸的症治。长期饮酒,酿生湿热,湿热结聚于胃,上蒸于心,故心中热痛而郁闷烦乱,治用栀子大黄汤宣上泄下,清心除烦。方中栀子合豆豉,即清宣郁热的栀豉汤;大黄、枳实即小承气汤之减味,除积泄热,合用之则有上宣下泄、分消湿热之功。本证除心中懊侬热痛外,尚有身热、心烦不眠、大便难、小便黄赤、身黄如橘色等。

四、黄疸湿重热轻证

【原文】 黄疸病,茵陈五苓散主之(一本云茵陈汤及五苓散并主之)。(18)

茵陈五苓散方

茵陈蒿末十分　五苓散五分(方见痰饮病中)

上二物和,先食饮方寸匕,日三服。

【提要】 本条论述湿重于热黄疸的证治。黄疸乃湿热为患,临床有湿重于热、热重于湿,或湿热并重之不同。本证黄疸属湿重于热,用茵陈五苓散治疗。方中茵陈蒿苦寒清热,利湿退黄,用量独重,是为主药;五苓散通阳利水,渗利小便以为辅助。

五、黄疸热盛里实证

【原文】 黄疸腹满,小便不利而赤,自汗出,此为表和里实,当下之,宜大黄硝石汤。(19)

大黄硝石汤方

大黄　黄柏　硝石各四两　栀子十五枚

上四味,以水六升,煮取二升,去滓,内硝,更煮取一升,顿服。

【提要】 本条论述热盛里实黄疸的证治。黄疸腹满,小便不利而赤,是里热成实之证。里热壅盛,迫液外泄,则自汗出。里热成实,故当以大黄硝石汤通腑泄热。方中大黄、硝石攻下瘀热,黄柏、栀子清泄湿热,全方共奏清热通便、利湿退黄之用。

第十四节　惊悸吐衄下血胸满瘀血病脉证并治第十六

本病论述惊、悸、吐衄、下血等病证,其中吐衄、下血及瘀血后世统称为“血证”,胸满只是瘀血中的伴发症状之一。由于上述病证均与心和血脉有密切关系,故合为一篇讨论。

惊是惊恐,精神不定,卧起不安;悸是自觉心慌。受惊必致心悸,心悸又易发生惊恐,互为因果,故临床上每多并称。吐衄、下血均因脉络损伤所致,阳络伤则血上溢而为吐衄;阴络伤则血下渗为下血(此为便血)。总括其证治,则不外乎寒热虚实与温凉补泻。

一、惊　悸

(一)火邪致惊证

【原文】 火邪①者,桂枝去芍药加蜀漆牡蛎龙骨救逆汤主之。(12)

桂枝救逆汤方

桂枝三两(去皮)　甘草二两(炙)　生姜三两　牡蛎五两(熬)　龙骨四两　大枣十二枚　蜀漆三两(洗去腥)

上为末,以水一斗二升,先煮蜀漆,减二升,内诸药,煮取三升,去滓,温服一升。

【注释】

①火邪:指艾灸、热熨、熏蒸、温针等法用之不当,发汗太过而成为致病之因素。

【提要】 本条论述误用熏、熨、灸、针等火劫发汗而致惊的证治。火劫发汗，汗出过多，损伤心阳，故见心悸、惊狂、卧起不安等症，用桂枝去芍药加蜀漆牡蛎龙骨救逆汤，宣通心阳、敛镇心神。本方用桂枝汤去芍药之阴柔以补益心神，宣通心脉；加牡蛎、龙骨镇惊安神；加蜀漆涤除痰浊。

（二）水饮致悸证

【原文】 心下悸者，半夏麻黄丸主之。（13）

半夏麻黄丸方

半夏 麻黄等分

上二味，末之，炼蜜和丸小豆大，饮服三丸，日三服。

【提要】 本条论述水饮致悸的证治。水饮上凌心肺，故心下悸动不宁，阳郁饮逆故可伴有胸脘痞闷，咳唾清涎等症。用半夏麻黄丸降逆蠲饮，宣通阳气，饮邪得降，则悸动自宁。

二、吐衄下血

（一）热盛吐衄证

【原文】 心气不足①，吐血、衄血，泻心汤主之。（17）

泻心汤方 （亦治霍乱。）

大黄二两 黄连 黄芩各一两

上三味，以水三升，煮取一升，顿服之。

【注释】

①心气不足：《备急千金要方·心虚实门》作"心气不定"，即心烦不安之意。

【提要】 本条论述心火亢盛的吐血、衄血证治。心火亢盛、迫血妄行，故见吐血、衄血；热扰心神，故心烦不安，躁动难静。治以泻心汤清热泻火而止血。方中黄连长于泻心火，黄芩泻上焦火，大黄苦寒降泄，三药合用，直折其热，使火降则血亦自止。本方是治疗三焦热盛出血的常用方。

（二）虚寒吐血证

【原文】 吐血不止者，柏叶汤主之。（14）

柏叶汤方

柏叶 干姜各三两 艾三把

上三味，以水五升，取马通汁一升，合煮取一升，分温再服。

【提要】 本条论述虚寒吐血的证治。吐血日久不止，气随血脱，属中气虚寒、血不归经所致。治以温中散寒，摄血止血，柏叶汤主之，取柏叶之清降，折其上逆之势而又收敛止血；又恐其血之凝滞，故用辛热之干姜温中止血，艾叶苦辛温、温经止血;姜、艾合用能振奋阳气以摄血。马通汁即马粪绞汁,性微温,能引血下行以止血。四药合用,共奏温中止血之效。

(三)远血证

【原文】 下血,先便后血,此远血也,黄土汤主之。(15)

黄土汤方 (亦主吐血、衄血。)

甘草 干地黄 白术 附子(炮) 阿胶 黄芩各三两 灶中黄土半斤

上七味,以水八升,煮取三升,分温二服。

【提要】 本条论述远血的证治。大便在先,便血在后,称为远血,因出血部位来自直肠以上,病灶部位离肛门较远而得名。其病机为中焦虚寒,脾失统摄,血渗于下随大便而出,血色当为紫暗,并常伴有腹痛隐隐、喜温喜按、面色无华、神疲懒言、手足不温、舌淡脉虚无力等症。治以黄土汤温脾摄血,方中灶心土又名伏龙肝,温中涩肠止血,附子、白术温阳健脾以摄血,干地黄、阿胶滋阴养血以止血,黄芩作为反佐以制约白术、附子温燥动血之弊,甘草甘缓和中以调和诸药。

(四)近血证

【原文】 下血,先血后便,此近血也,赤小豆当归散主之(方见狐惑病中)。(16)

【提要】 本条论述近血的证治。便血在先,大便在后,称为近血,因出血部位距肛门较近而得名。其血色当为鲜红,常伴有大便不畅、烦躁、苔黄腻、脉滑数等症。其病机为湿热蕴结大肠,灼伤阴络,迫血下行。治以赤小豆当归散清热利湿、活血止血。本证即后世所称的"肠风下血"及"脏毒",包括痔疾、肛裂等。

第十五节　呕吐哕下利病脉证治第十七

本篇论述呕吐、哕、下利的病因、病机和证治。呕吐包括胃反,由胃气上逆所致。呕为有声有物,吐为有物无声,因呕与吐常同时发生,故临床常呕吐并称。哕即呃逆,为胃膈气逆所致。下利包括泄泻和痢疾。上述病证均为脾胃失常所引起的胃肠疾患,且可相互影响,合并发生,故合为一篇讨论。

一、呕　　吐

【原文】 夫呕家有痈脓,不可治呕,脓尽自愈。(1)

【原文】 病人欲吐者,不可下之。(6)

【提要】 以上两条论述治呕吐的禁忌证。呕吐痈脓者,是胃中有痈脓,正气逐邪外出之势,禁用降逆止呕。病人欲吐,为邪气在上,正气有驱邪外出之势,亦禁用降逆止呕,当因其高而越之。

(一)虚寒证

※肝胃虚寒证

【原文】 呕而胸满者,茱萸汤主之。(8)

茱萸汤方

吴茱萸一升　人参三两　生姜六两　大枣十二枚

上四味,以水五升,煮取三升,温服七合,日三服。

干呕,吐涎沫,头痛者,茱萸汤主之。方见上。(9)

【提要】 以上条论述肝胃虚寒呕吐的证治。因胃阳不足,寒饮中阻,胃气上逆,胸阳不展,故见呕而胸满;肝之经脉上抵巅顶,饮邪夹肝气上逆,则见干呕、吐涎沫、头痛等症,属肝胃虚寒、饮邪逆动证。治用吴茱萸汤温肝和胃、散寒降逆。方中吴茱萸、生姜温肝胃、散寒饮、降逆止呕;人参、大枣补中益气。

※阴盛格阳证

【原文】 呕而脉弱,小便复利,身有微热、见厥者,难治,四逆汤主之。(14)

四逆汤方

附子(生用)一枚　干姜一两半　甘草二两(炙)

上三味,以水三升,煮取一升二合,去滓,分温再服。强人可大附子一枚,干姜三两。

【提要】 本条论述阴盛格阳呕吐的证治。呕而脉弱是为胃虚气逆,呕多伤津,小便当不利,今小便复利,是肾虚失于固摄所致。虚寒呕吐不应有热,现身有微热,并见四肢厥冷,为阴盛格阳之征。病至于此,大有阳气欲脱之势,故曰"难治",可用四逆汤回阳救逆。方中附子温肾暖胃,干姜温中散寒,二者相伍能回阳救逆于病危之中,炙甘草益气安中,并制附子、干姜之燥烈,使阳回而不伤正。

※虚寒胃反证

【原文】 胃反呕吐,大半夏汤主之。(《千金》云:"治胃反不受食,食入即吐。"《外台》云:"治呕,心下痞硬者。")(16)

大半夏汤方

半夏二升(洗完用)　人参三两　白蜜一升

上三味,以水一斗二升,和蜜扬之二百四十遍,煮取二升半,温服一升,余分再服。

【提要】 本条论述虚寒胃反呕吐的证治。呕吐病由中焦虚寒,不能腐熟运化水谷,出现朝食暮吐、暮食朝吐、宿谷不化等症。治用大半夏汤,方中重用半夏和胃降逆以治其标,人参益气补虚,白蜜养血润燥,以治其本,三药合用共奏和胃降逆、补虚润燥之功。

※阳虚饮逆证

【原文】 干呕,吐逆,吐涎沫,半夏干姜散主之。(20)

半夏干姜散方

半夏 干姜等分

上二味,杵为散,取方寸匕,浆水一升半,煮取七合,顿服之。

【提要】 本条论述阳虚饮逆呕吐的证治。中阳不足、寒饮内盛,故见干呕、吐逆、吐涎沫等症,治以半夏干姜散温中散寒,降逆止呕。方以浆水煮服,取其甘酸调中止呕;"顿服之"则药力集中,取效快捷。

(二)实热证

※胃肠实热证

【原文】 食已即吐者,大黄甘草汤主之。(《外台》方又治吐水。)(17)

大黄甘草汤方

大黄四两 甘草一两

上二味,以水三升,煮取一升,分温再服。

【提要】 本条论述胃肠实热呕吐的症治。食入即吐,是食入于胃,旋即吐出之意。病由实热壅滞胃肠,腑气不通,胃失和降所致。治用大黄甘草汤泻热去实,方中大黄通腑泻热,甘草和中,并防苦寒伤胃。腑气一通,实热下行,则呕吐自止。

※热郁少阳证

【原文】 呕而发热者,小柴胡汤主之。(15)

小柴胡汤方

柴胡半斤 黄芩三两 人参三两 甘草三两 半夏半斤 生姜三两 大枣十二枚

上七味,以水一斗二升,煮取六升,去滓,再煎取三升,温服一升,日三服。

【提要】 本条论述邪在少阳呕吐的证治。呕而发热是邪在少阳之症,临床上可伴有口苦、咽干、胸胁苦满等症。治用小柴胡汤清解少阳,和胃降逆。方中柴胡、黄芩疏解少阳之热,半夏、生姜降逆止呕,人参、大枣、甘草安中扶正。

※肠胃湿热证

【原文】 干呕而利者,黄芩加半夏生姜汤主之。(11)

黄芩加半夏生姜汤方

黄芩三两 甘草二两(炙) 芍药二两 半夏半升 生姜三两 大枣十二枚

上六味,以水一斗,煮取三升,去滓,温服一升,日再夜一服。

【提要】 本条论述肠胃湿热呕利的证治。湿热迫于肠则下利,扰于胃则干呕。下利当为臭秽不爽,常伴有腹痛、苔黄腻、脉滑数等症。黄芩汤清热止利为主,辅以半夏、生姜和胃降逆,肠清胃降,则诸证自除。

(三)寒热错杂证

【原文】 呕而肠鸣,心下痞者,半夏泻心汤主之。(10)

半夏泻心汤方

半夏半升(洗) 黄芩三两 干姜三两 人参三两 黄连一两 大枣十二枚 甘草三两(炙)

上七味,以水一斗,煮取六升,去滓,再煮取三升,温服一升,日三服。

【提要】 本条论述寒热错杂呕吐的证治。上有呕吐,下有肠鸣,中有心下痞。立方辛开苦降,寒温并用,其证必为寒热互结中焦、升降失调所致。胃气上逆则呕,脾失健运则肠鸣泄泻,邪阻中焦,则心下痞。方用半夏泻心汤开结除痞,和胃降逆。方中半夏、干姜散寒降逆,黄芩、黄连苦降清热,人参、甘草、大枣益气和中。诸药合用,共奏辛开苦降、调和胃肠之功。

黄芩加半夏生姜汤则主治肠而兼治胃。

(四)寒饮证

※寒饮停胃证

【原文】 诸呕吐,谷不得下者,小半夏汤主之(方见痰饮病中)。(12)

【提要】 本条论述寒饮停胃呕吐的证治。呕吐、谷不得下,当是寒饮停胃,脾胃升降失调所致。故治用小半夏汤散寒化饮,和胃降逆。

※寒饮搏结胸胃证

【原文】 病人胸中似喘不喘,似呕不呕,似哕不哕,彻心中愦愦然无奈者①,生姜半夏汤主之。(21)

生姜半夏汤方

半夏半升 生姜汁一升

上二味,以水三升,煮半夏,取二升,内生姜汁,煮取一升半,小冷,分四服,日三夜一服。止,停后服。

【注释】

① 彻心中愦愦然无奈者:指病人自觉心胸中郁闷烦乱,有无可奈何之感。

【提要】 本条论述寒饮搏结胸胃的证治。寒饮搏结胸胃,阳气闭郁不畅,故见"似喘不喘,似呕不呕,似哕不哕",心中极度烦闷不适等病症。治用生姜半夏汤,辛散寒饮,以舒展胸中之阳气。方中重用生姜汁辛散寒饮,佐以半夏开结降逆,饮去阳通,胸胃气机得以舒展,则病可痊愈。

※饮阻膈上证

【原文】 呕吐而病在膈上,后思水者,解,急与之。思水者,猪苓散主之。(13)

猪苓散方

猪苓 茯苓 白术各等分

上三味,杵为散,饮服方寸匕,日三服。

【提要】 本条论述饮阻膈上呕吐的证治。饮邪阻膈,饮与气同逆则呕吐。呕后饮去阳复,故思水,是病情向好的方向转化,此时宜"少少与饮之,令胃气和则愈"。若饮水过多、过急,恐胃弱不能消水,旧饮方去而新饮续停,治用猪苓散健脾利水。方中猪苓、茯苓通调水道,以利既入之水;白术健脾运湿,以防水饮的停聚。

※饮阻气逆证

【原文】 胃反,吐而渴欲饮水者,茯苓泽泻汤主之。(18)

茯苓泽泻汤方 (《外台》云治消渴脉绝,胃反吐食之,有小麦一升。)

茯苓半斤 泽泻四两 甘草二两 桂枝二两 白术三两 生姜四两

上六味,以水一斗,煮取三升,内泽泻,再煮取二升半,温服八合,日三服。

【提要】 本条论述饮阻气逆胃反呕吐的证治。饮停于胃,气逆不降而生胃反呕吐;气不化津,津不上承,故渴欲饮水;呕吐伤津,水入助饮,必愈呕愈渴,愈饮愈呕,遂成停饮胃反之症。治用茯苓泽泻汤,通阳化饮、健脾和胃。方中茯苓、泽泻淡渗利水为君,以除既停之水;桂枝、生姜通阳化饮,降逆和胃以止呕;白术、甘草健脾补中,培土制水,以治呕吐之本。

二、哕

【原文】 哕而腹满,视其前后,知何部不利,利之即愈。(7)

【提要】 本条论述治哕的原则。哕即为呃逆,小便不利,哕而腹满者,治当利小便;大便不通,哕而腹满者,当通其大便,治病求本也。

(一)胃寒气逆证

【原文】 干呕、哕,若手足厥者,橘皮汤主之。(22)

橘皮汤方

橘皮四两 生姜半斤

上二味,以水七升,煮取三升,温服一升,下咽即愈。

【提要】 本条论述胃寒气逆呕哕的证治。干呕、哕均胃气上逆引起,药用橘皮、生姜,可知其证乃胃寒气逆所致。寒邪在胃,胃失和降则生呕哕;寒阻气逆,阳气不达四末,则见手足厥冷,治以橘皮汤,通阳和胃,散寒止哕。方中橘皮、生姜散寒止呕、理气和胃,寒去阳通,胃气和降,则呕哕自止。本证手足厥冷为寒郁阳遏所致,非阳虚寒盛之厥。

(二)胃虚夹热证

【原文】 哕逆者,橘皮竹茹汤主之。(23)

橘皮竹茹汤方

橘皮二升 竹茹二升 大枣三十枚 人参一两 生姜半斤 甘草五两

上六味,以水一斗,煮取三升,温服一升,日三服。

【提要】 本条论述胃虚夹热哕逆的证治。原文叙证较简,但以药测证,可知本条所论述之哕逆,是因胃虚夹热、气逆不降所致。其症当有虚烦不安,少气口干,手足心热,脉虚数等。故治用橘皮竹茹汤补虚清热,和胃降逆。方中竹茹清热安中;橘皮、生姜理气和胃,降逆止呕;伍以人参、甘草、大枣益气补虚。诸药合用,使虚热除、正气复、胃气降,则哕逆自愈。

三、下 利

(一)虚寒下利兼表证

【原文】 下利腹胀满,身体疼痛者,先温其里,乃攻其表。温里宜四逆汤,攻表宜桂枝汤。(36)

四逆汤方(方见上)

桂枝汤方

桂枝三两(去皮) 芍药三两 甘草二两(炙) 生姜三两 大枣十二枚

上五味,㕮咀,以水七升,微火煮取三升,去滓,适寒温服一升,服已须臾,啜稀粥一升,以助药力,温覆令一时许,遍身微似有汗者,益佳,不可令如水淋漓。若一服汗出病差,停后服。

【提要】 本条论述虚寒兼表下利的证治。下利腹满,虚寒在里,身体疼痛,风寒在表,表里同病,里证尤急,故当先救其里,后攻其表。救里用四逆汤,攻表用桂枝汤。

(二)寒厥下利证

【原文】 下利清谷,里寒外热,汗出而厥者,通脉四逆汤主之。(45)

通脉四逆汤方

附子大者一枚(生用) 干姜三两(强人可服四两) 甘草二两(炙)

上三味,以水三升,煮取一升二合,去滓,分温再服。

【提要】 本条论述寒厥下利的证治。脾肾阳虚、阴寒内盛,故下利清谷,汗出,四肢厥逆;阴盛于内,格阳于外,则有身微热、面色如妆等假热之象。此为里真寒外假热之证。阴从利而下竭,阳从汗而外脱,阴阳之气不相顺接,病势危重,故当以通脉四逆汤回阳救逆。方中倍用干姜,大温中阳,中阳振复,即可达到脉通厥回之效。

(三)下利脓血滑脱失禁证

【原文】 下利便脓血者,桃花汤主之。(42)

桃花汤方

赤石脂一斤(一半锉、一半筛末) 干姜一两 粳米一升

上三味,以水七升,煮米令熟,去滓,温服七合,内赤石脂末方寸匕,日三服,若

一服愈,余勿服。

【提要】 本条论述下利脓血滑脱失禁的证治。下利脓血滑脱失禁,由中焦虚寒、大肠失约、气虚不固所致。其所下脓血,多色暗不鲜,并有神疲乏力,腹痛隐隐,喜温喜按,舌淡苔白,脉细而微等症,故用桃花汤温中涩肠以固脱。桃花汤重用赤石脂涩肠固脱,干姜温中散寒,粳米调中护胃,全方共成温中补虚、涩肠止利之用。

(四)大肠湿热下利证

【原文】 热利下重者,白头翁汤主之。(43)

白头翁汤方

白头翁二两　黄连　黄柏　秦皮各三两

上四味,以水七升,煮取二升,去滓,温服一升;不愈,更服。

【提要】 本条论述大肠湿热下利的证治。下重,即里急后重。热蕴肠腑,蒸腐血络,壅滞气机,故可见发热、口渴、腹痛、里急后重、下痢赤多白少、舌红、苔黄、脉滑数等。治以白头翁汤清热燥湿,凉血止利。方中白头翁清热凉血,黄连、黄柏清热燥湿而厚胃肠,秦皮清热涩肠止痢。

(五)下利虚烦证

【原文】 下利后更烦,按之心下濡者,为虚烦也,栀子豉汤主之。(44)

栀子豉汤方

栀子十四枚　香豉四合(绵裹)

上二味,以水四升,先煮栀子,得二升半,内豉,煮取一升半,去滓,分二服,温进一服,得吐则止。

【提要】 本条论述下利虚烦的证治。利后邪去,心烦可除,但今下利后,心烦更甚,此乃余邪郁于胸膈,扰及心神所致。心下按之濡软不坚,乃无形之邪热,非有形实邪内结。治用栀子豉汤以透邪泄热,解除郁烦。方中栀子清心除烦,豆豉宣泄胸膈郁热,两药配合,余热得除,虚烦自愈。

第十六节　疮痈肠痈浸淫病脉证并治第十八

本篇论述痈肿、肠痈、金疮、浸淫疮四种疾病的辨证治疗,因都属外科疾患,故合在一篇讨论。由于本篇所论的痈肿、金疮、浸淫疮或过于简略,或有方无证,或有脱简,故从略。唯对肠痈的辨证治疗,对后世有深远影响,故作重点讨论。

一、脓未成证

【原文】 肠痈者,少腹肿痞,按之即痛如淋,小便自调,时时发热,自汗出,复恶

寒。其脉迟紧者,脓未成,可下之,当有血。脉洪数者,脓已成,不可下也。大黄牡丹汤主之。(4)

大黄牡丹汤方

大黄四两　牡丹一两　桃仁五十个　瓜子半斤　芒硝三合

上五味,以水六升,煮取一升,去滓,内芒硝,再煎沸,顿服之,有脓当下;如无脓,当下血。

【提要】　本条论述肠痈脓未成的证治。肠痈由热毒内聚,营血瘀结脉中,经脉不通所致,故见少腹肿痞,拘急拒按,按之则如小便淋痛之状。因其病位在肠未及膀胱,故小便正常。正邪相争,营郁卫阻,故时时发热,恶寒,自汗出。若脉迟紧有力,为热伏血瘀而脓未成熟,急应荡热逐瘀,用大黄牡丹汤使瘀热得下,肠痈可愈。若延及肠痈后期,脉见洪数,则是脓已成熟,即当慎用攻下。

大黄牡丹汤,用大黄、芒硝荡涤实热,宣通壅滞;牡丹皮、桃仁凉血逐瘀;瓜子(瓜蒌子或冬瓜仁亦可)排脓散痈,共奏荡热解毒、消痈排脓、逐瘀攻下之功,适用于未成脓的肠痈实热证。本方多用于治疗急性阑尾炎。

二、脓已成证

【原文】　肠痈之为病,其身甲错[1],腹皮急,按之濡,如肿状,腹无积聚,身无热,脉数,此为肠内有痈脓,薏苡附子败酱散主之。(3)

薏苡附子败酱散方

薏苡仁十分　附子二分　败酱五分

上三味,杵为末,取方寸匕,以水二升,煎减半,顿服,小便当下。

【注释】

① 甲错:形容皮肤粗糙而不润泽,摸之碍手,如鳞甲交错之状。

【提要】　本条论述肠痈成脓的证治。痈脓内结于肠,气血郁滞于里,故腹部皮肤紧张隆起如肿状,但按之则濡软;由于热毒已化脓,病变局限,故全身不发热;营血久郁于里,全身肌肤缺乏气血的滋养,故干燥粗糙,脉数而无力。当用薏苡附子败酱散排脓消痈,振奋阳气。方中重用薏苡排脓开壅利肠胃,轻用附子振奋阳气,辛热散结,佐以败酱破瘀排脓。本方多用于慢性阑尾炎吸收期肿块形成阶段。

(张炳填　周　青　贺圆圆)

第十七节　妇人妊娠病脉证并治第二十

本篇专论妇人妊娠期间常见病证的证治,内容包括妊娠早期诊断,妊娠与癥病的鉴别,妊娠呕吐,腹痛,下血,小便难,水气等病证的诊治,并对妊娠养胎安胎的方法也作了扼要阐述。由于妊娠腹痛十分常见,妊娠下血直接关系到胎儿的孕育成长,故列为讨论的重点。

【原文】 师曰:妇人得平脉①,阴脉②小弱,其人渴,不能食,无寒热,名妊娠,桂枝汤主之(方见下利中)。于法③六十日当有此证,设有医治逆④者,却一月⑤加吐下者,则绝之⑥。(1)

【注释】

①平脉:指平和无病之脉。

②阴脉:指尺脉。

③于法:"于"在此作助词,无特殊意义。"法"即法度、一般规律之意。

④治逆:作误治解。

⑤却一月:指六十日后又一个月,即妊娠三个月之意。

⑥绝之:作断绝或杜绝解。

【提要】 本条论述妊娠诊断与调治。早期妊娠的诊断,凡值生育年龄的妇女,停经以后,诊得平和无病之脉,惟尺脉较关脉稍见小弱,同时又见口渴、呕吐不欲食等症,应诊为妊娠反应。妇人在妊娠两个月,因胎元初结,经血归胞养胎,胎气未盛,以致阴血相对不足,故阴脉小弱,迨至三个月以后,胎气逐渐旺盛,胞宫气血充盈,则尺脉反见滑数流利。

妊娠反应的调治,桂枝汤外证得之,为解肌和营卫;内证得之,为化气调阴阳。妊娠恶阻为一时性的阴阳失调,故用桂枝汤化气调阴阳,使脾胃调和,则诸证悉去。本方用于脾胃虚寒的妊娠恶阻效果较佳,如胃中有热、烦渴喜冷饮者,非本方所宜。

在此期间若失治或误治,致使反应延续到妊娠三个月不愈,反而新增呕吐与腹泻者,应暂停服药,采用饮食调养为主或随证施治,以绝病根;否则有可能损伤胎气,导致流产。

【原文】 妇人宿有癥病①,经断未及三月,而得漏下不止,胎动有脐上者,为癥痼害。妊娠六月动者,前三月经水利时,胎也。下血者,后断三月衃②也。所以血不止者,其不去故也,当下其癥,桂枝茯苓丸主之。(2)

桂枝茯苓丸方

桂枝　茯苓　牡丹(去心)　芍药　桃仁(去皮尖,熬)各等分

上五味,末之,炼蜜和丸,如兔屎大,每日食前服一丸。不知,加至三丸。

【注释】

①宿有癥病:素有癥积之病。"癥病"为腹内瘀血停留,结而成块的病证。

②衃(胚):一般指色紫而暗的瘀血,又作癥瘤的互辞。

【提要】 本条论述胎癥鉴别与治。妇人素患癥积之病,可致经水不利,甚而经闭不行。今停经未到三个月,忽又下血淋漓不止,并自觉脐上似有胎动之感,此非

真正妊娠胎动,乃因癥病影响所致。若在停经前三个月经水正常,停经后胞宫按月增大,按之柔软不痛,六个月时自觉有胎动,此属妊娠胎动。若前三个月,经水失常,后三个月又停经不行,胞宫亦未按月增大,复见漏下不止,此乃妇人素有病。故用桂枝茯苓丸消癥化滞,使瘀去血止。方中桂枝、芍药通调血脉,牡丹皮、桃仁活血化瘀,茯苓健脾利水。瘀积有形,非旦夕可除,用蜜为丸长期服用,以图缓攻其 。

一、腹　　痛

【原文】　妇人怀妊,腹中疠痛①,当归芍药散主之。(5)

当归芍药散方

当归三两　芍药一斤　芎䓖半斤　茯苓四两　白术四两　泽泻半斤(一作三两)。

上六味,杵为散,取方寸匕,酒和,日三服。

【注释】

①疠痛:指腹中绵绵作痛,伴有拘急感。

【提要】　本条论述妊娠肝脾不和的腹痛证治。妇人怀孕以后,因血聚养胎,阴血相对偏虚,肝失条达,横逆犯脾,而致肝脾失调,出现腹中拘急、绵绵作痛等症。故用当归芍药散以养血疏肝,健脾利湿。方中重用芍药养血柔肝、缓急止痛,佐以当归川芎调肝和血,更配以茯苓、白术、泽泻健脾利湿。以方测证,本条除腹中拘急、绵绵作痛的主症外,尚可伴有小便不利、足跗浮肿、胎动不安等症。

二、胞　　阻

【原文】　师曰:妇人有漏下者,有半产①后因续下血都不绝者,有妊娠下血者。假令妊娠腹中痛,为胞阻②,胶艾汤主之。(4)

芎归胶艾汤方　(一方加干姜一两,胡氏治妇人胞动无干姜)

芎䓖　阿胶　甘草各二两　艾叶　当归各三两　芍药四两　干地黄四两

上七味,以水五升,清酒三升,合煮取三升,去滓,内胶,令消尽,温服一升,日三服,不差,更作。

【注释】

①半产:亦称小产,指妊娠三个月以后,胎儿已成形,但未足月而自然殒堕。

②胞阻:亦称胞漏,指妊娠下血,并伴有腹中疼痛者。

【提要】　本条论述冲任虚寒所致妇人三种下血的证治。一是经血非时而下,淋漓不断地漏下;二是小产后的下血不止;三是妊娠胞阻下血。"胞"言其病位,"阻"言其病机,凡因冲任亏损,阴血下漏,不能入胞养胎而出现的下血、腹痛称为胞阻。妇人的三种下血,病因虽有不同,而其病机则皆属冲任脉虚,阴血不能内守之故。冲为血海,任主胞胎。冲任虚损,阴血不能内守,故崩中漏下,月经过多或小产下血不止;冲任不固,胎失所系,故妊娠下血,腹中疼痛,胎动不安。治疗均当调补冲任,固经止血,可以胶艾汤一方通治。

胶艾汤由四物汤加阿胶、艾叶、甘草而成。方中阿胶养血止血,艾叶温经止血,二药合用,调经安胎,为治崩漏之要药。干地黄、当归、川芎、芍药养血和血,甘草调和诸药,清酒以行药力。

三、恶　　阻

【原文】　妊娠呕吐不止,干姜人参半夏丸主之。(6)

干姜人参半夏丸方

干姜　人参各一两　半夏二两

上三味,末之,以生姜汁糊为丸,如梧桐子大,饮服十丸,日三服。

【提要】　本条论述胃虚寒饮的恶阻证治。恶阻是孕妇常见的反应,多由胃虚胎气上逆所致。但此妊娠反应,多持续时间不长,一般可不药而愈。而本症呕吐不止,反应较重,非药物治疗难以自愈。本症病机为胃虚停饮,气机上逆,胃失和降。以方测证,必见呕吐清水或涎沫,并伴口淡不渴,或渴喜热饮,头眩心悸,倦怠嗜卧,舌淡苔白滑,脉弦或细滑等症。治以干姜人参半夏丸温中补虚,蠲饮止呕。方中干姜温中散寒,人参扶正补虚,半夏、生姜汁蠲饮降逆,和胃止呕。以丸剂服之,便于受纳,并能达到和缓补益之效。

四、水　　肿

【原文】　妊娠有水气,身重,小便不利,洒淅恶寒,起则头眩,葵子茯苓散主之。(8)

葵子茯苓散方

葵子一斤　茯苓三两

上二味,杵为散,饮服方寸匕,日三服。小便利则愈。

【提要】　本条论述妊娠水肿的证治。妊娠水肿即后世所称的“子肿”。此证多因胎气影响,膀胱气化受阻,水湿停聚所致。水盛则身肿,因水肿而感身体沉重;水停卫阳被郁,故洒淅恶寒;水气内停,清阳不升,故起则头眩。因气化受阻,则小便不利,这是本病的关键。故当治水通阳,使小便通利而水湿去,水有去路而气化阳通,则诸证自除,故“小便利则愈”。治用葵子茯苓散,方中葵子滑利通窍,茯苓淡渗利水,两药合用,利水通窍,渗湿通阳,适用于妊娠水肿之实证。因冬葵子能滑胎,故用量不宜过大,应研末为散分服,而且不可长期服用,一旦小便通利,则应停服。

五、胎 动 不 安

（一）血虚湿热证

【原文】　妇人妊娠，宜常服当归散主之。（9）

当归散方

当归　黄芩　芍药　芎䓖各一斤　白术半斤

上五味，杵为散，酒饮服方寸匕，日再服。妊娠常服即易产。胎无苦疾，产后百病悉主之。

【提要】　本条论述血虚湿热致胎动不安的证治。妇女妊娠，肝血不足，脾失健运，肝血虚而生内热，脾不运而生湿，湿热内阻，故胎动不安。用当归散养血调肝益脾，清化湿热。方中当归、芍药、川芎调补肝血，白术健脾除湿，黄芩坚阴清热。后世将白术、黄芩视为安胎圣药，即源于此。

（二）脾虚寒湿证

【原文】　妊娠养胎，白术散主之。（10）

白术散方

白术四分　芎䓖四分　蜀椒三分（去汗）　牡蛎二分

上四味，杵为散，酒服一钱匕，日三服，夜一服。但苦痛，加芍药；心下毒痛，倍加芎䓖；心烦吐痛，不能食饮，加细辛一两，半夏大者二十枚，服之后更以醋浆水服之；若呕，以醋浆水服之；复不解者，小麦汁服之。已后渴者，大麦粥服之。病虽愈，服之勿置。

【提要】　本条论述脾虚寒湿致胎动不安的治法。以方测证，除胎动不安外，尚可见脘腹时痛，呕吐清涎，不欲饮食，带下清稀，舌淡苔白，脉浮滑等，乃属脾虚而寒湿中阻所致。故以白术散健脾除湿、温中安胎。方中白术健脾燥湿，并主安胎为君，川芎和肝舒气而主养胎为臣，蜀椒温中散寒为佐，牡蛎收敛固涩为使。诸药合用共奏健脾除湿、温中安胎之功。

第十八节　妇人产后病脉证并治第二十一

本篇讨论了妇人产后常见病的证治。其内容包括产后三大病证（痉病、郁冒、大便难），以及产后腹痛、中风、烦乱呕逆、下利等病证。

治法上，既强调要照顾产后亡血伤津、气血不足之特点，又要根据临床具体情况，全面分析，辨证论治，当汗则汗，当下则下，当补则补。示人治疗产后病，既不拘泥于产后，又必须照顾到产后，灵活变通，因证制宜。

【原文】 问曰:新产妇人有三病,一者病痉,二者病郁冒①,三者大便难,何谓也? 师曰:新产血虚,多汗出,喜中风②,故令病痉;亡血复汗,寒多,故令郁冒;亡津液,胃燥,故大便难。(1)

【注释】

①郁冒:头昏眼花,郁闷不舒。

②喜中风:指容易感受风邪。

【提要】 本条论述产后痉病、郁冒、大便难三大病证的形成机制。妇人产后容易发生三种病症:一是痉病,二是郁冒,三是大便难。痉病是产后失血过多,以致血虚而营卫俱虚,就筋脉失养,腠理不固,感受风邪所致。郁冒是由于产后失血、多汗,以致血耗津伤,复加寒邪外束,表气闭郁,里气不宣,逆而上冲,故见头眩、目瞀、郁闷不舒。大便难是由于产后血虚多汗,津液重伤,肠道失于濡润、传导失司所致。新产妇人三大病证的共同机制是产后血虚津亏,故治疗时必须注意顾护津液这一原则。

一、产后郁冒

【原文】 产妇郁冒,其脉微弱,不能食,大便反坚,但头汗出。所以然者,血虚而厥①,厥而必冒。冒家②欲解,必大汗出。以血虚下厥,孤阳上出③,故头汗出。所以产妇喜汗出者,亡阴血虚,阳气独盛,故当汗出,阴阳乃复。大便坚,呕不能食,小柴胡汤主之(方见呕吐病中)。(2)

【注释】

①厥:上逆之意。

②冒家:指经常郁冒的人。

③孤阳上出:指独盛而上逆的阳气。

【提要】 本条论述产妇郁冒的证治。产后郁冒的主症,头汗出,脉微弱,呕不能食,大便坚等。其病因病机是产后亡阴血虚,阳气独盛所致。其治疗用小柴胡汤扶正祛邪,和利枢机,使外邪得去,里气宣通,阴阳调和,则郁冒诸症悉去。

【原文】 病解能食,七八日更①发热者,此为胃实②,大承气汤主之。(3)

【注释】

①更:"再"或"又"之意。

②胃实:指胃肠邪气结实,即阳明腑实证。

【提要】 本条承上文继论郁冒病解后转属阳明腑实的证治。郁冒病,本呕而不能食,服小柴胡汤后,郁冒病解,胃气已和,故呕止能食。只是七八日后,又复发热,此为未尽之余邪与食滞相结所致,且具腹部满痛拒按,大便秘结,脉沉实,舌红苔黄厚等胃肠结实的脉证。治疗当用大承气汤以苦寒攻下,荡涤实邪,则发热诸证自除。

二、产后腹痛

（一）血虚里寒证

【原文】 产后腹中病痛,当归生姜羊肉汤主之;并治腹中寒疝,虚劳不足。(4)

当归生姜羊肉汤方 （方见寒疝病中）

【提要】 本条论述产后血虚里寒的腹痛证治。产后腹中拘急,绵绵作痛,以方测证,必有喜温喜按或形寒畏冷,舌淡苔白润,脉象虚缓或沉细等症,此为产后血虚寒滞之腹痛。治用当归生姜羊肉汤补虚养血,散寒止痛。方中生姜温中散寒,当归养血止血,羊肉为血肉有情之品,功专补虚生血,三药合用,则形、精兼顾,正体现了《黄帝内经》"形不足者,温之以气;精不足者,补之以味"之旨。本方除治产后血虚里寒腹痛外,并治血虚之寒疝和虚劳腹痛。

（二）气血郁滞证

【原文】 产后腹痛,烦满不得卧,枳实芍药散主之。(5)

枳实芍药散方

枳实(烧令黑,勿太过) 芍药等分

上二味,杵为散,服方寸匕,日三服,并主痈脓,以麦粥下之。

【提要】 本条论述产后气血郁滞的腹痛证治。产后腹痛,有虚实之分。若腹痛、不烦不满,或喜温喜按,多属虚属寒;今见腹中胀满疼痛,心烦胸满不得安卧,则属里实证。"烦满不得安卧"是本证辨证的关键。气机壅滞则胀满,气郁化热则心烦。此病因产后气血郁滞而成,与阳明里实证不同,故用枳实芍药散行气散结,和血止痛。方中枳实理气散结,炒黑能行血中之气,芍药和血止痛,大麦粥和胃安中。诸药合用,使气血调畅,则腹痛烦满等症自除。

（三）瘀血内结证

【原文】 师曰:产妇腹痛,法当以枳实芍药散,假令不愈者,此为腹中有干血着脐下,宜下瘀血汤主之;亦主经水不利。(6)

下瘀血汤方

大黄二两 桃仁二十枚 䗪虫二十枚(熬,去足)

上三味,末之,炼蜜合为四丸,以酒一升,煎一丸,取八合,顿服之。新血下如豚肝。

【提要】 本条论述产后瘀血内结胞宫的腹痛证治。产后腹痛多属气血郁滞,一般投以枳实芍药散行气和血即可痊愈。如果不愈,说明非气滞为主,乃瘀血偏重。"干血着脐下"为本条辨证关键所在。其症多见产后恶露不下,少腹刺痛拒按,痛处固定不移,舌紫暗或有瘀斑、瘀点,故治疗用下瘀血汤破血逐瘀。方中大黄荡逐瘀血,桃仁活血化瘀,䗪虫逐瘀破结,三药合用破血逐瘀之功颇猛。为防伤正,用蜜为丸以缓药性;以酒煎药丸,既能引药入血分直达病所,又可奏和血之功。服药后如见新血下如豚肝,乃瘀血下行之征。本方亦主瘀血内结所致的经水不利。

（四）实热瘀结证

【原文】 产后七八日,无太阳证,少腹坚痛,此恶露①不尽,不大便,烦躁发热,切脉微实,再倍发热,日晡时烦躁者,不食,食则谵语,至夜即愈,宜大承气汤主之。热在里,结在膀胱②也。（方见痉暍病中）(7)

【注释】
①恶露:指分娩后阴道流出的余血浊液。
②膀胱:这里泛指下焦。

【提要】 本条论述产后瘀血内阻兼阳明里实的证治。本证的临床表现可概括为两方面:瘀血内阻胞宫与阳明胃肠结实。产后七八天,无太阳表证,但见少腹坚硬疼痛,此乃恶露排出不畅、瘀血内阻胞宫所致。如见不大便,烦躁发热,脉微实,且在日晡时烦躁、发热加重,此为邪在阳明。阳明胃实,故不欲食,食入助长邪热,胃热盛则上扰神明,故作谵语。入夜阳明气衰,邪热减轻,则谵语得止。"热在里,结在膀胱"是对本证病机的概括,说明热不在表,而在阳明;瘀血不在上、中二焦,而在下焦,属热积胃肠兼血结胞宫之证,故治疗时,当分先后缓急。因内结的瘀血难以骤除,而阳明腑实又为急为重,故先用大承气汤泄热通便,然后再下其瘀血。且承气方中,大黄活血化瘀,药后便通热除而瘀血亦下。如药后瘀血未去者,可继用下瘀血汤以祛其瘀。

三、产后中风

（一）太阳中风证

【原文】 产后风,续之数十日不解,头微痛,恶寒,时时有热,心下闷,干呕,汗出。虽久,阳旦证续在耳,可与阳旦汤。（即桂枝汤方,见下利病中）(8)

【提要】 本条论述产后患太阳中风持久不愈的证治。产后气血俱伤,易招外邪侵袭,感受风邪,其病在表。若持续数十天不愈,仍见头微痛、恶寒、时发热、胸脘闷、干呕、汗出等症,说明病虽迁延日久,但太阳中风表证仍在,有斯证则用斯药,不必拘泥于病程的长短,仍用桂枝汤解表祛风,调和营卫。

（二）阳虚中风证

【原文】 产后中风发热,面正赤,喘而头痛,竹叶汤主之。(9)

竹叶汤方

竹叶一把　葛根四两　防风　桔梗　桂枝　人参　甘草各一两　附子一枚(炮)

大枣十五枚　　生姜五两

上十味,以水一斗,煮取二升半,分温三服,温覆使汗出。颈项强,用大附子一枚,破之如豆大,煎药扬去沫。呕者,加半夏半升,洗。

【提要】　本条论述产后外感风邪兼阳虚的证治。产后中风,发热头痛,为病邪在表。面正赤,气喘,为虚阳上越之象。此产后阳气不足、风邪乘虚而入所形成的正虚邪实之候。若只解表祛邪,易致虚阳外脱;若只扶正补虚,又易助邪解表,故用竹叶汤扶正祛邪,表里兼顾。方中竹叶、葛根、桂枝、防风、桔梗疏风解表,人参、附子温阳益气,生姜、大枣、甘草调和营卫。诸药合用,共收扶正祛邪、表里兼治之功。

四、产后虚热烦呕

【原文】　妇人乳中虚①,烦乱呕逆②,安中益气,竹皮大丸主之(10)

竹皮大丸方

生竹茹二分　　石膏二分　　桂枝一分　　甘草七分　　白薇一分

上五味,末之,枣肉和丸弹子大,以饮服一丸,日三夜二服。有热者,倍白薇,烦喘者,加柏实一分。

【注释】

①乳中虚:指新产后哺乳期间,乳汁去多,阴血耗伤,中焦虚乏。

②烦乱呕逆:心烦呕吐严重之意。

【提要】　本条论述产后虚热烦呕的证治。妇人产后,阴血不足,复因育儿哺乳,乳汁去多,阴血更虚。阴血虚则生内热,热扰于心,则心中烦乱;虚热内扰,胃失和降则呕逆。故治以竹皮大丸清热降逆,安中益气。方中竹茹、石膏、白薇清热降逆止呕;桂枝平冲降逆;甘草、大枣安中益气;虚热重者,倍加白薇;烦喘者,加柏实以宁心润肺。本方用药颇具特色:方中甘草用量独重,又以枣肉和丸,其重点在安中益气,配竹茹、石膏、白薇,意在清热降逆;少佐桂枝,一则平冲降逆,二则佐寒凉之品从阴引阳,寓意深长。故唐容川说:“安中益气,竹皮大丸,神哉。”

五、产后热利伤阴

【原文】　产后下利虚极,白头翁加甘草阿胶汤主之。(11)

白头翁加甘草阿胶汤方

白头翁　　甘草　　阿胶各二两　　秦皮　　黄连　　柏皮各三两

上六味,以水七升,煮取二升半,内胶,令消尽,分温三服。

【提要】　本条论述产后热利伤阴的治法。妇人产后气血已虚,又兼下利,更伤其阴,故云“虚极”。以方测证,本证应属热利伤阴,必见发热腹痛、里急后重、下利脓血等症状,故用白头翁清热解毒,凉血止利,加阿胶、甘草养血缓中。

第十九节　妇人杂病脉证并治第二十二

本篇主要讨论妇人杂病的证治,其内容包括有热入血室、经水不利、漏下、带下、转胞、腹痛、梅核气、脏躁及前后阴疾患等;在病因方面,重点强调虚、积冷、结气;治则上有审阴阳,分虚实,行针药之别;内治方面有汤、丸、散、酒等剂;外治方面有针刺、洗剂、坐药及润导等法,内容十分丰富,为后世辨治妇人杂病奠定了良好基础。

一、热入血室

【原文】　妇人中风,七八日续来寒热,发作有时,经水适断,此为热入血室,其血必结,故使如疟状,发作有时,小柴胡汤主之。(方见呕吐病中)(1)

【提要】　本条论述妇人热入血室的证治。妇人太阳中风七八日,一般而言,表邪已解则应无寒热,而今仍有寒热,发作有时如疟状。询知续来寒热之前适值经期,经水行而刚断,外邪乘行经之虚而侵入血室,邪热与经血互结所致。血室内属肝,肝与胆相表里,肝胆失和,枢机不利,故寒热有时如疟状。治用小柴胡汤清肝胆之热,散血室之结。

二、梅　核　气

【原文】　妇人咽中如有炙脔①,半夏厚朴汤主之。(5)

半夏厚朴汤方　(《千金》作胸满,心下坚,咽中帖帖,如有炙脔,吐之不出,吞之不下。)

半夏一升　厚朴三两　茯苓四两　生姜五两　干苏叶二两

上五味,以水七升,煮取四升,分温四服,日三夜一服。

【注释】

①炙脔:肉切成块名脔,炙脔即烤肉块。

【提要】　妇人自觉咽中如有烤肉块之物梗阻不适,吐之不出,吞之不下,但饮食吞咽无碍,这种病证后世称之为"梅核气"。本病的发生,多因情志所伤、肝失条达、气机郁滞,气郁则津液结聚成痰,痰凝气滞搏结于咽喉所致。治用半夏厚朴汤开结化痰,顺气降逆。方中半夏、厚朴、生姜辛开苦降,散结降逆,茯苓利水化饮,苏叶宣气解郁,合用之则气顺痰消,咽中自爽。

三、脏　躁

【原文】　妇人脏躁,喜悲伤欲哭,像如神灵所作,数欠伸,甘麦大枣汤主之。(6)

甘麦大枣汤方

甘草三两　小麦一升　大枣十枚

上三味,以水六升,煮取三升,温分三服。亦补脾气。

【提要】　本条论述妇人脏躁的证治。本病多由情志不舒或思虑过多,肝郁化火,伤阴耗液,心脾两虚所致。一般表现为情志不宁,无故悲伤欲哭,情绪易于波动,频作欠伸,神疲乏力等。治用甘麦大枣汤补益心脾,宁心安神。方中小麦养心安神,甘草、大枣补中缓急,三药合用,则补益心脾,宁心安神而脏躁诸症自除。

四、崩　漏

(一)虚寒夹瘀证

【原文】　问曰:妇人年五十所,病下利,数十日不止,暮即发热,少腹里急,腹满,手掌烦热,唇口干燥,何也?师曰:此病属带下;何以故?曾经半产,瘀血在少腹不去。何以知之?其证唇口干燥,故知之,当以温经汤主之。(9)

温经汤方

吴茱萸三两　当归二两　芎䓖二两　芍药二两　人参二两　桂枝二两　阿胶二两　生姜二两　牡丹皮(去心)　甘草各二两　半夏半升　麦冬一升(去心)

上十二味,以水一斗,煮取三升,分温三服。亦主妇人少腹寒,久不受胎,兼取崩中去血,或月水来过多,及至期不来。

【提要】　本条论述冲任虚寒兼瘀血内阻的崩漏证治。下利,当是"下血"。妇人五十,气血已衰,冲任皆虚,理应绝经。今复下血数十日不止,此为崩漏之疾。病由冲任虚寒,曾经半产,瘀血留于少腹不去所致。瘀血留于少腹,故腹满里急,或伴有刺痛、拒按等症;漏下不止,阴血耗损,阴虚生内热或瘀血郁遏化热均可见暮即发热、手掌烦热。瘀血不去,新血不生,血失濡养,津不上承,故唇口干燥。病虽寒热虚实错杂,而证以冲任虚寒、瘀血内停为主。故用温经汤温经散寒,养血祛瘀。方中吴茱萸、桂枝、生姜温经散寒,通利血脉;阿胶、当归、川芎、芍药、牡丹皮活血祛瘀、养血调经;麦冬滋阴润燥而清虚热;人参、甘草、半夏补中益气,和胃降逆。诸药合用,共奏温补冲任、养血祛瘀、扶正祛邪之功。

(二)冲任虚寒证

【原文】　妇人陷经[①],漏下黑不解,胶姜汤主之。(臣亿等校诸本无胶姜汤方,想是前妊娠中胶艾汤。)(12)

【注释】

①陷经:指经气下陷,下血不止。

【提要】　本条论述妇人陷经的证治。妇人陷经,漏下不止,其色黑者,乃冲任虚寒,不能摄血所致。除漏下色黑外,尚见神疲乏力、憎寒畏冷、头眩心悸、舌淡苔白、脉象微弱等虚寒证候。故治以胶姜汤,温补冲任,养血止血。

五、经水不利

【原文】　妇人经水不利下,抵当汤主之。(亦治男子膀胱满急有瘀血者。)(14)

抵当汤方

水蛭三十个(熬)　虻虫三十枚(熬,去翅足)　桃仁二十个(去皮尖)　大黄三两(酒浸)

上四味,为末,以水五升,煮取三升,去滓,温服一升。

【提要】　本条论述瘀血内结致妇人经水闭阻不通的证治。妇人经水闭阻不通的原因虽多,总不离虚、实两端。虚者为精血不足,血海空虚,无血可下;实者乃邪气阻隔,经气不得下行。本条妇人经水不利下,以方测证,当属瘀血内结之证。故除经水不利下以外,尚应具有少腹硬满结痛,或腹不满,病人自觉胀满,小便自利,舌有瘀斑、瘀点,脉沉涩等。欲使经行通利,必先去其瘀结,故用抵当汤攻瘀破血。方中水蛭、虻虫攻其瘀,大黄、桃仁下其血,使瘀血去而经自通。

六、转　　胞

【原文】　问曰:妇人病,饮食如故,烦热不得卧而反倚息者,何也? 师曰:此名转胞①,不得溺也,以胞系了戾②,故致此病。但利小便则愈,宜肾气丸主之。(方见虚劳中)(19)

【注释】

①转胞:胞与"脬"同,此处指膀胱。转胞,是一种小便不通的病证,多见于妊娠妇人。

②胞系了戾:胞系,指膀胱之系;"了"通"缭";戾,扭转之意。胞系了戾,即膀胱之系缭绕不顺。

【提要】　本条论述妇人肾虚转胞的证治。转胞的主症是脐下急痛、小便不通。本条病由肾气虚弱、膀胱气化不行所致。饮食如故,说明中焦无病;此病在膀胱,故少腹胀满不得溺;水气不行,浊阴上逆,虚阳上扰,故虚烦热不得卧而反倚息,故用肾气丸温阳化气。肾阳充则气化行,小便通利而其病自除。

(喻　荣　王平南)

第四部分 《温热论》

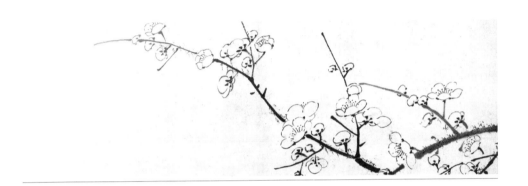

第1章 《温热论》导读

一、《温热论》的作者及成书年代简介

《温热论》的作者是叶桂,字天士,号香岩,又号上津老人,清代名医,清代温病四大家之一,江苏吴县人,生于 1667 年,卒于 1746 年。其祖父和父亲皆为名医。叶天士幼承家学,年长后又师从多人,据传叶天士在 18 岁时已拜师 17 位,即使成名之后,尚从师多人。叶天士博采众长,融会贯通,学识渊博,医术精湛,不仅精于内科,而且精于幼科、妇科、外科,在医疗实践中敢于创新,注重取舍,史书称其"治方不执成见""切脉、望色、听言,病之所在,如见五脏",故治病多奇中,每起沉疴危症,名著朝野。叶天士不仅精通医术,而且治学讲求宏搜博览,学究天人,精细严谨,使医术与学术相得益彰,他认为"学问无穷,读书不可轻量也"。故虽享有盛名,但却手不释卷,广采众长。嵇璜"序"曾说:"先生之名益高,从游者益众,先生固无日不读书也。"其为人"内外修备、交朋忠信……以患难相告者,倾囊助之,无所顾藉"。他为医却不喜欢以医自名,临终前曾言:"医可为而不可为,必天资敏悟,又读万卷书而后可借术济世。不然,鲜有不杀人者,是以药饵为刃也。吾死,子孙慎勿轻言医。"叶天士一生忙于诊事,在世没有亲笔著述。现传有《临证指南医案》十卷,后附《幼科心法》及《温热论》各一卷,刊行于 1766 年,是温病学说中一部非常重要而珍贵的文献。

叶天士是中国医学发展史上一位贡献卓越的医学家,他创立的温病卫气营血辨证论治纲领,为温病学说理论体系的形成奠定了坚实的基础;他对杂病提出的许多新见和治法方药,至今在临床上仍有重要的指导意义和实用价值。

二、《温热论》理论体系的基本内容及学术价值

《温热论》虽篇幅不长,但内容丰富,是叶天士对于温病理论的高度概述与总结,为温病学理论的奠基之作。该篇系统阐述了温病的病因、病机、感邪途径、邪犯部位、传变规律和治疗大法等;创立了卫气营血辨证论治体系,以阐明温病病机变化及其辨证论治规律;丰富和发展了有关温病的诊断方法。其主要学术成就概述如下。

1. 阐明了温病发生发展规律

该书对于温病病因、感邪途径、发病部位、证治规律等方面作了详细的阐述。该篇摆脱了"冬伤于寒,春必病温"学说的束缚,根据温病的特征,明确提出温病的病因是温邪,感邪途径是"温邪上受",尤其强调温邪"首先犯肺",从此温病的病因

得以明确,温邪这一概念沿用至今。

2. 创立卫气营血辨证体系

该书把温病发展过程划分为卫、气、营、血四个阶段,提出"大凡看法,卫之后方言气,营之后方言血。"阐明了温病发生发展过程的病机演变,揭示了温病深浅层次及其内在的病机变化,故被后世医家作为温病的辨证之纲。在温病治疗原则上也确立了"在卫汗之可也,到气才可清气,入营犹可透热转气,……入血就恐耗血动血,直须凉血散血"的卫气营血论治理论体系。该治疗法则被历代的医家相继效仿,均取得了很好的疗效。

3. 丰富了温病的诊断方法

该书继承和总结前人的经验,结合自己的临床实践,提出了温病辨舌、验齿、辨斑疹和白㾦。

对于舌诊,该书不惜大量篇幅进行阐述,如论白苔:"舌苔白厚而干燥者,此胃燥气伤也。""舌白而薄者,外感风寒也,当疏散之。""若白干薄者,肺津伤也,加麦冬、花露、芦根汁等轻清之品,为上者上之也。""若白苔绛底者,湿遏热伏也,当先泄湿透热,防其就干也。""初病舌就干,神不昏者,急加养正透邪之药;若神已昏,此内匮矣,不可救药。""若舌白如粉而滑,四边色紫绛者,温疫病初入膜原,未归胃府,急急透解,莫待传陷而入。为险恶之病,且见此舌者,病必见凶,须要小心。"这些都是临床实践经验的结晶,特别是阐述了一些对于温病有特殊诊断价值的舌象,对于指导临床仍具有十分重要的参考和借鉴价值。

验齿是温病诊法中的独特内容。该书中言:"温热之病,看舌之后,亦须验齿。齿为肾之余,龈为胃之络,热邪不燥胃津,必耗肾液。""阳血者色必紫,紫如干漆;阴血者色必黄,黄如酱瓣。""齿若光燥如石者,胃热甚也。""若如枯骨色者,肾液枯也,为难治。""若咬牙啮齿者,湿热化风,痉病;但咬牙者,胃热气走其络也。"叶天士通过观察牙齿及牙龈的色泽、润燥等来帮助判断温病发展过程中邪热轻重、津液存亡等情况大大丰富了温病诊法内容,临床颇为实用。

该书对于斑疹、白㾦的论述也非常详尽,如"凡斑疹初见,……点大而在皮肤之上者为斑,或云头隐隐,或琐碎小粒者为疹,又宜见而不宜见多。""再有一种白㾦,小粒如水晶色者,此湿热伤肺,邪虽出而气液枯也,必得甘药补之。"

4. 确立温病的治疗原则和具体治法

该书不仅提出了温病卫气营血的治疗原则,还确立了治疗温病的许多大法,如对于温热性质温病在《温热论》中就有"透风于热外""急急透斑""战汗透邪""透热转气""辛凉泄卫,透汗为要"等透法的阐述,透邪外出几乎贯穿了温病的全过程。对于湿热病提出了分消走泄之法治疗湿热性温病的方法。

选读内容节选了《温热论》部分重要条文,原文后括号内数字,为《温热病篇》原文编号。

(赵国荣)

第2章 《温热论》原文选读

一、温病提纲

【原文】 温邪上受①,首先犯肺,逆传②心包。肺主气属卫,心主血属营。辨营卫气血虽与伤寒同,若论治法,则与伤寒大异也。(1)

【注释】

①上受:邪从口鼻而入,故曰上受。

②逆传:逆传是相对于顺传而言,邪不外解,手太阴肺的病变不解传至阳明气分,称为"顺传";传变至心包,称为"逆传"。

【提要】 此条是温病证治总纲。言简意赅地概括了新感温病的病因、感邪途径、发病部位、传变趋势,指出温病治法与伤寒有别。

对于温病的病因,叶天士总结前人关于病因的论述,明确提出了温病的病因是"温邪",突出了温病病因的温热特性。温病的感邪途径为邪从"上受",即由口鼻而入,侵犯人体。发病部位是"首先犯肺"。伤寒与温病同属外感热病,是指其发展传变均具由表入里,由浅入深的一般规律,都是影响到卫气营血的病机变化。故曰"辨营卫气血虽与伤寒同",但是此"同"并非完全相同。伤寒与温病是两类性质不同的外感热病,温病初起邪在肺卫,治以辛凉解表;温邪为阳邪,易耗伤津液,故温病首重养阴,存一分津液就留一分生机。养阴贯穿温病的始终。出现阳明热结时下之宜猛。伤寒初起邪在太阳,治宜辛温解表发汗,伤寒之邪为阴邪,易损伤阳气,故伤寒注重顾护人体阳气,出现阳明热结时下之宜轻,大便溏为邪已尽,不可再攻也。故叶天士云:"若论治法,则与伤寒大异也。"

温邪上受首先犯肺,主要是指风温、秋燥等病,而春温、暑温、伏暑、湿温等初起发病部位各有特征。并不包括所有温病初起发病都在肺。王孟英在《温病条辨》按语中指出:"伏气自内而发,则病起于下者有之;胃为藏垢纳污之所,湿温、疫毒病起于中者有之;暑邪夹湿者亦犯中焦,又暑属火,而心为火脏,同气相求,邪极易犯,虽始上焦,亦不能必其在手太阴一经也。"临床必须根据具体的病症作出正确的判断。

邪不外解,手太阴肺的病变不解传至阳明气分,称为"顺传";传变至心包,称为"逆传"。逆传在温病初起经常可以发生,但不是所有温病初起的必然过程。逆传的是否发生取决于邪气的强弱,正气的虚实,以及治疗是否得当等,诚如篇中所言"平素心虚有痰,外热一陷,里络就闭"。临床上小儿大叶性肺炎、麻疹合并肺部感染高热时出现的心力衰竭就是中医温病"逆传"的一种表现。

二、卫气营血辨证治疗总则

【原文】　大凡看法,卫之后方言气,营之后方言血。在卫汗之①可也,到气才可清气,入营犹可透热转气,如犀角、玄参、羚羊角等物,入血就恐耗血动血,直须凉血散血,如生地、丹皮、阿胶、赤芍等物。否则前后不循缓急之法,虑其动手便错,反致慌张矣。(8)

【注释】
①在卫汗之:指邪在卫分之表证,采用汗法即解表法。

【提要】　本节主要论述卫气营血病机的浅深层次及其不同治法。

卫气营血的病机传变,反映了温病发展过程中的病位浅深、病情轻重及病程的先后阶段。一般而言,温病初起多在卫分,病情轻浅;继之表邪入里传入气分,病情较重;进而深入营分,病情更重;邪陷血分,病情最为深重。这是新感温病由表入里,由浅入深,由轻转重的一般演变过程。

"在卫汗之可也",是指邪在卫分之表证,主以汗法即解表法。华岫云言"辛凉开肺便是汗剂,非如伤寒之用麻桂辛温也",亦提示了"在卫汗之"的用药特点。叶天士所指温邪在表,治疗宜辛凉透汗解表,使邪从外解,用药既忌辛温发汗,以免助热耗阴,又不宜过用寒凉之品,以免凉遏致邪不外透。

"到气才可清气",是指表邪入里,气分里热已炽,治疗应以清气泄热为主,初入气分者多用轻清透邪之品,热毒深重者则用苦寒沉降之药,使邪热外透。叶天士用"才可"二字,是强调清气之品不可早投滥用,须在温邪入气之后方可用之,防寒凉早投遏邪不解。

"入营犹可透热转气",是指邪热入营,治宜清营热、滋营阴,佐以轻清透泄之品,使营分邪热转出气分而解。药如犀角(今以水牛角代之)、玄参等,再配合金银花、连翘、竹叶等清泄之品,以达透热转气的目的。慎用滋腻养血和破散活血等药,以免腻滞留邪和破散伤血。

"入血就恐耗血动血,直须凉血散血",指出了血分证的病机特点及治疗大法。耗血是指耗伤营阴和血液,动血是指血热炽盛,迫血妄行,血溢脉外而导致的一系列出血及瘀血见症。针对血分证热毒炽盛,耗血动血、热瘀互结的病机特点,治用"凉血散血"之法,该法具有清、养、散三方面的作用。清,指清热凉血,药如犀角(水牛角代)、牡丹皮等。血热不除,血不归经,凉血之品具有宁血之效。养,指滋养阴血,药用生地、阿胶等。阴津不复,新血不生,养阴之品,有充养阴津、化生新血之效。散,指消散瘀血,药用赤芍等。因瘀血不去,血易妄行,故用散血化瘀之品,收止血之效,并可防止凉血之品寒遏血行,切不可轻易用炭类止血而加重瘀血之征。

温病的一般传变规律是按卫气营血的规律进行,但并不是所有温病的演变都是按此固定的顺序而变化,如有的温病病发气分或营分,营血分之邪可向外透出气分,如伏暑、春温。同时,不同的温邪具有不同的传变特点,如在卫分之邪有风热、暑热、湿热、燥热等,卫气营血各阶段表现的病机变化也有所不同;在气分之邪,其病位又有肺、脾、胃、胆、肠之异,其病机变化亦不相同。此外,卫气营血之间也可以出现卫气、卫营同病者,也有气营、气血两燔者,有的病甚至可同时波及卫气营血。总之,温病是否发生传变,怎样传变,与邪气的性质、强弱,正气的虚实,以及治疗处理是否得当有关,临床上不可以一概而论。

近代许多温病名家对于"在卫汗之可也"的理解提出了不同见解,其中近代温病学家赵绍琴提出,"汗之"不是手段,而是目的和结果,即汗之绝非用辛温发汗之法,而是遵循"火郁发之"之旨。由于表邪性质有风热、暑热、湿热、燥热等不同,解表的方法又不尽相同,其说可供参考。在治疗上,近贤姜春华教授等提出"截断疗法",可谓对卫气营血理论的补充和发展。

三、邪在肺卫

【原文】 盖伤寒之邪,留恋在表,然后化热入里,温邪则热变最速。未传心包,邪尚在肺,肺主气,其合皮毛,故云在表。在表初用辛凉轻剂。挟风则加入薄荷、牛蒡之属,挟湿加芦根、滑石之流。或透风于热外,或渗湿于热下,不与热相搏,势必孤矣。(2)

不尔,风挟温热而燥生,清窍必干,为水主之气不能上荣,两阳相劫[1]也。湿与温合,蒸郁而蒙蔽于上,清窍[2]为之壅塞,浊邪害清[3]也。其病有类伤寒,其验之之法,伤寒多有变证,温热虽久,在一经不移,以此为辨。(3)

【注释】
①两阳相劫:风邪,温邪都为阳邪,两阳相合,必伤津耗液,故云两阳相劫。
②清窍:泛指口、鼻、咽喉、耳等上焦头面诸窍。
③浊邪害清:湿热相搏,热蒸湿动,蒙蔽于上,清阳之气被阻遏,出现耳聋,鼻塞,头目不清,甚则神志昏蒙等症。
【提要】 本节主要论述了伤寒与温病传变的区别,温邪在表及其夹风、夹湿的不同治法。阐明了温热夹风夹湿的证候特点,以及与伤寒的鉴别要点。

温为阳邪,病邪在表,治宜辛凉之剂轻清宣透,但是温邪致病每易兼夹风邪或湿邪,而致风热相搏,或者湿与温合。在治疗上"挟风则加入薄荷、牛蒡之属",取其轻清疏散,使风从外解;湿宜分利,故"挟湿加芦根、滑石之流",取其甘淡渗湿,使湿从下泄,利湿而不伤阴。风从外解,湿从下泄,不与热相结,温邪之势孤立,病易解除。此乃举例之法,并非夹风、夹湿仅仅薄荷、牛蒡、芦根、滑石四药可以治疗,与人以规矩矣!"清窍必干"是承上节温热夹风失治、误治而出现的证候特点。风与温热俱属阳邪,两阳相合,必耗劫津液,津液一伤,则邪火愈炽,因无津上荣,必然会出现口鼻等头面清窍干燥之象,即"风挟温热而燥生"。"清窍为之壅塞"是温热夹湿失治而出现的证候特点。临床可见鼻塞流黄稠浊涕,泪眵胶黏,耳中流脓且不聪等即是浊邪害清之表现。

至于"伤寒多有变证,温热虽久,在一经不移"似有不解之处,可能是代指之法,"温热"可能代指"湿热类温病",因为湿热类温病病情具有病位相对固定,病情缠绵的特性。此种解释有待考证。

四、流连气分

【原文】 若其邪始终在气分流连者,可冀其战汗透邪,法宜益胃,令邪与汗并,热达腠开,邪从汗出。解后胃气空虚,当肤冷一昼夜,待气还自温暖如常矣。盖战汗而解,邪退正虚,阳从汗泄,故渐肤冷,未必即成脱证。此时宜令病人,安舒静卧,以养阳气来复,旁人切勿惊惶,频频呼唤,扰其元神,使其烦躁。但诊其脉,若虚软和缓,虽倦卧不语,汗出肤冷,却非脱证;若脉急疾,躁扰不卧,肤冷汗出,便为气脱之证矣。更有邪盛正虚,不能一战而解,停一二日再战汗而愈者,不可不知。(6)

【提要】 本节主要论述温邪流连气分的治法,战汗的形成机制、临床特点、护理措施、预后及与脱证的鉴别等。

叶天士提出温邪流连气分可冀战汗来透邪外出,采用"益胃法",即清气生津、宣展气机,并灌溉汤液,使气机宣通,热达于外,腠开汗出,病邪随之外透。正如王孟英所言:"益胃者,在疏瀹其枢机,灌溉汤水,俾邪气松达,与汗偕行,则一战可以成功也。"

战汗在外感热病中常常出现,医生必须知晓,不可见病人全身战栗、肢冷脉伏以为是病情加剧而致慌张,若病人战汗之后脉静身凉,即时邪退,病情向愈之表现;若战汗之后脉象急疾,或沉伏,或散大不还,或虚而结代,神志不清,躁扰不安,肤冷汗出,则为正不胜邪,正气外脱的危重表现,即"气脱"之证。此时必以扶正为主固脱救急为要。临床上还有这样一种情况,即一次战汗后病邪不能尽解。须一二日后再次发生战汗而方痊愈的。其原因主要是邪甚而正气相对不足,一次战汗,还不足以驱逐全部病邪,因此,往往须停一二日,待正气渐复后再作战汗而获愈。战而汗解之后,由于邪退正虚,阳气出现一时性的不足,此时应保持环境安静,让患者安卧休息,以促使阳气逐渐恢复。切不可见其倦卧不语,汗出肤冷而误认为"脱证",以致惊慌失措,频频呼唤,这样反会扰其元神,不利机体恢复。

此外,战汗之机制是正邪抗争的表现,不仅在外感热病中可以见到,在许多内科杂病中也可以见到,如有的咳嗽服药后咳嗽加剧,腹痛服药后腹泻,头痛服药后呕吐等,只是没有外感热病战汗时"全身战栗,肢冷脉伏"这样典型罢了,而且这些症状不必停药,续服原方病情即可大减,不可不知!

五、邪 留 三 焦

【原文】 再论气,病有不传血分,而邪留三焦,亦如伤寒中少阳病也。彼则和解表里之半,此则分消上下①之势,随证变法,如近时杏、朴、苓等类,或如温胆汤之走泄。因其仍在气分,犹可望其战汗之门户,转疟之机括。(7)

【注释】

①分消上下:针对病之上、中、下三焦气机郁滞,痰湿内阻的病机特点,治宜疏导三焦气机的运行,泄化三焦的痰湿。

【提要】 本节主要论述邪留三焦的病理变化、治疗和转归。

叶天士认为邪留三焦则造成气机郁滞,水道不利,水液输布失常,形成温热夹痰湿阻遏上、中、下三焦气机之少阳证,临床多见寒热起伏,胸满腹胀,溲短,苔腻等症,治宜开上、宣中、渗下之杏仁、厚朴、茯苓,或宣泄气机,化痰清热利湿的温胆汤治疗。临床上蒿芩清胆汤亦有分消走泄之功,对于寒热往来似疟,呕吐苦水痰涎,舌红苔黄腻,脉弦滑具有很好的疗效。

叶天士提出"分消上下之势"的治法,但并不包括邪留三焦的全部方药,其所举的方药只对气滞湿阻三焦者较宜,若热势较重者则不宜单独使用,须与清化之法配合。又因叶天士所列的方药中有属辛温性燥之品,用之不当可助热化燥伤阴,故又提"随证变法",不可拘于定法、定方、定药。临床上对邪留三焦者,应分清热重还是湿重,是气滞为主还是湿阻为主,在三焦病变上,应探究其重点在上、在中、在下,根据不同情况施治。

六、里 结 阳 明

【原文】 再论三焦不得从外解,必致成里结。里结于何,在阳明胃与肠也。亦须用下法,不可以气血之分,就不可下也。但伤寒邪热在里,劫烁津液,下之宜猛;此多湿邪内搏,下之宜轻。伤寒大便溏为邪已尽,不可再下;湿温病大便溏为邪未尽,必大便硬,慎不可再攻也,以粪燥为无湿矣。(10)

【提要】 本节主要论述三焦之邪热结阳明的治法,以及湿热病与伤寒运用下法的区别。

病邪羁留三焦未能及时给予分消上下,泄化痰湿而解,必里结于阳明胃和肠,临床可见大便溏而不爽,色黄如酱,其气臭秽等,此时亦当用下法治疗,即后世医家所谓之"轻法频下"。湿热积滞肠腑和伤寒腑实证下法在具体运用上又有不同:伤寒腑实证为邪已化热入里,劫烁津液形成燥屎,表现大便干结,故下之宜峻猛,以期急下存阴;湿热类温病之里结阳明多系湿热与肠内结滞,相互搏结,而非燥屎,所以下之宜轻宜缓。伤寒里结属于燥热所致,用下法后见大便溏为腑实已通,燥结已去,邪热已尽,不可再下；湿热类温病之里结，大便溏为湿滞未尽，因湿性黏腻重浊，非能速化，可轻法频下，必见大便成形是为邪尽，不可再下，即叶天士所谓"以粪燥为无湿矣"。

注意：此处叶天士所言之"必大便硬"并非我们常言之大便干结，而是指大便成形，是相对于前文所讲的大便溏而不爽而言，故学习时必须前后互参。

【原文】　再人之体，脘在腹上，其地位处于中，按之痛，或自痛，或痞胀，当用苦泄，以其入腹近也。必验之于舌：或黄或浊，可与小陷胸汤或泻心汤，随证治之；或白不燥，或黄白相兼，或灰白不渴，慎不可乱投苦泄。其中有外邪未解，里先结者，或邪郁未伸，或素属中冷者，虽有脘中痞闷，宜从开泄，宣通气滞，以达归于肺，如近俗之杏、蔻、橘、桔等，是轻苦微辛，具流动之品可耳。（11）

【提要】　本节论述湿热痰浊结于胃脘的主症、治法，以及各种痞证的证治鉴别。

湿热痰浊结于胃脘中焦，常见剑突下或胃脘部按之痛，或自痛，或痞胀等症，但舌象对于该证具有十分重要的诊断价值，舌象或黄，或浊，或黄白厚腻，故叶天士云"必验之于舌"，偏于痰热互结者常投小陷胸汤苦辛通降以清化痰热；偏于湿热者按痞证论治，张仲景治痞证辛开苦降半夏泻心汤法；若舌苔白而不燥，或舌苔黄白相兼，或舌苔灰白且不渴者，都不是湿热或痰热互结之证，不可轻投苦泄，宜用开泄法，即以轻苦微辛，流通气机之品，开泄上焦，宣通中焦。气化则湿化，湿浊一去，痞闷自消。

舌诊对于外感病的诊断具有十分重要的意义，叶天士对于舌象的重视对于后世医家的影响颇大，故后人有"外感重舌，内伤重脉"之说。小陷胸汤治疗中焦痰热互结之胸痛，胃脘痛非常有效，湖南名医欧阳奇先生善用该方治疗胃脘痛，药简力专，简便灵验，被当地广为传颂。至于中焦痰（湿）热的治疗，温胆汤也颇为对证，清代医家王孟英创立的连朴饮亦是可选之方。

七、温病辨舌验齿

【原文】　再论其热传营，舌色必绛。绛，深红色也。初传，绛色中兼黄白色，此气分之邪未尽也，泄卫透营，两和可也。纯绛鲜泽者，包络受病也，宜犀角、鲜生地、连翘、郁金、石菖蒲等。延之数日，或平素心虚有痰，外热一陷，里络就闭，非菖蒲、郁金等所能开，须用牛黄丸[①]、至宝丹[②]之类以开其闭，恐其昏厥为痉也。（14）

【注释】

①牛黄丸：安宫牛黄丸，由牛黄、郁金、犀角、黄连、朱砂、冰片、珍珠、山栀子、雄黄、黄芩、麝香、金箔衣组成。具有清热豁痰开窍之功。

②至宝丹：由生乌头、犀屑、生玳瑁、琥珀、朱砂、雄黄、龙脑、麝香、牛黄、安息香、金箔、银箔组成，具有清热解毒开窍之功。

【提要】 本节论述热传营分与包络受病见绛舌的辨治。

（1）热传营分舌象：邪热传营，舌质必绛，即深红色。但营分证的病理变化有若干类型，如邪热初传营分，舌色虽绛，但常罩有黄白苔垢，此乃气分之邪犹未尽解而成气营两燔证，治疗叶天士提出"泄卫透营"，即于清营药物之中佐以清气透泄之品，两清气营之热。

（2）心包受邪时绛舌论治：热邪侵犯心包，可见舌质纯绛鲜泽，伴神昏谵语等症状，当急予清心开透之品，如犀角（水牛角代）、鲜生地、连翘、石菖蒲、郁金之类。如救治不及时，延之数日，或患者平素心虚有痰湿内伏，则邪热陷入心包之后，必与痰浊闭阻包络，则神志症状更为严重，甚至出现昏聩不语等重险证候，此时已非石菖蒲、郁金等一般芳香开窍之品所能胜任，当急予安宫牛黄丸、至宝丹之类清心化痰开窍以急开其闭，否则可造成痉厥等险恶局面。清代医家何秀山在《通俗伤寒论》中提出：热陷包络神昏，非痰迷心窍，即瘀塞心孔，必用轻清灵通之品，始能开窍而通络。（犀地清络饮）本方为轻清灵通，通瘀泄热之良方。此论可以作为叶氏心包受邪论治之佐证。

【原文】 再温热之病，看舌之后亦须验齿。齿为肾之余，龈为胃之络。热邪不燥胃津，必耗肾液，且二经之血皆走其地，病深动血，结瓣于上。阳血者色必紫，紫如干漆；阴血者色必黄，黄如酱瓣。阳血若见，安胃为主；阴血若见，救肾为要。然豆瓣色者多险，若证还不逆者尚可治，否则难治矣。何以故耶？盖肾下竭、阳上厥也。（31）

【提要】 本节论述验齿的诊断意义及齿龈结瓣的病机、治疗和预后。

验齿是温病的特殊诊法，根据齿龈的色泽变化，出血情况等可以了解热邪的浅深轻重，胃津与肾液的耗伤程度，为辨证施治提供依据。齿龈与胃、肾相关，观察其色泽变化，可测其病位及病证之虚实。牙龈出血出现瓣状物时，必辨清是阳明热盛动血，还是少阴肾水不足，虚火上炎。凡瓣色紫，甚则紫如干漆为"阳血"，其病为虚治宜"安胃为主"；若瓣色发黄，或黄如酱瓣者，为"阴血"，乃热灼肾阴，虚火上浮而动血，其病属虚，治应"救肾为要"，即急予滋肾养阴之品滋养肾阴以降虚火。热盛阳明，治以清胃散加减，病尚易愈，少阴虚火，治以玉女煎化裁，甚则六味地黄丸加骨碎补、蒲黄炭大剂量灌之，病属难治之证，临床不可轻而视之。

【原文】 若咬牙啮齿①者，湿热化风，痉病；但咬牙者，胃热气走其络也。若咬牙而脉证皆衰者，胃虚无谷以内荣，亦咬牙也。何以故耶？虚则喜实②也。舌本不缩而硬，而牙关咬定难开者，此非风痰阻络，即欲作痉证，用酸物擦之即开，木来泄土故也。（33）

【注释】

①咬牙啮齿：咬牙指上下牙齿咬定，啮齿指牙齿相互磨切。

②虚则喜实：大虚有赢状，当机体虚到极点时可以有"实证"的外在表现，此乃

假象。

【提要】 本节论述了咬牙啮齿的虚实辨证及局部治法。

凡咬牙啮齿并见者,原文提出由湿热化风所致,是疼痛的表现,但临床更多的是温热类温病热盛动风所致,当然亦有由湿热化燥化火致风者。但咬牙而不啮齿,有属实虚。实证多为胃热之气走窜经络所致;虚证多为胃气不足,不能上荣经络,筋脉失养而成,叶氏称之为"虚则喜实"。何以辨之? 求其脉也。脉为实脉者多属胃热动风,脉虚者必是虚风内动。临床必须结合病人的全身状况进行分析。

至于舌本不短缩而硬,牙关咬定难开者,一为风痰阻络;一为热盛动风欲作痉证。仍需全面分析,局部可用酸物如乌梅肉擦齿,往往可使牙关得开。此为应急措施,酸属木,齿龈属土,故称之为"木来泄土"。虽然现在临床很少用这种方法来开关启齿,但在当时那个年代确实是一项了不起的急救举措。

八、论 湿

【原文】 且吾吴湿邪害人最广,如面色白者,须要顾其阳气,湿胜则阳微①也,法应清凉,然到十分之六七,即不可过于寒凉,恐成功反弃,何以故耶? 湿热一去,阳亦衰微也;面色苍者,须要顾其津液,清凉到十分之六七,往往热减身寒者,不可就云虚寒,而投补剂,恐炉烟虽熄,灰中有火也,须细察精详,方少少与之,慎不可直率而往也。又有酒客②里湿素盛,外邪入里,里湿为合。在阳旺之躯,胃湿恒多,在阴盛之体,脾湿亦不少,然其化热则一。热病救阴犹易,通阳最难,救阴不在血,而在津与汗,通阳不在温,而在利小便,然较之杂证,则有不同也。(9)

【注释】

①湿胜则阳微:湿邪为阴邪,湿邪偏胜,则易伤人体之阳气,湿从寒化,机体则表现出阳气衰微不足之象。

②酒客:经常嗜酒之人。

【提要】 本节主要论述湿邪致病特点及其治疗大法、注意事项。

湿热病之成因,叶天士提出"外邪入里,里湿为合",即内外合邪,而且"吾吴湿邪害人最广",谈到的就是湿热为患具有地域的特点。其实江南一带,雨水偏多,气候潮湿,湿热为患之疾颇多,不仅仅外感湿热温病颇多,众多内伤杂病也有具有湿热性质这种特性。

湿为阴邪,湿邪偏胜,则易伤人体之阳气,用药不可过于寒凉,临床上即便是治疗湿热证的温胆汤,王氏连朴饮等方中仍然用法半夏、石菖蒲、陈皮等苦温或辛温之品,就是防止湿从寒化。

叶天士以"酒客里湿素盛"为例,提出湿热之内因是脾胃受损。脾为湿土之脏,胃为水谷之海,湿土之气同类相召,故湿热病邪致病多以脾胃为病变中心。同时,这也是叶天士体质辨证运用的一个范例。早在张仲景《伤寒论》中就有"酒家""疮家""淋家""失精家"等说法,近代医家也非常重视体质辨证,通过询问病人的饮食生活习惯,观察病人外在的体质情况,通过体质辨证来提高辨证的准确性。

叶天士还谈到了内外合邪之湿可随人体体质而从化:阳旺之体,湿邪多从热化而内归于阳明胃,表现为热重于湿,即叶天士所称之"胃湿";在阴盛之体,邪从寒化,病多留恋太阴,表现为湿重于热,即叶天士所谓"脾湿"。两类病证初起表现虽有不同,但随病程发展,多能化热,故叶天士说:"然其化热则一"。凡面色青苍而形瘦之人,多属阴虚火旺,感受湿热病邪每易化燥伤阴,治疗时应顾护阴液,切忌温补,即使在疾病后期热退身凉的情况下,亦不可误认为虚寒证而投温补,以防余邪未尽,而致"炉灰复燃"。

对"热病救阴犹易,通阳最难,救阴不在血,而在津与汗,通阳不在温,而在利小便"的理解:温邪易伤人体阳气,清热保津为其基本原则,故热退阴复病则愈,故曰"热病救阴犹易"。湿热为患,最易阻滞气机,不可过于寒凉,也不宜过于苦温,故曰"通阳最难"。但温病救阴的目的并不在于滋补阴血,而是在于生津养液及防汗泄过多损伤津液;温病通阳的目的并不在运用温药温补阳气,而在于化气利湿法通利小便,因气机宣通,水道通调则湿邪可从小便而去。

九、邪入营血

【原文】 前言辛凉散风,甘淡驱湿,若病仍不解,是渐欲入营也。营分受热,则血液受劫,心神不安,夜甚无寐,或斑点隐隐,即撤去气药。如从风热陷入者,用犀角、竹叶之属;如从湿热陷入者,犀角、花露之品,参入凉血清热方中。若加烦躁,大便不通,金汁①亦可加入,老年或平素有寒者,以人中黄代之,急急透斑为要。(4)

【注释】
①金汁:陈年的粪清,具有较强的清热解毒之功。

【提要】 本节主要论述温病热邪陷入营分的证治。

邪热传入营分的主要病机是热炽营阴,心神被扰,即"血液受劫,心神不安"。临床可见心神不安,夜甚无寐。营血同行脉中,营热窜扰血络,则见斑点隐隐。

营分证的治疗,应清营泄热,并根据所陷病邪性质而随症加减。营分热盛,治以犀角(现代都用水牛角代之)清热凉血,如从风热陷入者,加竹叶之类透泄热邪;如从湿热陷入者,加花露之类清泄芳化。若症见烦躁不安,大便不通,说明热毒壅盛,郁结于内,治疗宜加入金汁以清火解毒。但因其性极寒凉,老年阳气不足或平素体虚寒者当慎用,可用人中黄代之。总之,邪热入营而见斑点隐隐者,病虽深入,但治疗总以泄热外达为急,使斑疹得透,即所谓"急急透斑为要"。

对于"透斑"的理解:透斑是指清热凉血解毒,使热得以清透而斑随之外透,而不是用柴胡、升麻、三春柳等升散透发之法,否则有助热伤阴之弊。透斑的具体方法甚多,从气分入营者可透热转气,如犀角(水牛角代)、竹叶、花露之类,若是热毒互结,则宜清泄热毒消斑,如金汁或人中黄之品,伴有阳明腑实而致邪热锢结,清营解毒方中加入通下之品通腑气,里气通则表气顺,斑疹可透发,为通腑透斑。

十、温病辨斑疹

【原文】 凡斑疹初见,须用纸撚照见胸背两胁。点大而在皮肤之上者为斑,或云头隐隐,或琐碎小粒者为疹,又宜见而不宜见多。按方书谓斑色红者属胃热,紫者热极,黑者胃烂,然亦必看外证所合,方可断之。(27)

【提要】 本节论述斑和疹的形态区别及其诊断意义。

(1)斑和疹的形态区别:斑为点大成片,触目有形,无碍手之质,压之不退色,平摊于皮肤之上者为斑;疹为呈琐碎小粒,高出于皮面抚之碍手者为疹。温病学家提出"斑为阳明之热毒,疹为太阴之风热",提示斑和疹的病位尚有所不同。发斑为阳明胃热内迫血分外溢肌肤所致,故观察其色泽浅深可判断阳明热邪的轻重及营血热毒的深浅程度,色红为胃热内迫营血,色紫则表明邪毒深重,色黑为热毒已极,故为"胃烂"。

(2)斑和疹的诊断意义:斑疹的出现提示热邪已入营血,斑疹外发,标志着营血分之邪热有外达之机,所以说"宜见"。反之,斑疹应见而不见,则示热毒闭遏于内;但如斑疹外发过多过密,又说明营血分热盛毒重,故又"不宜见多"。

【原文】 若斑色紫,小点者,心包热也;点大而紫,胃中热也。黑斑而光亮者,热胜毒盛,虽属不治,若其人气血充者,或依法治之,尚可救;若黑而晦者必死;若黑而隐隐,四旁赤色,火郁内伏,大用清凉透发,间有转红成可救者。若夹斑带疹,皆是邪之不一,各随其部而泄。然斑属血者恒多,疹属气者不少。斑疹皆是邪气外露之象,发出之时,宜神情清爽,为外解里和之意;如斑疹出而昏者,正不胜邪,内陷为患,或胃津内涸之故。(29)

【提要】 本节论述斑疹紫黑的诊断意义、发生机制及预后。

古人总结归纳出斑的主要病机为阳明之热毒,但叶天士提出还与其他脏腑相关,若紫而点小,多为心包热盛,而不能畅透;紫而点大者,为阳明胃热炽盛,迫于血分外溢肌肤。

斑紫黑的预后与人体气血盛衰息息相关。若黑而色泽光亮者,虽属热毒深重,但气血尚充,经过调治可望热邪外出转危为安;若斑色黑而晦暗者,表明正气已告衰亡,热毒极重而正不胜邪,预后不良。若斑色黑而隐隐,四旁呈赤色者,则是邪毒郁伏不能外达之象,须用大剂清热凉血解毒之剂,使郁伏之邪透达于外,则斑色亦可由黑转红,成为可救之候。

叶天士进一步阐述斑疹发生的病理机制。斑为阳明热毒内迫血分,外溢肌肉所致,病偏血分;疹为肺经气分热炽波及营分,由血络外发,病偏气分。故叶天士云:"斑属血者恒多,疹属气者不少。"斑疹的外现为邪热外达之象,即邪寻出路之征兆,若透发后理应神情清爽,脉静身凉,方为邪热外解,脏腑气血渐趋平和之征。反之,斑疹虽已发出,却见身热不解神昏者,属于正虚不能胜邪,邪热乘虚内陷,或由胃中津液枯涸,水不制火,火毒过盛,预后多属不良。

十一、论妇人胎前、产后、经期温病治疗

【原文】 再妇人病温与男子同,但多胎前产后,以及经水适来适断。大凡胎前病,古人皆以四物加减用之,谓护胎为要,恐来害妊,如热极用井底泥,蓝布浸冷,覆盖腹上等,皆是保护之意,但亦要看其邪之可解而用之。如血腻之药不灵,又当审察,不可认板法。然须步步保护胎元,恐损正邪陷也。(35)

【提要】 此条论述妇女胎前病温的护胎之法。

(1)孕妇病温常规护胎之法:常在养血之剂四物汤的基础上加减用药;或者热势极盛时,用井底泥或凉水浸泡蓝布覆盖腹部,以局部降温,减少邪热对胎元的影响。

叶天士在肯定上述常规护胎的方法上,强调孕妇病温辨证护胎。临床除了常规护胎外,还应根据病情详细辨证施治,从不同途径祛除邪热,保护胎元,即叶天士所云"亦要看其邪之可解处":如热邪在卫表者予以辛凉宣透,使邪从表解;热入阳明者,采用辛寒清气,达热出表;阳明热结伴有腑实者,则适时适度攻下,使结热从肠腑而去,不可过于顾虑胎元而延误攻下时机,致土燥水竭,危及母子生命。即古人所云之"有故无损"也。

(2)孕妇病温用药事项:首先是辨证要准,其次选方用药要少而精,因人因时因地,中病即止,力争做到驱邪不伤正,扶正不留邪。在用养血滋腻药不见效时,更应详加审察,不可因四物汤具有保胎作用而一味滥用,非但不能祛除病邪,反易恋邪滞病,病更难解,即叶天士所说"不可认板法"。

【原文】 至于产后之法,按方书谓慎用苦寒,恐伤其已亡之阴也。然亦要辨其邪能从上中解者,稍从证用之,亦无妨也。不过勿犯下焦,且属虚体,当如虚怯人病邪而治。总之无犯实实虚虚之禁,况产后当气血沸腾之候,最多空窦,邪势必乘虚内陷,虚处受邪,为难治也。(36)

【提要】 此条论述妇女产后病温的治疗原则。

临床上应灵活对待"胎前宜凉,产后宜温"之说。产后阴血不足,阳气亦微,用药应慎用苦寒之品,以免伤阳燥液。这是指一般的产后调理之法,并非绝对禁用。若温邪上受,发在中上二焦,邪热壅盛,可酌量使用苦寒药清热祛邪并无妨碍。但须照顾产后多虚之体,当按虚人病温治疗,苦重之品不可重用,以免伤及下焦肝肾。特别是邪热已入下焦,肝肾阴血亏损,更须慎用,以免耗竭其阴,"犯实实虚虚"之禁。

【原文】　如经水适来适断,邪将陷血室,少阳伤寒言之详悉,不必多赘。但数动与正伤寒不同。仲景立小柴胡汤,提出所陷热邪,参、枣扶胃气,以冲脉隶属阳明也,此与虚者为合治。若热邪陷入,与血相结者,当从陶氏小柴胡汤去参、枣加生地、桃仁、山楂肉、牡丹皮或犀角等。若本经血结自甚,必少腹满痛,轻者刺期门,重者小柴胡汤去甘药加延胡、归尾、桃仁,挟寒加肉桂心,气滞者加香附、陈皮、枳壳等。然热陷血室之证,多有谵语如狂之象,防是阳明胃实,当辨之。血结者身体必重,非若阳明之轻旋便捷者。何以故耶?阴主重浊,络脉被阻,侧旁气痹,连胸背皆拘束不遂,故祛邪通络,正合其病。往往延久,上逆心包,胸中痛,即陶氏所谓血结胸也。王海藏出一桂枝红花汤如海蛤、桃仁,原是表里上下一齐尽解之理,看此方大有巧手,故录出以备学者之用。(37)

【提要】　此条论述妇女经期病温的治疗。叶天士在继承张仲景《伤寒论》治疗妇女经期外感热病的基础上,又极大地丰富和发展了治疗妇女经期温病的理论和方法,并沿用至今,行之有效。

(1)经期热入血室的病机:热入血室一证首记载于张仲景《伤寒论》,指妇人经期血海空虚,外邪容易趁此入侵,且感邪之后,邪气乘虚内陷血室形成热入血室证。

(2)伤寒热入血室的治疗:张仲景提出针刺期门,内服小柴胡汤,这对于妇女感受外邪形成的热入血室,或初陷而未深,寒热往来而脉弦者,可用小柴胡汤清透少阳,使无形邪热从少阳而出。该方有柴胡黄芩清透少阳,用甘温益气之人参、大枣,扶助胃气,祛邪外出,符合经期外感之用药法则,故后世医家常用之。

(3)温病热入血室神昏谵语的治疗及与阳明腑实神昏谵语的鉴别:临证若见神昏谵语如狂,少腹拘急而痛,或经行不畅,舌绛或有瘀点,当用陶氏小柴胡汤去人参、大枣等甘温助热之品,加生地、桃仁、山楂肉、牡丹皮或犀角(水牛角代)等清热凉血、活血祛瘀的药物。热入血室而神昏者,病在血分,可见身体困重,胁及少腹痞痛不舒牵连胸背部亦拘束不遂,治用凉血解毒祛邪,活血化瘀通络之法。阳明胃实神昏者,无瘀血内阻,气血流畅,故肢体活动较为轻便,以此为辨。

(4)温病热入血室少腹满痛的治疗:若血室及其经络血结甚,见少腹满痛,治疗可根据证候的轻重而采用不同的方法。轻者可刺期门,以行气活血,重者用小柴胡汤去人参、甘草、大枣等甘味壅补之品,加延胡索、当归尾、桃仁等活血散瘀药物。如兼寒邪凝滞,小腹畏寒者,加肉桂心温散寒邪;兼气滞而胁腹作胀明显者,加香附、陈皮、枳壳等理气行滞。

(5)热入血室合并血结胸的治疗:为下焦热邪与血相结日久不解可波及中上二焦形成血结胸。临床可见胸部胀满硬痛,身热,漱水不咽,谵妄如狂,大便黑,小便利等症。王海藏用桂枝红花汤(即《伤寒论》桂枝汤加红花)加海蛤、桃仁,配合巧妙,可调和营卫,通行上下,为"表里上下一齐尽解"之剂,可供临床加减应用。

(赵国荣)

第五部分 《温病条辨》

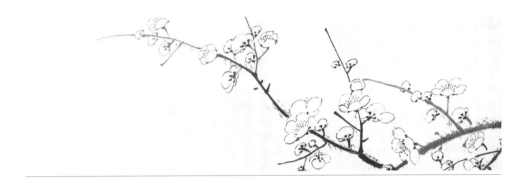

第1章 《温病条辨》导读

一、《温病条辨》的作者及著作简介

吴瑭,字鞠通,江苏淮阴人(1758—1863),清代著名医家,温病四大家之一。吴鞠通年幼学习儒学,"缘瑭十九岁时,父病年余,至于不起",心中非常悲愤,以为"父病不知医,尚复何颜立天地间",于是立志学医。四年后,其侄儿身患喉疾,"遍延诸时医治之""后至发黄而死"。吴鞠通自叹自己为初学者,未敢妄赞一词。正是这种失亲之痛,促使他勤求古训,精究医术,终成一代温病大家。其著作主要有《温病条辨》《医医病书》《吴鞠通医案》等。

《温病条辨》乃吴鞠通先生"进与病谋,退与心谋""历取诸贤精妙,考之《黄帝内经》,参以心得"于1798年编著而成。早年他在北京检核《四库全书》时,有幸读到吴又可的《温疫论》,深感其论述宏阔有力,发前人之所未发,极有创见,又合于实情,便仔细研究,受到了很大的启发。他对叶天士更是推崇,但认为叶氏的理论"多南方证,又立论甚简,但有医案散见于杂证之中,人多忽之而不深究。"其后,又经历了北京瘟疫流行,为《温病条辨》的成书提供了实践经验素材。吴鞠通仿仲景《伤寒论》体例,以条辨之形式,便于记诵,又恐后人不明其意,故在条文之后作了自注。该书共六卷,计265条,附方208首,以三焦为纲,病命为目,分别论述了风温、温热、温疫、温毒、冬温、暑温、伏暑、湿温、秋燥等病证治,内容颇为丰富。

二、《温病条辨》理论体系的基本内容及学术价值

全书分为五卷,首卷历引经文为纲,分注为目,原温病之始,二卷谓上焦篇,三卷为中焦篇,四卷为下焦篇,五卷杂说救病后调治。本书最能体现吴鞠通三焦辨证的学术思想。该书融理、法、方、药于一体,借鉴或化裁了张仲景大量方药,参考叶天士的学术经验,其学术价值和临床价值都非常高,为研学温病必读之作。其学术成就主要体现在以下几个方面。

(一)创立了三焦辨证

书中创立了"三焦辨证"的学说,这是继叶天士发展了张仲景的六经辨证,创立卫气营血辨证方法之后,在中医理论和辨证方法上的又一创举。该篇论述了四时温病三焦所属脏腑病机变化,辨证纲领、传变规律,以及三焦病证的治疗大法和方

药。有关三焦的论述,实源于《黄帝内经》。其言"上焦如雾,中焦如沤,下焦如渎",在《灵枢·营卫生会》篇言"上焦出于胃口,并咽以上,贯膈而布胸中……中焦亦并胃中,出上焦之后……下焦者,别回肠,注于膀胱而渗入焉"。传变方式多半是"温病由口鼻而入,鼻气通于肺,口气通于胃,肺病逆传则为心包,上焦病不治,则传中焦,胃与脾也;中焦病不治,则传下焦。始上焦,终下焦";在治疗上提出"上焦如羽,非轻不举,中焦如衡,非平不安,下焦如渎,非重不沉。"吴鞠通创立的这种新的人体脏腑归类方法十分适用于温热病体系的辨证和治疗。

(二)对湿热病的论述颇为精当

《温病条辨》的贡献不仅是三焦辨证论证体系的创造,同时也表现在湿热病的理、法、方、药上日趋完善。

首先在温病的分类上,按病邪性质分湿热类与温热类。《温病条辨》不仅反复强调温病与伤寒之别,亦十分强调温热与湿热有别。文中明确指出"温热,湿热为本书两大纲。"吴鞠通根据是否夹湿,把风温,温热,温疫,温毒,秋燥等划分为温热类。伏暑,暑温,湿温皆夹湿,故为湿热类。这种分类方法符合临床实际,颇为实用。近代温病学者刘景源教授在讲述温病时曾反复强调这种分类方法言简意赅,易于掌握。两类温病临床表现治疗原则各有不同。温热类温病以清热为首务,湿热类温病以清化为原则。温热易入血动血耗血,易闭窍动风,征情凶险。湿热易弥漫三焦,留于气分痰蒙心包,病情缠绵。治疗温病必随证变方。治湿热必有方又守。温热重舌质,湿热重舌苔。治疗温热宗卫气营血辨证。而湿热宗三焦为主。

其次在治疗上首先提出湿温三禁。《温病条辨》中言"汗之则神昏耳聋,甚则目瞑不欲言;下之则洞泄,润之则病深不解。"温病初起有头痛,恶寒,身重痛等症,易误认为是伤寒而施以麻桂之辛温发汗。则辛温助热,热蒸湿动,湿邪更易蒙蔽清窍。出现神昏耳聋甚则目瞑不欲言;湿热之邪困阻中焦胃肠,出现腹胀痞满,大便不畅而误认为是肠燥热结,便用硝黄苦寒下之,脾气更伤,泄泻不止;湿热之邪,有午后身热,状若阴虚,而误用阴柔滋腻之品则如油入面更助湿邪,病必不除。

最后化裁或创立了大量的治疗湿热病的有效方药。在治疗湿热病中,吴鞠通强调分解湿热,给邪以出路。紧宗叶天士或"透风于外,或渗湿于热下,不与热相搏"的观点,故有三仁汤开上畅中渗下。治疗上焦,必以芳香宣透为法,治疗中焦必有苦温燥湿于中。如小陷胸汤加枳实半夏泻心汤去干姜甘草加枳实杏仁方等。治疗下焦有湿甘渗利湿之茯苓皮汤等。这样使湿热类温病的治疗日趋完善。

总之,该书对于温热性疾病的治疗,对于温病理法方药都做出了巨大的贡献,诚如其在书中所言"是书虽为温病而设,实可羽翼伤寒",因此作为后学者,必须仔细研读。本导读节选了《温病条辨》部分重要条文,括号内数字,为《温病条辨》原文顺序编号。

第2章 《温病条辨》原文选读

一、温热病提纲

【原文】 温病者,有风温、有温热、有温疫、有温毒、有暑温、有湿温、有秋燥、有冬温、有温疟。(上焦篇1)

风温者,初春阳气始开,厥阴行令,风夹温也。温热者,春末夏初,阳气弛张,温盛为热也。温疫者,厉气流行,多兼秽浊,家家如是,若役使然也。温毒者,诸温夹毒,秽浊太甚也。暑温者,正夏之时,暑病之偏于热者也。湿温者,长夏初秋,湿中生热,即暑病之偏于湿者也。秋燥者,秋金燥烈之气也。冬温者,冬应寒而反温,阳不潜藏,民病温也。温疟者,阴气先伤,又因于暑,阳气独发也。按:诸家论温,有顾此失彼之病,故是编首揭诸温之大纲,而名其书曰《温病条辨》。

【提要】 此条主要论述温病的范围及病因。

吴鞠通在继承前人的基础之上,根据发病的病因及发病季节,将温病分为九种,即:风温、温热、温疫、温毒、暑温、湿温、秋燥、冬温、温疟。这种分类被后世医家所采用,颇切合临床实践。但吴鞠通此处所言之病名和现代温病病名在内涵和外延上均有所不同,吴鞠通是根据感受四时季节的气候特点及温邪性质的不同而命名分类,如根据"初春阳气始开,厥阴行令,风夹温也"名为风温;"春末夏初,阳气弛张,温盛为热也"名之温热;"正夏之时,暑病之偏于热者也"名之暑温,诸如此类。这种疾病命名并未完全概括各种温病的主要临床表现和临床特征,与现代温病病名的概念不尽相同:如现代温病学中的风温是指感受风热病邪所引起的以肺卫表热为初起证候特点的外感热病,本病一年四季可以发生,冬春多见,发于冬季者又名冬温。故该篇中的冬温已经归属于现代风温的范畴。如温热病与现代的春温相似,但又不完全相同。因此读者在学习《温病条辨》时应该注意《温病条辨》中病名的含义与现代温病病名是有所差别的。

【原文】 凡温病者,始于上焦,在手太阴。(上焦篇2)

伤寒由毛窍而入,自下而上,始足太阳。足太阳膀胱属水,寒即水之气,同类相从,故病始于此。古来但言膀胱主表,殆[①]未尽其义,肺者皮毛之合也,独不主表乎?(按:人身一脏一腑主表之理,人皆习焉不察。以三才大道言之,天为万物之大表天属金,人之肺亦属金,肺主皮毛。经曰:皮应天,天一生水,地支始于水,而亥为天门,乃贞元之会。人之膀胱为寒水之腑,故俱同天气,而俱主表也。)治法必以仲景六经次传为祖法。温病由口鼻而入，自上而下，鼻通于肺，始手太阴。太阴金也。温者，火之气。风者，火之母。火未有不克金者，故病始于此。必从河间三焦定论。再寒为阴邪。虽伤寒论中亦言中风，此风从西北方来，乃霜发②之寒风也，最善收引。阴盛必伤阳，故首郁遏太阳经中之阳气，而为头痛身热等证。太阳，阳腑也。伤寒，阴邪也，阴盛伤人之阳也。温为阳邪，此论中亦言伤风，此风从东方来，乃解冻之温风也，最善发泄。阳盛必伤阴，故首郁遏太阴经中之阴气，而为咳嗽、自汗口渴、头痛、身热尺热等证。太阴阴脏也。温热阳邪也，阳盛伤人之阴也。阴阳两大法门之辨，可了然于心目间矣。

夫大明③生于东，月生于西。举凡万物莫不由此少阳、少阴之气以为生成，故万物皆可名之曰东西。人乃万物之统领也，得东西之气最全，乃与天地东西之气相应。其病也，亦不能不与天地东西之气相应。东西者，阴阳之道路也。由东而往，为木、为风、为湿、为火、为热，湿土居中，与火交而成暑，火也者，南也。由西而往，为金、为燥、为水、为寒，水也者，北也。水火者，阴阳之征兆也；南北者，阴阳之极致也。

天地运行此阴阳以化生万物，故曰天之无恩，而大恩生。天地运行之阴阳和平，人生之阴阳亦和平，安有所谓病也哉？天地与人之阴阳，一有所偏，即为病也。偏之浅者病浅，偏之深者病深。偏于火者，病温、病热。偏于水者，病清、病寒。此水火两大法门之辨，医者不可不知。烛其为水之病也，而温之、热之。烛其为火之病也，而凉之、寒之。各救其偏，以抵于平和而已。非如鉴之空，一尘不染，如衡之平，毫无倚着，不能合乎道妙。岂可各立门户，专主于寒、热、温、凉一家之论而已哉。瑭因辨寒病之源于水，温病之源于火也，而并及之。

【注释】

①殆：差不多之意。

②霜发：该词出自《诗经》，是寒冷之风的意思。

③大明：这里代指太阳。

【提要】 该条论述温病发病的部位及受邪的途径。

吴鞠通采用与伤寒对比的方式论述温病的特征：温者，火之气。风者，火之母。鼻为肺之窍，肺合皮毛，故温邪侵犯人体一般是从口鼻而入，而且温病发病多见于肺卫，即吴鞠通所言"始于上焦，在手太阴"。阳盛必伤阴，而见咳嗽、自汗口渴、头痛、身热尺热等证。伤寒禀足太阳膀胱寒水之气，从毛窍而入，首先侵犯足太阳膀胱经。寒为阴邪，最善收引。阴盛必伤阳，故首郁遏太阳经中之阳气，而为头痛身热等证。

【原文】 太阴之为病，脉不缓不紧而动数，或两寸独大，尺肤热，头痛，微恶风寒，身热自汗口渴，或不渴而咳，午后热甚者名曰温病。（上焦篇3）

不缓，则非太阳中风矣；不紧，则非太阳伤寒矣。动数者风火相煽之象，经谓之燥。两寸独大火克金也。尺肤热,尺部肌肤热甚,火反克水也。头痛、恶风寒、身热、自汗,与太阳中风无异,此处最足以相混,于何辨之?于脉动数、不缓、不紧,证有或渴、或咳,尺热、午后热甚辨之。太阳之头痛,风寒之邪,循太阳经,上至头与项而项强头痛也。太阴之头痛,肺主天气,天气郁则头亦痛也。且春气在头。又火炎上也。(吴又可谓浮泛太阳经者,臆说①也。)伤寒之恶寒:太阳属寒水,而主表故恶风寒、温病之恶寒,肺合皮毛而亦主表,故亦恶风寒也。太阳病则周身之阳气郁,故身热;肺主化气,肺病不能化气,气郁则身亦热也。太阳自汗,风疏卫也;太阴自汗,皮毛开也,肺亦主卫渴也,火克金也。咳,肺气郁也。午后热甚浊邪归下。又火旺时也,又阴受火克之象也。

【注释】

①臆说:无根据的言论。

【提要】 该条主要论述太阴病脉证。

本节采用对比的手法论述太阴温病的脉证。在脉象上,太阳伤寒则见脉浮紧,太阳中风则见脉浮缓,太阴脉"不缓,则非太阳中风矣;不紧,则非太阳伤寒"。根据古人辨脉的经验,寸脉主上焦病变,叶天士云"温邪上受,首先犯肺",肺卫属上焦,故手太阴温病初期常见"两寸独大"。大脉仅言其指下的一种感觉,不仅仅指我们常讲的"大脉",也可以是浮大、浮滑、浮数等。临床新感温病初期右寸脉大更加常见。至于太阴温病初起的其他表现吴鞠通自注颇为精当不再赘述。

二、上焦温热病

(一)卫分证治及禁忌

【原文】 太阴风温、温热、温疫、冬温,初起恶风寒者,桂枝汤主之,但热不恶寒而渴者,辛凉平剂,银翘散主之。温毒、暑温、湿温、温疟,不在此例。(**上焦篇4**)

按仲景《伤寒论》原文:太阳病(谓如太阳证,即上文头痛身热恶风自汗也),但恶热不恶寒而渴者,名曰温病,桂枝汤主之。盖温病忌汗,最喜解肌,桂枝本为解肌,且桂枝芳香化浊,芍药收阴敛液,甘草败毒和中,姜、枣调和营卫,温病初起,原可用之。此处却变易前法,恶风寒者,主以桂枝;不恶风寒,主以辛凉者,非敢擅违古训也。仲景所云不恶风寒者,非全不恶风寒也,其先亦恶风寒,迨①既热之后,乃不恶风寒耳。古文简质,且对太阳中风热时,亦恶风寒言之,故不暇详耳。盖寒水之病,冬气也。非辛温春夏之气,不足以解之。虽曰温病,既恶风寒,明是温自内发,风寒从外搏,成内热外寒之证,故仍旧用桂枝辛温解肌法,俾得微汗,而寒热之邪皆解矣。温热之邪,春夏气也,不恶风寒,则不兼寒风可知。此非辛凉秋金之气,不足以解之。桂枝辛温,以之治温,是以火济火也。故改从内经"风淫于内,治之辛凉,佐以苦甘"法。

桂枝汤方

桂枝六钱　芍药(炒)三钱　炙甘草二钱　生姜三片　大枣(去核)二枚

煎法服法,必如《伤寒论》原文而后可,不然,不惟失桂枝汤之妙,反生他变,病必不除。

辛凉平剂银翘散方

连翘一两　银花一两　苦桔梗六钱　薄荷六钱　竹叶四钱　生甘草五钱　芥穗四钱　淡豆豉五钱　牛蒡子六钱

上杵为散,每服六钱,鲜苇根汤煎,香气大出,即取服,勿过煮。肺药取轻清,过煮则味厚而入中焦矣。病重者约二时一服,日三服,夜一服。轻者三时一服,日二服,夜一服。病不解者,作再服。盖肺位最高,药过重则过病所,少用又有病重药轻之患,故从普济消毒饮,时时轻扬法。今人亦间有用辛凉法者,多不见效,盖病大药轻之故,一不见效,遂改弦易辙,转去转远,即不更张,缓缓延至数日后,必成中下焦证矣。胸膈闷者,加藿香三钱、郁金三钱,护膻中。渴甚者,加花粉。项肿咽痛者,加马勃、元参。衄血者,去芥穗、豆豉,加白茅根三钱、侧柏炭三钱、栀子炭三钱。咳者,加杏仁利肺气。二三日病犹在,肺热渐入里,加细生地、麦冬保津液。再不解,或小便短者,加知母、黄芩、栀子之苦寒,与麦、地之甘寒,合化阴气,而治热淫所胜。

按:温病忌汗,汗之不惟不解,反生他患。盖病在手经,徒伤足太阳无益也。病自口鼻吸受而生,徒发其表,亦无益也。且汗为心液,心阳受伤,必有神明内乱,谵语颠狂,内闭外脱之变。再,误汗虽曰伤阳,汗乃五液之一,未始不伤阴也。《伤寒论》曰:"尺脉微者为里虚,禁汗。"其义可见。其曰伤阳者,特举其伤之重者而言之耳。温病最善伤阴,用药又复伤阴,岂非为贼立帜乎?此古来用伤寒法治温病之大错也。至若吴又可开首立一达原饮,其意以为直透膜原,使邪速溃,其方施于藜藿壮实人②之温疫病,容有愈者,芳香辟秽之功也;若施于膏粱纨绔③及不甚壮实人,未有不败者。盖其方中首用槟榔、草果、厚朴为君。夫槟榔子之坚者也,诸子皆降,槟榔苦辛而温,体重而坚,由中走下,直达肛门中下焦药也。草果亦子也,其气臭烈大热,其味苦,太阴脾经之劫药也。厚朴苦温,亦中焦药也。岂有上焦温病,首用中下焦苦温雄烈劫夺之品,先劫少阴津液之理!知母、黄芩亦皆中焦苦燥里药,岂可用乎?况又有温邪游溢三阳之说,而有三阳经之羌活、葛根、柴胡加法是仍以伤寒之法杂之,全不知温病治法,后人止谓其不分三焦,犹浅说也。其三消饮加入大黄、芒硝,惟邪入阳明,气体稍壮者,幸得以下而解,或战汗而解,然往往成弱证,虚甚者则死矣。况邪有在卫者,在胸中者、在营者,入血者,妄用下法,其害可胜言耶?岂视人与铁石一般,并非气血生成者哉?究其始意,原以矫世医以伤寒法治温病之弊,颇能正陶氏④之失,奈学未精纯,未足为法。至喻氏、张氏多以伤寒三阴经法治温病,其说亦非,以世医从之者少,而宗又可者多,故不深辨耳。本方谨遵内经"风淫于内,治以辛凉,佐以苦甘;热淫于内,治以咸寒,佐以甘苦"之训。(王安道《溯洄集》,亦有温暑当用辛凉不当用辛温之论,谓仲景之书为即病之伤寒而设,并未尝为不即病之温暑而设。张凤逵⑤集治暑方，亦有暑病首用辛凉，继用甘寒，再用酸泄酸敛，不必用下之论，皆先得我心者。)又宗喻嘉言"芳香逐秽"之说。用东垣"清心凉膈散"，辛凉苦甘。病初起，且去入里之黄芩，勿犯中焦。加银花辛凉，芥穗芳香，散热解毒。牛蒡子辛平，润肺解热散结，除风利咽，皆手太阴药也。合而论之，经谓："冬不藏精，春必病温。"又谓："藏于精者，春不病温。"又谓："病温，虚甚死。"可见病温者精气先虚。此方之妙，预护其虚，纯然清肃上焦，不犯中下，无开门揖盗之弊，有轻以去实之能，用之得法，自然奏效，此叶氏立法，所以迥⑥出诸家也。

太阴温病，恶风寒，服桂枝汤已，恶寒解，余病不解者，银翘散主之，余证悉减者，减其制⑧。（上焦篇5）

太阴温病，总上条所举而言也。恶寒已解，是全无风寒，止余温病，即禁辛温法，改从辛凉。减其制者，减银翘散之制也。

太阴风温，但咳，身不甚热，微渴者，辛凉轻剂，桑菊饮主之。（上焦篇6）

咳，热伤肺络也。身不甚热，病不重也。渴而微，热不甚也。恐病轻药重，故另立轻剂方。

辛凉轻剂桑菊饮方

杏仁二钱　连翘一钱五分　薄荷八分　桑叶二钱五分　菊花一钱　苦梗二钱　甘草八分　苇根二钱

水二杯，煮取一杯，日二服。二三日不解，气粗似喘，燥在气分者，加石膏、知母。舌绛，暮热甚燥，邪初入营，加元参二钱、犀角一钱。在血分者，去薄荷、苇根，加细生地、麦冬、玉竹、丹皮各二钱。肺热甚，加黄芩。渴者，加花粉。

此辛甘化风，辛凉微苦之方也。盖肺为清虚之脏，微苦则降，辛凉则平，立此方所以避辛温也。今世佥⑧用杏苏散，通治四时咳嗽。不知杏苏散辛温，只宜风寒，不宜风温，且有不分表里之弊。此方独取桑叶、菊花者，桑得箕星⑨之精，箕好风，风气通于肝，故桑叶善平肝风。春乃肝令，而主风，木旺金衰之候，故抑其有余。桑叶芳香有细毛，横纹最多，故亦走肺络，而宣肺气。菊花晚成，芳香味甘，能补金水二脏，故用之以补其不足。风温咳嗽，虽系小病，常见误用辛温重剂，销烁肺液，致久嗽成劳者，不一而足，圣人"不忽于细，必谨于微"，医者于此等处，尤当加意也。

【注释】

①迨：等到的意思。

②藜藿壮实之人：指劳动人民。

③膏粱纨绔：贪吃好饮，好逸恶劳的人。

④陶氏：陶节庵，明代名医，著有《伤寒全生集》。

⑤张凤逵：明代名医，著有《伤暑全书》。

⑥迥：远的意思。

⑦制：剂量的意思。

⑧金：全部的意思。

⑨箕星：古代星宿名，位于东方。

【提要】 本篇主要阐述上焦温热病卫分证的两个证型即银翘散证和桑菊饮证。银翘散和桑菊饮在临床上自吴鞠通创方以来常用不衰，疗效颇佳，极具生命力，目前临床使用本方多以汤剂，随证加减。其中银翘散和桑菊饮方后煎煮方法及服用方法甚有讲究，临床加减，灵活有度，应细心体会。

（1）吴鞠通以"恶风寒"和"不恶风寒"作为温病初起药用辛温和辛凉的依据，但临床用时尚须结合其他的临床表现互参，恶风寒较重者系表邪较重，可借辛温之剂暂解其表，但不可投麻、桂之类辛温峻汗之剂，更不可过用，再用，以免助热化燥。恶寒轻，发热重者以银翘散之辛凉以疏解之。

（2）银翘散的配伍特点有三：一则辛凉复辛温法，既便于透邪又不悖辛凉之旨；二则芳香辟秽，清热解毒；三则轻剂频投。验之临床，确有效验。

（3）银翘散证和桑菊饮证的主要鉴别要点在于：临床上以发热重，咽喉肿痛，咳嗽轻，全身中毒症状明显者为银翘散的适应证；以发热轻，咳嗽重，肺卫局部症状为主者为桑菊饮的适应证。

（4）篇中吴鞠通阐述药性时运用了中医特殊的思维方法即取类比象法，这是一种重要的思维方法，在中医说理时运用十分广泛，值得我们后学者借鉴和学习。

此外，本节提到"太阴风温、温热、温疫、冬温，初起恶风寒者，桂枝汤主之"，颇为异议，吴鞠通多处强调温病与伤寒之别，治法迥异，此处开篇却引用仲景辛温之剂桂枝汤，似有自相矛盾之嫌。近代许多学者对此也是褒贬不一，作为初学者，不必拘泥于众说，择其善者而从之即可。

（二）气分证治及禁忌

【原文】 太阴温病，脉浮洪，舌黄，渴甚，大汗，面赤，恶热者，辛凉重剂白虎汤主之。（上焦篇7）

脉浮洪，邪在肺经气分也。舌黄，热已深。渴甚，津已伤也。大汗，热逼津液也。面赤，火炎上也。恶热，邪欲出而未遂也。辛凉平剂，焉能胜任？非虎啸风生，金飙退热，而又能保津液不可，前贤多用之。

辛凉重剂白虎汤方

生石膏一两（研） 知母五钱 生甘草三钱 白粳米一合

水八杯，煎取三杯，分温三服，病退，减后服，不知，再作服。方论：义见法下，不再立论，下仿此。

太阴温病，脉浮大而芤，汗大出，微喘，甚至鼻孔扇①者，白虎加人参汤主之。脉若散大者急用之，倍人参。（上焦篇8）

浮大而芤,几于散矣,阴虚而阳不固也。汗涌、鼻扇、脉散,皆化源欲绝之征兆也。补阴药有鞭长莫及之虞,惟白虎,退邪热。人参,固正阳,使阳能生阴,乃救化源欲绝之妙法也。

白虎加人参汤方

即于前方内,加人参三钱

白虎本为达热出表,若其人脉浮弦而细者,不可与也。脉沉者不可与也。不渴者不可与也。汗不出者,不可与也。当须识此,勿令误也。(上焦篇 9)

此白虎之禁也。按白虎慓悍①,邪重非其力不举,用之得当,原有立竿见影之妙。若用之不当,祸不旋踵②。懦者,多不敢用,未免坐误事机。孟浪者,不问其脉证之若何,一概用之,甚至石膏用至斤余之多,应手而效者固多,应手而毙者亦复不少。皆未真知确见其所以然之故,故手下无准的也。

【注释】

①慓悍:本意是敏捷而凶猛,这里代指白虎汤辛寒退热的力量非常强大。

②旋踵:转足之间,形容迅速。

【提要】 本节主要论述温热病上焦气分热证白虎汤证及白虎加人参汤证两个方证及白虎汤的使用禁忌证。

(1)白虎汤汤证:吴鞠通提出太阴温病脉浮洪,舌黄,渴甚,大汗,面赤,恶热即是白虎汤的主症,后世医家总结归纳出白虎四大证即大热,大渴,大汗,脉洪大。该方用之得当,有立竿见影之妙,历代医家非常赏识该方,特别是温病家更是倍加推荐,余师愚、范文甫、张锡纯等都是善用白虎汤的高手,后学者可以参阅他们的著作掌握该方的要领。

(2)白虎汤的禁忌证,即吴鞠通提出"四禁":"若其人脉浮弦而细者,不可与也。脉沉者不可与也。不渴者不可与也。汗不出者,不可与也。"脉浮者,提示表证未解,弦者,提示病在少阳,脉细为阴虚。脉沉者为热结肠腑或阳气不足,不渴提示热邪伤津不甚,汗不出者提示表气郁闭,或无作汗之源。这四种情况均非白虎汤的适应证,故不可与之,否则,祸害无穷。故临床必有是证用是方,灵活对待。

(三)血分证治及禁忌

【原文】 太阴温病,气血两燔者,玉女煎去牛膝加元参汤主之。(上焦篇 10)

气血两燔,不可专治一边,故选用张景岳气血两治之玉女煎。去牛膝者,牛膝趋下,不合太阴证之用。改熟地为细生地者,亦取其轻而不重,凉而不温之义。且细生地能去血中之表也。加元参者,取其壮水制火,预防咽痛、失血等证也。

玉女煎去牛膝熟地加元参细生地方(辛凉合甘寒法)

生石膏一两　知母四钱　元参四钱　细生地六钱　麦冬六钱

水八杯,煮取三杯,分次二服,渣再煮一钟服。

太阴温病,血从上溢①者,犀角地黄汤合银翘散主之。其中焦病者,以中焦法治之。若吐粉红血水者,死不治;血从上溢,脉七、八至以上,面反黑者,死不治,可用清络育阴法。（上焦篇11）

血从上溢,温邪逼迫血液上走清道,循清窍而出,故以银翘散散败温毒,以犀角地黄清血分之伏热,而救水即所以救金也。至粉红水,非血非液,实血与液交迫而出,有燎原之势,化源速绝。血从上溢,而脉至七、八至,面反黑,火极而似水,反兼胜已之化也,亦燎原之势莫制,下焦津液亏极,不能上济君火,君火反与温热之邪合德,肺金其何以堪,故皆主死。化源绝,乃温病第一死法也。仲子曰:敢问死? 孔子曰:未知生,焉知死? 瑭以为医者不知死,焉能救生。细按温病死状百端,大纲不越五条。在上焦有二:一曰肺之化源绝者死;二曰心神内闭,内闭、外脱者死;中焦亦有二:一曰阳明大实,土克水者死。二曰脾郁发黄,黄极则诸窍为闭,秽浊塞窍者死。在下焦则无非热邪深入,销烁精液,涸②尽而死也。

犀角地黄（见下焦篇）

银翘散（方见前）

已用过表药者,去豆豉、芥穗、薄荷。

【注释】

①血从上溢:上焦的咳血、吐血、衄血等。

②涸:水干枯竭之意。

【提要】　本节主要论述上焦温病气血两燔、热入营血证治及温病几种危证。

（1）对于上焦温病气血两燔的论述,此条没有谈到具体的症状,通过以方测证,必见发热,口渴,汗出,舌红绛,或伴有斑疹隐隐,或鼻衄,或齿衄等症。治宜凉营清气,方用加减玉女煎。该方是张景岳的玉女煎去熟地、牛膝加生地、玄参。方义吴鞠通自注论述祥明,不再赘述。

（2）太阴温病上焦出血证,方用银翘散败其热毒,用犀角地黄汤凉血止血,此证在暑湿（钩端螺旋体病）中可以见到。已用过表药者去荆芥、薄荷、豆豉,以免辛温动血。犀角地黄汤对于热盛动血之各种血证非常有效,可以在辨证的方中加入其他凉血止血或收敛止血之品,如三七、茜草炭、蒲黄炭等。

（3）温病五大死证,在上焦有二:"一曰肺之化源绝者死",肺之化源绝相当于现代医学讲的呼吸衰竭;"二曰心神内闭,内闭、外脱者死",内闭外脱相当于现代医学所谓之心力衰竭。中焦亦有二:"一曰阳明太实,土克水者死",阳明腑实证,现代医学之胃肠功能衰竭;"二曰脾郁发黄,黄极则诸窍为闭,秽浊塞窍者死。"临床常见于重型肝炎并发肝性脑病。这些病症的出现都是病危的标志,吴鞠通列举出来是告诫医生必须高度重视,积极抢救,或可挽回一二。

（四）邪陷心包证治

【原文】　太阴温病,不可发汗,发汗而汗不出者,必发斑疹,汗出过多者,必神昏谵语。发斑者,化斑汤主之。发疹者,银翘散去豆豉,加细生地、丹皮、大青叶、倍元参主之。禁升麻、柴胡、当归、防风、羌活、白芷、葛根,三春柳。神昏谵语者,清宫汤主之。牛黄丸、紫雪丹、局方至宝丹亦主之。(上焦篇16)

温病忌汗者,病由口鼻而入,邪不在足太阳之表,故不得伤太阳经也。时医不知,而误发之,若其人热盛血燥,不能蒸汗,温邪郁于肌表血分,故必发斑疹也。若其人表疏,一发而汗出不止,汗为心液,误汗亡阳,心阳伤而神明乱,中无所主,故神昏。心液伤而心血虚,心以阴为体,心阴不能济阳,则心阳独亢,心主言,故谵语不休也。且手经逆传,世罕知之,手太阴病不解,本有必传手厥阴心包之理,况又伤其气血乎!

化斑汤方

石膏一两　知母四钱　生甘草三钱　元参三钱　犀角二钱　白粳米一合
水八杯,煮取三杯,日三服,渣再煮一钟,夜一服。

此热淫于内,治之咸寒,佐以苦甘法也。前人悉用白虎汤作化斑汤者,以其为阳明证也。阳明主肌肉,斑疹遍体皆赤,自内而外。故以石膏,清肺胃之热。知母,清金保肺而治阳明独胜之热,甘草,清热解毒和中,粳米,清胃热而保胃液,白粳米阳明燥金之岁谷也。本论独加元参、犀角者,以斑色正赤,本火太过,其变最速,但用白虎燥金之品,清肃上焦,恐不胜任。故加:元参,启肾经之气,上交于肺,庶水天一气,上下循环,不致泉源暴绝也。犀角,咸寒,禀水木火相生之气,为灵异之兽,其阳刚之体,主治百毒蛊疰,邪鬼瘴气[①];取其咸寒,救肾水以济心火,托斑外出,而又败毒避瘟也。再病至发斑,不独在气分矣,故加二味凉血之品。

银翘散去豆豉加细生地丹皮大青叶倍元参方

即于前银翘散内去豆豉,加:细生地四钱 大青叶三钱 丹皮三钱 元参加至一两
银翘散义见前。加四物,取其清血热。去豆豉,畏其温也。

按:吴又可有托里举斑汤,不言疹者,混斑疹为一气也。考温病中,发疹者十之七八,发斑者十之二三。盖斑乃纯赤,或大片为肌肉之病,故主以化斑汤,专治肌肉。疹系红点高起,麻痧皆一类,系血络中病,故主以芳香透络,辛凉解肌,甘寒清血也。其托里举斑汤方中用归、升、柴、芷、穿山甲,皆温燥之品,岂不畏其灼津液乎?且前人有痘宜温、疹宜凉之论,实属确见,况温疹更甚于小儿之风热疹乎!其用升、柴取其升发之义,不知温病多见于春夏发生之候,天地之气,有升无降,岂可再以升药升之乎?且经谓"冬藏精者,春不病温",是温病之人,下焦精气久已不固,安庸再升其少阳之气,使下竭上厥乎!经谓"无实实,无虚虚,必先岁气,无伐天和",可不知耶?后人皆尤而效之,实不读经文之过也。

再按:时人发温热之表,二三日汗不出者,即云斑疹蔽伏,不惟用升、柴、羌、葛,且重以山川柳发之。不知山川柳一岁三花,故得三春之名,俗传音三春为山川,此柳古称柽[②]木,诗所谓"其柽其椐[③]"者是也。其性大辛大温,生发最速,横枝极细,善能入络,专发虚寒白疹,若温热气血沸腾之赤疹,岂非见之如仇乎?夫善治温病

者,原可不必出疹。即有邪郁,二三日或三五日,既不得汗,有不得不疹之势,亦可重者化轻,轻者化无。若一派辛温刚燥,气受其灾,而移热于血,岂非自造斑疹者乎? 再时医每于疹已发出,便称放心,不知邪热炽甚之时,正当谨慎,一有疏忽,为害不浅。疹不忌泻,若里结须微通之,不可令大泄,致内虚下陷,法在中焦篇。汪按:三春柳一名西河柳,又名观音柳,图经、别录未载,自缪希雍广笔记,盛推其治疹之功,而用者遂多。不知寒疹须发,温疹不须发,可用辛凉,不可用辛温也。木绵纱之类同此。疹以泻为顺,忌升提,忌补涩,亦不宜下,以犯中下二焦,其疹痫者,当苦寒坚阴,治属中下。

清宫汤方

元参心三钱　莲子心五分　竹叶卷心二钱　连翘心二钱　犀角尖二钱(磨冲)连心麦冬三钱

[加减]　热痰盛,加竹沥,梨汁各五匙。咳痰不清,加栝蒌皮一钱五分。热毒盛,加金汁、人中黄。渐欲神昏,加银花三钱、荷叶二钱、石菖蒲一钱。

此咸寒甘苦法,清膻中之方也。谓之清宫者,以膻中为心之宫城也。俱用心者,凡心有生生不已之意,心能入心,即以清秽浊之品,便补心中生生不已之生气,救性命于微芒也。火能令人昏,水能令人清,神昏谵语,水不足而火有余,又有秽浊也。且离以坎为体,元参,味苦属水补离中之虚。犀角,灵异味咸,辟秽解毒,所谓"灵犀一点通",善通心气,色黑补水,亦能补离中之虚,故以二物为君。莲心,甘苦咸,倒生根,由心走肾,能使心火下通于肾,又回环上升,能使肾水上潮于心,故以为使。连翘,象心,能退心热。竹叶心锐而中空,能通窍清火,故以之为佐。麦冬,之所以用心者,本经称其"主腹结气,伤中伤饱,胃脉络绝",试问去心焉能散结气,补伤中,通伤饱,续胃脉,络绝哉? 盖麦冬禀少阴癸水之气,一本横生,根颗连络,有十二枚者,有十四五枚者,所以然之故,手足三阳三阴之络,共有十二,加任之尾翳,督之长强,共十四又加脾之络,共十五,此物性合人身自然之妙也。命名与天冬并称门冬者,冬主闭藏,门主开转,谓其有开合之功能也。其妙处全在一心之用,从古并未有去心之明文,张隐庵①谓不知始自何人,相沿已外,而不可改。瑭考始知自陶弘景⑤始也,盖陶氏惑于"诸心入心,能令人烦"之一语,不知麦冬无毒载在上品,久服身轻,安能令人烦哉? 如参、术、菁草,以及诸仁诸子,莫不有心,亦皆能令人烦而悉去之哉? 陶氏之去麦冬心,智者千虑之失也。此方独取其心,以散心中秽浊之结气,故以之为臣。

安宫牛黄丸方

牛黄一两　郁金一两　犀角一两　黄连一两　朱砂一两　梅片二钱五分麝香二钱五分　真珠五钱　山栀一两　雄黄一两　金箔衣　黄芩一两

上为极细末,炼老蜜为丸,每丸一钱,金箔为衣蜡护。脉虚者人参汤下,脉实者银花薄荷汤下,每服一丸。兼治飞尸卒厥⑥,五痫中恶⑦,大人小儿痉厥之因于热者。大人病重体实者,日再服,甚者日三服,小儿服半丸,不知,再服半丸。

此芳香化秽浊而利诸窍，咸寒保肾水而安心体，苦寒通火腑而泻心用之方也。牛黄，得日月之精，通心主之神。犀角，主治百毒，邪鬼瘴气。真珠，得太阴之精，而通神明，合犀角补水救火。郁金草之香。梅片木之香。（按：冰片洋外老杉木浸成，近世以樟脑打成为之，樟脑发水中之火，为害甚大，断不可用。）雄黄石之香。麝香乃精血之香。合四香以为用，使闭锢之邪热温毒深在厥阴之分者，一齐从内透出，而邪秽自消，神明可复也。黄连泻心火，栀子泻心与三焦之火，黄芩泻胆肺之火，使邪火与诸香一齐俱散也。朱砂，补心体，泻心用。合金箔坠痰而镇固，再合真珠、犀角，为督战之主帅也。

紫雪丹方

滑石一斤　石膏一斤　寒水石一斤　磁石（捣煎去渣入后药）水煮二斤　羚羊角五两　木香五两　犀角五两　沉香五两　丁香一两　升麻一斤　元参一斤　炙甘草半斤

以上八味，并捣剉⑧，入前药汁中煎，去渣入后药。朴硝、硝石各二斤，提净，入前药汁中，微火煎，不住手将柳木搅，候汁欲凝，再加入后二味。辰砂三两研细，麝香一两二钱研细，入前药拌匀。合成退火气，冷水调一二钱。

诸石利火水而通下窍。磁石、元参，补肝肾之阴，而济上君火。犀角、羚羊角泻心胆之火。甘草和诸药而败毒，且缓肝急。诸药皆降，独用一味升麻，盖欲降先升也。诸香化秽浊，或开上窍，或开下窍，使神明不致坐困于浊邪，而终不克复其明也。丹砂色赤，补心而通心火，内含汞而补心体，为坐镇之用。诸药用气，硝独用质者，以其水卤结成，性峻而易消，泻火而散结也。

局方至宝丹方

犀角一两（镑）　朱砂一两　飞琥珀一两　研玳瑁一两（镑）　牛黄五钱　麝香五钱

以安息重汤炖化，和诸药为丸，一百丸，蜡护。

此方荟萃各种灵异，皆能补心体，通心用，除秽邪，解热结，共成拨乱反正之功。大抵安宫牛黄丸最凉，紫雪次之，至宝又次之，主治略同，而各有所长，临时对证斟酌可也。

邪入心包，舌謇肢厥，牛黄丸主之，紫雪丹亦主之。（上焦篇 17）

厥者，尽也。阴阳极造其偏，皆能致厥。伤寒之厥，足厥阴病也。温热之厥，手厥阴病也。舌卷囊缩，虽同系厥阴现证，要之舌属手，囊属足也。盖舌为心窍，包络代心用事，肾囊前后，皆肝经所过，断不可以阴阳二厥，混而为一。若陶节庵所云"冷过肘膝，便为阴寒"，恣用大热。再热厥之中，亦有三等：有邪在络居多，而阳明证少者，则从芳香，本条所云是也。有邪搏阳明，阳明太实，上冲心包，神迷肢厥，甚至通体皆厥，当从下法，本论加载中焦篇。有日久邪杀阴亏而厥者，则从育阴潜阳法，本论加载下焦篇。

【注释】

①百毒蛊疰，邪鬼瘴气：百毒，泛指各种病毒；蛊，即蛊毒；疰即慢性传染病，邪鬼泛指各种精神方面疾病，瘴气多指疟疾。

②柽：三川柳，西河柳。

③椐：树木名，即灵寿木。

④张隐庵：张志聪，清代名医，著有《黄帝内经素问灵枢集注》。

⑤陶弘景：梁朝名医，著有《本草经集注》等。

⑥飞尸卒厥：飞尸是痨病病名之一。卒厥是暴厥。

⑦五痫中恶：五痫这里泛指各种癫痫病。中恶泛指昏厥。

⑧剉：铡碎之意。

【提要】　本节主要论述上焦误用汗法发斑、发疹、温热病邪陷心包证治。

（1）对于上焦误汗的论述：温病最忌辛温发汗之法，辛则助热，温必燥血，强行发汗，必更伤津液，机体无作汗之源而无汗出。温热之邪不能蒸汗而解，郁于血分故发斑疹也。且汗为心之液，误汗伤阳耗液。心阳伤则神明乱，中无所主，故神昏。心液伤而心血虚，心以阴为体，心阴不能济阳，则心阳独亢，心主言，故谵语不休也。发斑者，为阳明热毒，故用化斑汤主之，方用石膏清肺胃之热，知母清金保肺而治阳明独胜之热，玄参启肾水而救肺金，犀角咸寒，败毒凉血消斑。疹为太阴风热，治疗上宜芳香透络，辛凉解肌，甘寒清血，方用银翘散去辛温之豆豉，加入生地黄、牡丹皮、大青叶、玄参清热凉血透疹。误汗神昏谵语者，为热入心包。心包代心行事，治疗用清宫汤化裁，该方用玄参心、莲子心、竹叶卷心、连翘心、犀角尖、连心麦冬，可谓集诸"心"之大成，加强入心、清心之力，补心中生生不已之生气。

（2）对于"温病三宝"的论述：安宫牛黄丸、紫雪丹、至宝丹均由一些灵异之品组成，吴鞠通从取类比象的角度给三宝作了方解，别具一格；其中安宫牛黄丸"芳香化秽浊而利诸窍，咸寒保肾水而安心体，苦寒通火腑而泻心用之方也"；紫雪丹"诸石利火水而通下窍""诸香化秽浊，或开上窍，或开下窍"；至宝丹"此方荟萃各种灵异，皆能补心体，通心用，除秽邪，解热结"。安宫牛黄丸、紫雪丹，至宝丹都具有清热解毒，化痰开窍之功，至于三者的区别，"大抵安宫牛黄丸最凉，紫雪次之，至宝又次之，主治略同，而各有所长，临时对证斟酌可也。"临床可以参考。

（3）温病"三宝"，不仅仅温病神昏中用之，众多内科杂病亦可用之，如中风继发的中枢高热神昏，肝昏迷，肺性脑病，肾性脑病等。彭坚教授治疗一个20岁的脑膜炎昏迷120余天的女学生，就是采用安宫牛黄丸化开鼻饲，连服数天后神志转清，无任何后遗症，可见该方疗效确凿。

（五）暑温及伏暑证治

【原文】　形似伤寒，但右脉洪大而数，左脉反小于右，口渴甚，面赤，汗大出者，名曰暑温，在手太阴，白虎汤主之。脉芤甚者，白虎加人参汤主之。（上焦篇22）

此标暑温之大纲也。

按：温者，热之渐。热者，温之极也。温盛为热，木生火也。热极湿动，火生土也。上热下湿，人居其中，而暑成矣。若纯热不兼湿者，仍归前条温热例，不得混入暑也。形似伤寒者，谓头痛身痛，发热恶寒也。水火极不同性，各造其偏之极，反相同也。故经谓：水极而似火也，火极而似水也。伤寒伤于水气之寒，故先恶寒而后发热，寒郁人身卫阳之气，而为热也。故仲景《伤寒论》中，有已发热或未发之文。若伤暑则先发热，热极而后恶寒，盖火盛必克金，肺性本寒，而复恶寒也。然则伤暑之发热恶寒，虽与伤寒相似，其所以然之故，实不同也。学者诚能究心于此，思过半矣。脉洪大而数，甚则芤，对伤寒之脉浮紧而言也。独见于右手者，对伤寒之左脉大而言也。右手主上焦气分，且火克金也。暑从上而下，不比伤寒从下而上。左手主下焦血分也，故伤暑之左脉，反小于右。口渴甚面赤者，对伤寒太阳证，面不赤口不渴而言也。火烁津液，故口渴。火甚未有不烦者。面赤者，烦也。烦字从火从页，谓火现于面也。汗大出者，对伤寒汗不出而言也。首白虎例者，盖白虎乃秋金之气，所以退烦暑。白虎乃暑温之正例也，其源出自《金匮》，守先圣之成法也。（不知守先圣成法者，不可与读此书。）

白虎汤、白虎加人参汤方（并见前）

《金匮》谓太阳中暍①，发热恶寒，身重而疼痛，其脉弦细芤迟，小便已，洒然毛耸②，手足逆冷，小有劳身即热，口开前板齿③燥。若发其汗，则恶寒甚。加温针则发热甚。数下则淋甚，可与东垣清暑益气汤。（上焦篇23）

张石顽④注谓：太阳中暍，发热恶寒，身重而疼痛，此因暑而伤风露之邪，手太阴标证也。手太阳小肠属火，上应心包，二经皆能制金烁肺，肺受火刑，所以发热恶寒，似足太阳证。其脉或见弦细，或见芤迟，小便已，洒然毛耸，此热伤肺胃之气，阳明本证也。（愚按：小便已，洒然毛耸，似乎非阳明证，乃足太阳膀胱证也。盖膀胱主水，火邪太甚而制金，则寒水来为金母复仇也，所谓五行之极反兼胜己之化。）发汗则恶寒甚者，气虚重夺（当作伤）其津（当作阳）也。温针则发热甚者，重伤经中之液，转助时火肆虐于外也。数下之则淋甚者，劫其在里之阴，热势乘机内陷也。此段经文，本无方治，东垣特立清暑益气汤，足补仲景之未逮。愚按：此言太过，仲景当日必有不可立方之故，或曾立方，而后世脱简，皆未可知，岂东垣能立，而仲景反不能立乎？但细按此证，恰可与清暑益气汤，曰可者，仅可而有所未尽之词，尚望遇是证者，临时斟酌尽善。至沈目南⑤《金匮要略注》，谓"当用辛凉甘寒"，实于此证不合。盖身重疼痛，证兼寒湿也。即目南自注，谓"发热恶寒，身重疼痛，其脉弦细芤迟，内暑而兼阴湿之变也。"岂有阴湿而用甘寒，柔以济柔之理？既曰"阴湿"，岂辛甘所能胜任？不待辨而自明。

清暑益气汤方（辛甘化阳酸甘化阴复法）

黄芪一钱　黄柏一钱　麦冬二钱　青皮一钱　白术一钱五分　升麻三分

当归七分　炙甘草一钱　神曲一钱　人参一钱　泽泻一钱　五味子八分　陈皮一钱
苍术一钱五分　葛根三分　生姜二片　大枣二枚

水五杯,取二杯,渣再煮一杯,分温三服。虚者得宜,实者禁用。汗不出而但热者禁用。

手太阴暑温,如上条证,但汗不出者,新加香薷饮主之。(上焦篇24)

证如上条,指形似伤寒右脉洪大,左手反小,面赤口渴而言。但以汗不能自出,表实为异,故用香薷饮发暑邪之表也。

按:香薷辛温芳香,能由肺之经,而达其络。鲜扁豆花,凡花皆散,取其芳香而散,且保肺液。以花易豆者,恶其呆滞也。夏日所生之物,多能解暑,惟扁豆花为最。如无花时,用鲜扁豆皮,若再无此,用生扁豆皮。厚朴苦温,能泻实满,厚朴,皮也,虽走中焦,究系肺主皮毛,以皮从皮,不为治上犯中。若黄连、甘草,纯然里药,暑病初起,且不必用,恐引邪深入,故易以银花、连翘,取其辛凉达肺中之表,纯从外走,不必走中也。温病最忌辛温,暑证不忌者,以暑必兼湿,湿为阴邪,非温不解。故此方香薷、厚朴用辛温,而余则佐以辛凉云。下文湿温论中,不惟不忌辛温,且用辛热也。

新加香薷饮方(辛温复辛凉法)

香薷二钱　银花三钱　鲜扁豆花三钱　厚朴二钱　连翘二钱

水五杯,煮取二杯,先服一杯,得汗止后服,不汗再服,服尽不汗,再作服。

【注释】

①中暍:中暑。

②洒然毛耸:洒然是形容寒栗感,毛耸是形容毫毛耸起。

③前板齿:门齿。

④张石顽:清代名医。著有《伤寒大成》《张氏医通》等。

⑤沈目南:清代名医,著有《伤寒六经辨证治法》。

【提要】　本节主要论述上焦暑病证治。

(1)上焦暑温的论述:从病症上看,暑温形似伤寒者,谓头痛身痛,发热恶寒也。但暑温初起以阳明气分热盛为主要征候,临床常见壮热、烦渴、汗多、面赤、脉洪大等表现,且多发于夏至与立秋之间。而伤寒为禀寒水之气,伤人必先见恶寒而后发热,脉浮紧,面不赤,心不烦,多发于寒冬之月。在治疗上,暑温必清热解暑,方用白虎汤或白虎加人参汤。伤寒必辛温解表,或麻黄汤,或桂枝汤。

(2)夏月中暑的治疗:吴鞠通提出主方为东垣的清暑益气汤,辛甘化阳酸甘化阴复法。该方适用于元气不足之人,夏月中暑,症见肢倦乏力,食少纳呆,倦怠嗜卧,小便黄,大便溏等,投之辄效。该方尤适合南方元气不足之人,何故也?南方夏月多湿也。

(3)暑温见表证的治疗:吴鞠通提出用新加香薷饮,该方是辛凉复辛温之法,适合于夏月暑夹寒湿之邪闭表无汗之证。在用药上注重亦颇具特色,因时制宜,选用夏日所生之物,多能解暑,如鲜扁豆花,诸花皆散,芳香解暑;香薷有夏月麻黄之称,解暑祛湿。有汗者慎用。

【原文】 长夏受暑,过夏而发者,名曰伏暑。霜未降而发者少轻,霜既降而发者则重,冬日发者尤重,子午丑未之年为多也。(上焦篇 36)

长夏盛暑,气壮者不受也。稍弱者,但头晕片刻,或半日而已,次则即病。其不即病而内舍于骨髓,外舍于分肉①之间者,气虚者也。盖气虚不能传送暑邪外出,必待秋凉,金气相搏而后出也。生气本所以退烦暑,金欲退之,而暑无所藏,故伏暑病发也。其有气虚甚者,虽金风亦不能击之使出,必待深秋大凉,初冬微寒,相逼而出,故尤为重也。子午丑未之年为独多者,子午君火司天,暑本于火也。丑未湿土司地,暑得湿则留也。

太阴伏暑,舌白口渴无汗者,银翘散去牛蒡、元参加杏仁、滑石主之。(上焦篇 38)
注:此邪在气分,而表实之证也。

太阴伏暑,舌赤口渴无汗者,银翘散加生地、丹皮、赤芍、麦冬主之。(上焦篇 39)
注:此邪在血分,而表实之证也。

伏暑、暑温、湿温,证本一源,前后互参,不可偏执。(上焦篇 42)
【注释】
①分肉:这里指肌肉。
【提要】 主要论述伏暑初起的证治。

吴鞠通首立病名,"长夏受暑,过夏而发者,名曰伏暑",病机是夏月受暑,郁伏于体内,过夏至深秋或冬月由时邪诱发而发病。本节还谈到了运用运气学说来阐述伏暑子午丑未之年多发的原因,"子午君火司天,暑本于火也。丑未湿土司地,暑得湿则留也"。伏暑初起为表里同病,表现为卫气同病和卫营同病。以舌白和舌红为辨证要点。方用银翘散去牛蒡子、玄参加杏仁、滑石方和银翘散加生地、牡丹皮、赤芍、麦冬方。前方用银翘散疏散表邪,去牛蒡子、玄参等阴柔滋腻之品,以免碍湿。加入杏仁、滑石,合银翘散中芦根,开肺利湿。后方同样用银翘散解表,加入生地、牡丹皮、赤芍、麦冬,此乃半个犀角地黄汤(去犀角),半个增液汤(无玄参),一则清热凉血,二则养阴增液。细品吴鞠通治疗伏暑初起两方,才能领悟其治疗伏暑初起的主要法则。

(六)湿热病证治及禁忌

【原文】 头痛恶寒,身重疼痛,舌白不渴,脉弦细而濡,面色淡黄,胸闷不饥,午后身热,状若阴虚病难速已,名曰湿温。汗之则神昏耳聋,甚则目瞑①不欲言。下

之则洞泄②,润之则病深不解,长夏深秋冬日同法,三仁汤主之。(上焦篇43)

头痛恶寒,身重疼痛,有似伤寒。脉弦濡则非伤寒矣。舌白不渴,面色淡黄,则非伤暑之偏于火者矣。胸闷不饥,湿闭清阳道路也。午后身热,状若阴虚者,湿为阴邪,阴邪自旺于阴分,故与阴虚,同一午后身热也。湿为阴邪,自长夏而来,其来有渐,且其性氤氲粘腻,非若寒邪之一汗即解,温热之一凉即退,故难速已。世医不知其为湿温:见其头痛恶寒身重疼痛也,以为伤寒而汗之,汗伤心阳,湿随辛温发表之药,蒸腾上逆。内蒙心窍则神昏。上蒙清窍则耳聋,目瞑不言。见其中满不饥,以为停滞,而大下之,误下伤阴,而重抑脾阳上升,脾气转陷,湿邪乘势内溃,故洞泄。见其午后身热,以为阴虚,而用柔药润之,湿为胶滞阴邪,再加柔药阴药,二阴相合,同气相求,遂有锢结而不可解之势。惟以三仁汤轻开上焦肺气。盖肺主一身之气,气化则湿亦化也,湿气弥漫,本无形质,以重浊滋味之药治之,愈治愈坏。伏暑、湿温,吾乡俗名秋呆子,悉以陶氏六书法治之,不知从何处学来?医者呆,反名病呆,不亦诬乎?再按:湿温较诸病势虽缓而实重,上焦最少,病势不甚显张,中焦病最多,详见中焦篇,以湿为阴邪故也,当于中焦求之。

三仁汤方

杏仁五钱　飞滑石六钱　白通草二钱　白蔻仁二钱　竹叶二钱　厚朴二钱
生薏仁六钱　半夏五钱

甘澜水八碗,煮取三碗,每服一碗,日三服。

【注释】

①目瞑:眼闭不欲睁开。

②洞泄:水谷不化之腹泻。

【提要】　上焦湿热病证治及禁忌。

(1)吴鞠通对上焦湿温证治的论述:首先对于湿温的命名提出"头痛恶寒,身重疼痛,舌白不渴,脉弦细而濡,面色淡黄,胸闷不饥,午后身热,状若阴虚病难速已,名曰湿温",湿热之邪困阻肌表,卫阳被遏,故见恶寒身痛,头痛,胸闷不饥是"湿闭清阳道路",湿为阴邪,阴邪自旺于阴分,故状若阴虚。但湿为阴邪,非若寒邪一汗而解,非温热之邪一凉而退,故曰"病难速已"。吴鞠通对于该病临床表现描述非常精当,对于该病的预后及病程判断也非常准确。

(2)吴鞠通创立三仁汤:方中杏仁开肺,白蔻仁畅中,生薏苡仁利下,该方三焦同治,表里兼施,成为后世治疗湿温初起的主要方剂之一。其不足之处在于该方清热的力量不够,可在方中加入黄芩清泄肺热;燥湿之功亦不强,根据叶天士《临证指南医案》用药习惯可以在方中加入石菖蒲燥湿化痰。

(3)吴鞠通对于湿温初起禁忌的论述:吴鞠通提出湿温三禁,即禁汗,禁下,禁滋补。湿热郁阻肌表,宜芳香化湿,切忌麻黄、桂枝等辛温发汗之品,用之湿不仅不祛,反易助热动湿,湿随热蒸,蒙蔽清窍,内闭心包,导致神昏、耳聋等证,即"汗之则神昏耳聋,甚则目瞑不欲言";湿热阻滞胃肠宜苦温燥湿,不宜峻下之品,否则损伤脾阳,脾气下陷而泄利不止。诚如吴鞠通所言"下之则洞泄";湿热病常见午后身热、口干等症,并非阴虚之候,若投生地、熟地等滋腻之品,则反助湿碍气,使病不解。即吴鞠通所言"润之则病深不解"。

（七）秋燥论治

【原文】 秋感燥气,右脉数大,伤手太阴气分者,桑杏汤主之。（上焦篇54）

前人有云:"六气之中,惟燥不为病",似不尽然。盖以《黄帝内经》"少秋感于燥"一条,故有此议耳。如阳明司天之年,岂无燥金之病乎? 大抵春秋二令,气候较夏冬之偏寒偏热为平和。其由于冬夏之伏气为病者多,其由于本气自病者少。其由于伏气而病者重。本气自病者轻耳。其由于本气自病之燥证,初起必在肺卫,故以桑杏汤清气分之燥也。

桑杏汤方（辛凉法）

桑叶一钱　杏仁一钱五分　沙参二钱　象贝一钱　香豉一钱　栀皮一钱　梨皮一钱

水二杯,煮取一杯,顿服之。重者再作服。（轻药不得重用,重用必过病所。再:一次煮成三杯,其二三次之气味必变,药之气味俱轻故也。）

感燥而咳者,桑菊饮主之。（**上焦篇55**）

注:亦救肺卫之轻剂也。

桑菊饮方（方见前）

燥伤肺胃阴分,或热或咳者,沙参麦冬汤主之。（**上焦篇56**）

注:此条较上二条,则病深一层矣,故以甘寒救其津液。

沙参麦冬汤方（甘寒法）

沙参三钱　玉竹二钱　生甘草一钱　冬桑叶一钱五分　麦冬三钱　生扁豆一钱五分　花粉一钱五分

水五杯,煮二杯,日再服。久热久咳者,加地骨皮三钱。

燥气化火,清窍不利者,翘荷汤主之。（**上焦篇57**）

清窍不利,如耳鸣目赤,龈胀咽痛之类。翘荷汤者,亦清上焦气分之燥热也。

翘荷汤（辛凉法）

薄荷一钱五分　连翘一钱五分　生甘草一钱　黑栀皮一钱五分　桔梗二钱　绿豆皮二钱

水二杯,煮取一杯,顿服之,日服二剂,甚者日三。耳鸣者加羚羊角、苦丁茶。目赤者加鲜菊叶、苦丁茶、夏枯草。咽痛者加牛蒡子、黄芩。

诸气膹郁,诸痿喘呕之因于燥者,喻氏清燥救肺汤主之。(上焦篇58)

喻氏云:诸气膹郁之属于肺者,属于肺之燥也。而古今治气郁之方,用辛香行气,绝无一方治肺之燥者。诸痿喘呕之属于上者,亦属于肺之燥也。而古今治法,以痿呕属阳明,以喘属肺,是则呕与痿属之中下,而惟喘属之上矣。所以千百方中,亦无一方及于肺之燥也。即喘之属于肺者,非表即下,非行气即泻气,间有一二用润剂者,又不得其肯綮①。总之,《黄帝内经》六气,脱误秋伤于燥一气,指长夏之湿,为秋之燥,后人不敢更端其说,置此一气于不理,即或明知理燥,而用药夹杂,如弋获飞虫,茫无定法示人也。今拟此方,命名清燥救肺汤,大约以胃气为主,胃土为肺金之母也。其天门冬虽能保肺,然味苦而气滞,恐反伤胃阻痰,故不用也。其知母能滋肾水清肺金,亦以苦而不用。至如苦寒降火,正治之药,尤在所忌。盖肺金自至于燥,所存阴气,不过一线耳,倘更以苦寒下其气,伤其胃,其人尚有生理乎?诚仿此增损以救肺燥,变生诸证,如沃焦救焚,不厌其频,庶克有济②耳。

清燥救肺汤(辛凉甘润法)

石膏二钱五分　甘草一钱　霜桑叶三钱　人参七分　杏仁泥七分　胡麻仁(炒研)一钱　阿胶八分　麦冬(不去心)二钱　枇杷叶(去净毛,炙)六分

水一碗,煮六分,频频二三次温服。痰多,加贝母、瓜蒌。血枯,加生地黄。热甚,加犀角、羚羊角,或加牛黄。

燥伤本脏,头微痛恶寒,咳嗽稀痰,鼻塞嗌塞,脉弦无汗,杏苏散主之。(《补秋燥胜气论》条文2)

本脏者,肺胃也。经有嗌塞而咳之明文,故上焦之病自此始。燥伤皮毛,故头微痛,恶寒也。微痛者,不似伤寒之痛甚也。阳明之脉,上行头角,故头亦痛也。咳嗽稀痰者,肺恶寒,古人谓燥为小寒也。肺为燥气所搏,不能通调水道,故寒饮停而咳。鼻塞者,鼻为肺窍。嗌塞者,嗌为肺系也。脉弦者,寒兼饮也。无汗者,凉搏皮毛也。

按:杏苏散减小青龙一等,此条当与下焦篇所补之痰饮数条参看。再:杏苏散乃时人统治四时伤风咳嗽通用之方,本论前于风温门中已驳之矣。若伤燥凉之咳,治之苦温,佐以甘辛,正为合拍。若受伤寒夹饮之咳,则有青龙。若伤春风,与燥已化火,无痰之证,则仍从桑菊饮、桑杏汤例。

杏苏散方

苏叶　半夏　茯苓　前胡　苦桔梗　枳壳　甘草　生姜　大枣(去核)　橘皮　杏仁

加减:无汗,脉弦甚,或紧者,加羌活微透汗。汗后,咳不止,去苏叶、羌活,加苏梗。兼泄泻,腹满者,加苍术、厚朴。头痛,兼眉棱骨痛者,加白芷。热甚,加黄芩,泄泻腹满者不用。

此苦温甘辛法也。外感燥凉,故以苏叶、前胡辛温之轻者达表。无汗脉紧,故

加羌活辛温之重者微发其汗。甘、桔从上开,枳、杏、前、苓从下降,则嗌塞鼻塞宣通,而咳可止。橘、半、茯苓逐饮,而补肺胃之阳。以白芷易原方之白术者:白术中焦脾药也。白芷肺胃本经之药也,且能温肌肉而达皮毛。姜、枣为调和荣卫之用若表凉退而里邪未除,咳不止者,则去走表之苏叶,加降里之苏梗。泄泻腹满,金气太实之里证也,故去黄芩之苦寒,加术、朴之苦辛温也。

【注释】

①肯綮:原意是筋骨结合的地方,这里比喻要点。

②庶克有济:差不多可以达到治愈的意思。

【提要】 本节主要论述上焦秋燥证治。

(1)对上焦温燥的论述:温燥承暑热之气,感人多病温燥,属于温热病的范畴,根据侵犯的部位和表现,吴鞠通分为桑杏汤证、桑菊饮证、沙参麦冬汤证、翘荷汤和清燥救肺汤证五个基本证候类型。其中桑菊饮证为温燥侵犯肺卫之证,桑杏汤证为温燥侵犯气分之轻证,清燥救肺汤证为温燥侵犯气分之重证,沙参麦冬汤证为温燥伤肺胃之证,翘荷汤为温燥侵犯清窍之证。临床可以灵活选用。

(2)上焦凉燥的论治:杏苏散证。吴鞠通引用了沈目南《秋燥论》的大量篇幅说明凉燥的特点,且与小青龙汤进行比较鉴别,杏苏散治凉燥犯肺之咳嗽,小青龙汤治疗伤寒夹饮犯肺之咳嗽。方后的加减可以作为临床参考,无汗,脉弦甚,或紧者,为表邪较甚,故加羌活微透汗以解表。表邪已解,若咳嗽不止,去苏叶、羌活辛散之品,加苏梗宽胸理气。若兼泄泻,腹满者,必夹内湿,可加苍术、厚朴,即成平胃散之法燥湿除满止泻。若见兼眉棱骨头痛者,邪犯阳明,加白芷。内有燥热甚,加黄芩。

(3)对于清燥救肺汤的论述:本方乃喻昌所创,肺为娇脏,燥邪犯肺,不可过用辛香发散,苦寒泻肺之品,必用甘寒清润养胃之品。细察该方实乃炙甘草汤加减变化而来,方中的阿胶、麦冬、人参、麻仁等药即是半个炙甘草汤。近代有医家认为该方可以防治小儿重症肺炎合并心力衰竭,可谓对该方的继承和发展。

三、中焦温热病

(一)阳明温热病提纲及诸承气汤证治

【原文】 面目俱赤,语声重浊,呼吸俱粗,大便闭,小便涩,舌苔老黄,甚则黑有芒刺①,但恶热不恶寒,日晡②益甚者,传至中焦,阳明温病也。脉浮洪躁甚者,白虎汤主之。脉沉数有力,甚则脉体反小而实者,大承气汤主之。暑温、湿温、温疟,不在此例。(中焦篇1)

阳明之脉荣于面,《伤寒论》谓阳明病,面缘缘正赤。火盛必克金,故目白睛亦赤也。语声重浊,金受火刑,而音不清也。呼吸俱粗,谓鼻息来去俱粗,其粗也平等,方是实证。若来粗去不粗,去粗来不粗,则非阳明实证,当细辨之。粗则喘之渐也。大便闭,阳明实也。小便涩,火腑不通,而阴气不化也。口燥渴,火烁津也。舌苔老黄,肺受胃浊,气不化津也。(按:《灵枢》论诸脏温病,独肺温病有舌苔之明文,余则无有可见,舌苔乃胃中浊气熏蒸肺脏,肺气不化而然。)甚则黑者,黑水色也,火极而似水也。又水胜火。大凡五行之极盛,必兼胜己之形,芒刺苔久不化,热极而起坚硬之刺也。倘刺软者,非实证也。不恶寒但恶热者,传至中焦,已无肺证。阳明者两阳合明也。温邪之热与阳明之热相搏,故但恶热也。或用白虎,或用承气者,证同而脉异也。浮洪躁甚,邪气近表,脉浮者不可下,凡逐邪者,随其所在,就近而逐之。脉浮则出表为顺,故以白虎之金飚[③]以退烦热。若沉小有力,病纯在里,则非下夺不可矣,故主以大承气。按吴又可《温疫论》中云:舌苔边白,但见中微黄者,即加大黄。甚不可从。虽云伤寒重在误下,温病重在误汗,即误下不似伤寒之逆之甚,究竟承气非可轻尝之品,故云舌苔老黄,甚则黑有芒刺,脉体沉实,的系燥结痞满,方可用之。或问:"子言温病以手经主治,力辟用足经药之非,今亦阳明证者何?阳明特非足经乎?"曰:阳明如市,胃为十二经之海,土者万物之所归也。诸病未有不过此者,前人云,伤寒传足不传手,误也,一人不能分为两截。总之,伤寒由毛窍而溪。溪,肉之分,理之小者。由溪而谷。谷,肉之分,理之大者。由谷而孙络,孙络,络之至细者,由孙络而大络,由大络而经,此经即太阳经也。始太阳,终厥阴。伤寒以足经为主,未始不关手经也。温病由口鼻而入,鼻气通于肺,口气通于胃,肺病逆传,则为心包。上焦病不治,则传中焦,胃与脾也。中焦病不治,则传下焦,肝与肾也。始上焦,终下焦。温病以手经为主,未始不关足经也。但初受之时,断不可以辛温发其阳耳。盖伤寒伤人身之阳,故喜辛温、甘温、苦热,以救其阳。温病伤人之阴,故喜辛凉、甘寒、苦咸,以救其阴。彼此对勘,自可了然于心目中矣。

白虎汤(方见上焦篇)

大承气汤方

大黄六钱　芒硝三钱　厚朴三钱　枳实三钱

水八杯,先煮枳、朴,后纳大黄、芒硝,煮取三杯,先服一杯,约二时许,得利止后服,不知,再服一杯,再不知,再服。

方论:此苦辛通降,咸以入阴法。承气者,承胃气也。盖胃之为腑,体阳而用阴。若在无病时,本系自然下降,今为邪气蟠踞于中,阻其下降之气,胃虽自欲下降而不能,非药力助之不可。故承气汤通胃结,救胃阴,乃系承胃腑本来下降之气,非有一毫私智穿凿于其间也,故汤名承气。学者若能真透彻此义,则施用承气,自无弊窦。大黄荡涤热结,芒硝入阴软坚,枳实开幽门之不通,厚朴泻中宫之实满(厚朴分量,不似伤寒论中重用者,治温与治寒不同,畏其燥也)。曰大承气者,合四药而观之,可谓无坚不破,无微不入,故曰大也。非真正实热蔽痼,气血俱结者,不可用也。若去入阴之芒硝,则云小矣。去枳、朴之攻气结,加甘草以和中,则云调胃矣。

阳明温病,下之不通,其证有五:应下失之,正虚不能运药,不运药者死,新加黄龙汤主之。喘促不宁,痰涎壅滞,右寸实大,肺气不降者,宣白承气汤主之。左尺牢坚,小便赤痛,时烦渴甚,导赤承气汤主之。邪闭心包,神昏舌短,内窍不通,饮不解渴者,牛黄承气汤主之。津液不足,无水舟停者,间服增液,再不下者,增液承气汤主之。(中焦篇 17)

《经》谓"下不通者,死",盖下而至于不通,其为危险可知。不忍因其危险难治,而遂弃之。兹按温病中下之不通者,共有五因:其因正虚不运药者,正气既虚,邪气复实,勉拟黄龙法。以人参补正。以大黄逐邪。以冬地增液。邪退正存一线,即可以大队补阴而生。此邪正合治法也。其因肺气不降,而里证又实者,必喘促寸实。则以杏仁、石膏宣肺气之痹,以大黄逐肠胃之结,此脏腑合治法也。其因火腑不通,左尺必现牢坚之脉(左尺小肠脉也,俗候于左寸者非,细考《内经》知)小肠热盛,下注膀胱,小便必涓滴④,赤且痛也。则以导赤去淡通之阳药。加连、柏之苦通火腑,大黄、芒硝承胃气而通大肠,此二肠同治法也。其因邪闭心包,内窍不通者,前五条已有先与牛黄丸,再与承气之法,此条系已下而不通,舌短神昏,闭已甚矣,饮不解渴,消亦甚矣,较前条仅仅谵语,则更急而又急,立刻有闭脱之虞,阳明大实不通,有消亡肾液之虞,其势不可稍缓须史。则以牛黄丸开手少阴之闭,以承气急泻阳明,救足少阴之消,此两少阴合治法也。再此条亦系三焦俱急,当与前第十条用承气陷胸合法者参看。其因阳明太热,津液枯燥,水不足以行舟,而结粪不下者,非增液不可服。增液两剂,法当自下。其或脏燥太甚之人,竟有不下者,则以增液合调胃承气汤缓缓与服,约二时服半杯沃之,此一腑中气血合治法也。

新加黄龙汤(苦甘咸法)

细生地五钱　生甘草二钱　人参一钱五分(另煎)　生大黄三钱　芒硝一钱
元参五钱　麦冬(连心)五钱　当归一钱五分　海参二条(洗)　姜汁六匙

水八杯,煮取三杯,先用一杯,冲参汁五分,姜汁二匙,顿服之。如腹中有响声,或转矢⑤气者,为欲便也。候一二时不便,再如前法服一杯。候二十四刻不便,再服第三杯。如服一杯即得便,止后服,酌服益胃汤一剂,余参或可加入。

方论:此处方于以无可处之地,勉尽人力,不肯稍有遗憾之法也。旧方用大承气加参、地、当归,须知正气久耗,而大便不下者,阴阳俱惫,尤重阴液消亡,不得再用枳、朴伤气而耗液。故改用调胃承气,取甘草之缓急,合人参补正,微点姜汁,宣通胃气,代枳、朴之用,合人参最宣胃气,加麦、地、元参保津液之难保,而又去血结之积聚,姜汁为宣气分之用,当归为宣血中气分之用。再加海参者,海参咸能化坚,甘能补正。按海参之液,数倍于其身,其能补液可知,且蠕动之物,能走络中血分,病久者必入络,故以之为使也。

宣白承气汤方(苦辛淡法)

生石膏五钱　生大黄三钱　杏仁粉二钱　栝蒌皮一钱五分

水五杯,煮取二杯,先服一杯,不知,再服。

导赤承气汤

赤芍三钱　细生地五钱　生大黄三钱　黄连二钱　黄柏二钱　芒硝一钱

水五杯,煮取二杯,先服一杯,不下,再服。

牛黄承气汤

即用前安宫牛黄丸二丸化开,调生大黄末三钱,先服一半,不知,再服。

增液承气汤

即于增液汤内加大黄三钱、芒硝一钱五分

水八杯,煮取三杯,先服一杯,不知,再服。

【注释】

①芒刺:舌苔隆起如刺状,是热极的症状。

②日晡:申时,下午3点至5点。

③金飚:秋风,这里是凉风之意。

④涓滴:原意是点滴的水,这里指小便淋漓。

⑤矢:通"屎"。

【提要】 本节主要论述中焦阳明温病的证治。

(1)吴鞠通对于中焦阳明温病的阐述:中焦阳明温病可以大致分为阳明气分热之白虎汤证和阳明腑实承气汤证。阳明之脉上行于面,热入阳明,故见面缘缘正赤;温邪之热与阳明之热相搏,故但恶热。热盛则言语气粗。热结阳明,腑气不通则大便干结而闭;火腑不通,故小便短涩,甚则灼热。热盛伤津,饮水自救,故大渴大饮。舌红苔黄燥甚有芒刺,亦是内热炽盛之候。吴鞠通所言之脉浮者,言其脉位表浅,并非轻取即得,重按反减之脉,脉位表浅,提示邪气尚近表不可下,方用白虎汤辛寒透热。若脉位沉数有力,甚则脉体反小而实者,提示病纯在里,则非下夺不可也,大承气汤主之。六腑以通为用,以降为和,邪结于胃肠,失通降之性,故用"承气汤通胃结,就胃阴",恢复胃肠通降之性。方用"大黄荡涤热结,芒硝入阴软坚,枳实开幽门之不通,厚朴泻中宫之实满"。药简力专,辨证准确,投之辄效。

(2)吴鞠通对于阳明温病下之不通的五种情况的论述:其一正虚不运药者,正虚邪实,拟黄龙法,扶正驱邪兼顾,药用"调胃承气,取甘草之缓急,合人参补正,微点姜汁,宣通胃气,代枳、朴之用,合人参最宣胃气,加麦、地、元参保津液之难保,而又去血结之积聚,姜汁为宣气分之用,当归为宣血中气分之用。再加海参者,海参咸能化坚,甘能补正",此邪正合治法。其二因肺气不降,而里证又实者,必喘促寸实,拟宣白承气法,方用生石膏清肺胃之邪热,杏仁粉利肺气,瓜蒌皮豁痰,生大黄通腑泻热,釜底抽薪。此脏腑合治法也。其三火腑不通,拟导赤承气汤法,用黄连、黄柏之苦通火腑,大黄、芒硝承胃气而通大肠,此二肠同治法也。其四邪闭心包,内窍不通者。先与安宫牛黄丸,再与大黄粉末,即牛黄承气汤法。其五阳明太热,津液舟停,结粪不下,先服增液汤两剂增水行舟,法当自下。若脏躁太甚,竟有不下者,则以增液合调胃承气汤缓缓与服,此气血合治法也。

（二）湿热类温热病证治

【原文】 三焦湿郁，升降失司①，脘连腹胀，大便不爽，一加减正气散主之。（中焦篇58）

再按此条与上第三条，同为三焦受邪，彼以分消开窍为急务。此以升降中焦为定法，各因见证之不同也。

一加减正气散方

藿香梗二钱　厚朴二钱　杏仁二钱　茯苓皮二钱　广皮一钱　神曲一钱五分　麦芽一钱五分　绵茵陈二钱　大腹皮一钱

水五杯，煮二杯，再服。

正气散本苦辛温兼甘法，今加减之，乃苦辛微寒法也。去原方之紫苏、白芷，无须发表也。去甘、桔，此证以中焦为扼要，不必提上焦也。只以藿香化浊。厚朴、广皮、茯苓、大腹皮泻湿满，加杏仁利肺与大肠之气，神曲、麦芽升降脾胃之气。茵陈宣湿郁而动生发之气，藿香单用梗，取其走中不走外也。茯苓单用皮，以诸皮皆凉泻湿热独胜也。

湿郁三焦，脘闷便溏，身痛舌白②，脉象模糊，二加减正气散主之。（中焦篇59）

上条中焦病重，故以升降中焦为要。此条脘闷便溏，中焦证也。身痛舌白，脉象模糊，则经络证矣。故加防己急走经络中湿郁。以便溏不比大便不爽，故加通草、薏苡仁利小便，所以实大便也。大豆黄卷，从湿热蒸变而成，能化蕴酿之湿热而蒸变脾胃之气。

二加减正气散（苦辛淡法）

藿香梗三钱　广皮二钱　厚朴二钱　茯苓皮三钱　木防己三钱　大豆黄卷二钱　川通草一钱五分　薏苡仁三钱

水八杯，煮三杯，三次服。

秽湿着里，舌黄③脘闷，气机不宣，久则酿热，三加减正气散主之。（中焦篇60）

前两法一以升降为主，一以急宣经隧为主。此则以舌黄之故，预知其内已伏热，久必化热，而身亦热矣。故加杏仁利肺气，气化则湿热俱化。滑石辛淡而凉，清湿中之热，合藿香所以宣气机之不宣也。

三加减正气散方（苦辛寒法）

藿香（连梗叶）三钱　茯苓皮三钱　厚朴二钱　广皮一钱五分　杏仁三钱　滑石五钱

水五杯，煮二杯，再服。

秽湿着里，邪阻气分，舌白滑，脉右缓④，四加减正气散主之。（中焦篇61）

以右脉见缓之故,知气分之湿阻。故加草果、楂肉、神曲,急运坤阳,使足太阴之地气,不上蒸手太阴之天气也。

四加减正气散方(苦辛温法)

藿香梗三钱 厚朴二钱 茯苓三钱 广皮一钱五分 草果一钱 楂肉(炒)五钱 神曲二钱

水五杯,煮二杯,渣再煮一杯,三次服。

秽湿着里,脘闷便泄,五加减正气散主之。(**中焦篇 62**)

秽湿而致脘闷,故用正气散之香开。便泄而知脾胃俱伤。故加大腹,运脾气。谷芽,升胃气也。以上二条,应入前寒湿类中。以同为加减正气散法,欲观者知化裁古方之妙,故列于此。

按今人以藿香正气散统治四时感冒,试问四时只一气行令乎? 抑各司一气,且有兼气乎? 况受气之身躯脏腑,又各有不等乎? 历观前五法,均用正气散,而加法各有不同,亦可知用药非丝丝入扣,不能中病。彼泛论四时不正之气,与统治一切诸病之方,指未望见轩岐⑤之堂室者也,乌可云医乎!

五加减正气散方(苦辛温法)

藿香梗二钱 广皮一钱五分 茯苓块三钱 厚朴二钱 大腹皮一钱五分 谷芽二钱 苍术一钱

水五杯,煮二杯,日再服。

脉缓身痛,舌淡黄而滑,渴不多饮,或竟不渴,汗出热解,继而复热,内不能运水谷之湿,外复感时令之湿,发表攻里,两不可施。误认伤寒,必转坏证。徒清热则湿不退,徒祛湿则热愈炽,黄芩滑石汤主之。(**中焦篇 63**)

脉缓身痛,有似中风,但不浮,舌滑,不渴饮,则非中风矣。若系中风,汗出则身痛解,而热不作矣。今继而复热者,乃湿热相蒸之汗。湿属阴邪,其气留连,不能因汗而退,故继而复热。内不能运水谷之湿,脾胃困于湿也。外复受时令之湿,经络亦困于湿矣。倘以伤寒发表攻里之法施之,发表则诛伐无过之表,阳伤而成痉。攻里则脾胃之阳伤而成洞泄、寒中,故必转坏证也。湿热两伤,不可偏治。故以黄芩、滑石、茯苓皮清湿中之热,蔻仁、猪苓宣湿邪之正,再加腹皮、通草,共成宣气利小便之功,气化则湿化,小便利则火腑通,而热自清矣。

黄芩滑石汤方(苦辛寒法)

黄芩三钱 滑石三钱 茯苓皮三钱 大腹皮二钱 白蔻仁二钱 通草一钱 猪苓三钱

水六杯,煮取二杯,渣再煮一杯,分温三服。

【注释】

①升降失司:指中焦脾胃气机紊乱,脾气不升,胃气不降。

②舌白:指舌苔白。

③舌黄:舌苔黄腻。

④右脉缓:右手的脉缓,提示中焦脾胃有湿。

⑤轩岐:中医学。

【提要】 该节主要探讨中焦湿阻之五加减正气散的应用及中焦湿热胶着难解之黄芩滑石汤的证治。

(1)吴鞠通对五加减正气散方证的论述:藿香正气散本是治疗表里寒湿之剂,吴鞠通用于中焦湿热,必须加减化裁。"去原方之紫苏、白芷,无须发表也。去甘桔,此证以中焦为扼要,不必提上焦也。"湿夹食滞郁阻中焦,脾胃升降失司,可用一加减正气散,燥湿化滞治之;湿郁表里,脘腹胀满,周身重痛,方用二加减正气散主之;湿郁酿热,大便溏薄,小便色黄,舌黄腻,三加减正气散主之。此三个正气散均是为湿阻中焦湿重于热而设计。四加减正气散、五加减正气散均是为寒湿困阻中焦而设,故不详述。

(2)中焦湿热胶着难解之黄芩滑石汤证治:因脾胃湿困,内生水谷之湿,外复受时令之湿,经络亦困于湿。中焦湿热裹结不去,故见身热不退,或热不随汗解,汗出热减,继而又起。渴不多饮,或不渴,便溏脘痞都是湿盛之征。在治疗上不可苦寒攻下,亦不可单用苦温燥湿。倘以伤寒发表攻里之法施之,发表则诛伐无过之表,阳伤而成痉。攻里则脾胃之阳伤而成洞泄、寒中。故必转坏证也。宜通阳利小便,化湿清热并施,方用黄芩滑石汤。

(三)对黄疸的论述

【原文】 湿热不解,久酿成疸,古有成法,不及备载,聊列数则,以备规矩。(下疟痢等证仿此)(中焦篇69)

本论之作,原补前人之未备,已有成法可循者,安能尽录。因横列四时杂感,不能不列湿温,连类而及,又不能不列黄疸、疟、痢,不过略标法则而已。按湿温门中,其证最多,其方最伙;盖土居中位,秽浊所归,四方皆至,悉可兼证,故错综参伍,无穷极也。即以黄疸一证而言,《金匮》有辨证三十五条,出治一十二方。先审黄之必发不发,在于小便之利与不利。疸之易治难治,在于口之渴与不渴。再察瘀热入胃之因,或因外并,或因内发,或因食谷,或因酗酒,或因劳色。有随经蓄血,入水黄汗,上盛着一身尽热,下郁者小便为难。又有表虚里虚,热除作哕,火劫致黄。知病有不一之因,故治有不紊之法。于是脉弦胁痛,少阳未罢,仍主以和。渴饮水浆,阳明化燥,急当泻热。湿在上,以辛散,以风胜。湿在下,以苦泄,以淡渗。如狂蓄血,势必所攻。汗后溺白,自宜投补。酒客多蕴热,先用清中,加之分利,后必顾其脾阳。女劳有秽浊,始以解毒,继以滑窍,终当峻补真阴。表虚者实卫,里虚者建中。入水火劫,以及治逆变证,各立方论,以为后学津梁。至寒湿在里之治,阳明篇中,惟见一则,不出方论,指人以寒湿中求之。盖脾本畏木而喜风燥,致水而恶寒湿。

今阴黄一证，寒湿相搏，譬如卑监之土，须暴风日之阳，纯阴之病，疗以辛热无疑，方虽不出，法已显然。奈丹溪云：不必分五疸，总是如盦酱①相似。以为得治黄之扼要，殊不知以之治阳黄，犹嫌其混，以之治阴黄，恶乎可哉？喻嘉言于阴黄一证，意谓仲景方论亡失，恍若无所循从。惟罗谦甫②具有卓识，力辨阴阳，遵仲景寒湿之旨，出茵陈四逆汤之治。瑭于阴黄一证，究心有年，悉用罗氏法化裁之，无不应手取效。间有始即寒湿，从太阳寒水之化，继因其人阳气尚未十分衰败，得燥热药数帖，阳明转燥金之化，而为阳证者，即从阳黄例治之。

夏秋疸病，湿热气蒸，外干③时令，内蕴水谷，必以宣通气分为要，失治则为肿胀，由黄疸而肿胀者，苦辛淡法，二金汤主之。（**中焦篇 70**）

此揭疸病之由，与治疸之法，失治之变，又因变制方之法也。

二金汤方（苦辛淡法）

鸡内金五钱　海金沙五钱　厚朴三钱　大腹皮三钱　猪苓三钱　白通草二钱

水八杯，煮取三杯，分三次温服。

诸黄疸，小便短者，茵陈五苓散主之。（**中焦篇 71**）

沈氏目南云：此黄疸气分实证，通治之方也。胃为水谷之海，荣卫之源，风入胃家气分，风湿相蒸，是为阳黄。湿热流于膀胱，气郁不化，则小便不利。当用五苓散，宣通表里之邪。茵陈开郁而清湿热。

茵陈五苓散（五苓散方见前。五苓散系苦辛温法，今茵陈倍五苓乃苦辛微寒法）

茵陈末一钱　五苓散五分

共为细末，和匀，每服三钱，日三服。

《金匮》方不及备载，当于本书研究，独采此方者，以其为实证通治之方，备外风内湿一则也。

黄疸脉沉，中痞恶心，便结溺赤，病属三焦里证，杏仁石膏汤主之。（**中焦篇 72**）

前条两解表里。此条统治三焦，有一纵一横之义。杏仁、石膏开上焦，姜、半开中焦，枳实则由中驱下矣。山栀通行三焦，黄柏直清下焦。凡通宣三焦之方，皆扼重上焦，以上焦为病之始入，且为气化之先，虽通宣三焦之方，而汤则名杏仁石膏也。

杏仁石膏汤方（苦辛寒法）

杏仁五钱　石膏八钱　半夏五钱　山栀三钱　黄柏三钱　枳实汁每次三茶匙（冲）　姜汁每次三茶匙（冲）

水八杯，煮取三杯，分三次温服。

素积劳倦，再感湿温，误用发表，身面俱黄，不饥溺赤；连翘赤豆饮，煎送保和丸。（中焦篇73）

前第七十条，由黄而变他病。此则由他病而变黄，亦遥相对待。证系两感，故方用连翘赤豆饮以解其外。保和丸以和其中。俾湿温劳倦治逆，一齐解散矣。

保和丸苦温而运脾阳，行在里之湿。陈皮、连翘，由中达外，其行湿固然矣。兼治劳倦者何？经云：劳者温之。盖人身之动作云为，皆赖阳气为之主张。积劳伤阳，劳倦者，因劳而倦也，倦者，四肢倦怠也，脾主四肢，脾阳伤则四肢倦而无力也。再肺属金，而主气，气者阳也，脾属土而生金，阳气虽分内外，其实特一气之转输耳。劳虽自外而来，外阳既伤，则中阳不能独运，中阳不运，是人之赖食湿以生者，反为食湿所困，脾既困于食湿，安能不失牝马之贞④，而上承乾健⑤乎？古人善治劳者，前则有仲景，后则有东垣，皆从此处得手，奈之何后世医者，但云劳病，辄用补阴，非惑于丹溪一家之说哉？本论原为外感而设，并不及内伤，兹特因两感而略言之。

连翘赤豆饮方（苦辛微寒法）

连翘二钱　山栀一钱　通草一钱　赤豆二钱　花粉一钱　香豆豉一钱

煎送保和丸三钱

保和丸方（苦辛温平法）

山楂　神曲　茯苓　陈皮　莱菔子　连翘　半夏

【注释】

①盒酱：放在盒子里的果酱。

②罗谦甫：罗天益，元朝名医。著有《卫生宝鉴》。

③外干：干者，感触之意。外干，即感受外邪。

④牝马之贞：牝，即雌性。牝马之贞出自《易经》六十四卦之一的坤卦，主顺。

⑤乾健：乾，《易经》六十四卦之一，主健运。

【提要】　本节主要论述黄疸的证治。

（1）吴鞠通总结古人对于黄疸的论治：在病因上有"瘀热入胃之因，或因外并，或因内发，或因食谷，或因酣酒，或因劳色。有随经蓄血，入水黄汗，上盛着一身尽热，下郁者小便为难。又有表虚里虚，热除作哕，火劫致黄"等。在发病上强调小便的利与不利，治疗的难易在于病人口渴或不渴。在治疗上必宗"知犯何逆，随证治之"之旨，少阳未罢，仍主以和。阳明化燥，急当泻热。湿在上，以辛散，以风胜。湿在下，以苦泄，以淡渗。如狂蓄血，势必所攻。汗后溺白，自宜投补。酒客多蕴热，先用清中，加之分利，后必顾其脾阳。女劳有秽浊，始以解毒，继以滑窍，终当峻补真阴。表虚者实卫，里虚者建中。

（2）吴鞠通对于阴黄的论述：在发病上认为阴黄为寒湿所致，必以寒湿中求之。在治疗上力赞惟罗谦甫治疗黄疸"力辨阴阳，遵仲景寒湿之旨，出茵陈四逆汤之治""悉用罗氏法化裁之，无不应手取效"。还提出阴黄经过有效治疗后可以向阳黄转化，其云"间有始即寒湿，从太阳寒水之化，继因其人阳气尚未十分衰败，得燥热药数帖,阳明转燥金之化,而为阳证者,即从阳黄例治之",此乃经验之谈,颇能启迪后学者。

(3)吴鞠通对于黄疸方药的贡献:其创立了二金汤、杏仁石膏汤、连翘赤豆饮送服保和丸等。二金汤对于由黄疸发为鼓胀,症见腹胀者投之颇效;黄疸病,湿热困阻三焦者,用杏仁石膏汤开上、畅中、利下三焦同治;对于黄疸病夹有食积表证者,用连翘赤豆饮解外邪,保和丸和其中,黄疸自愈,该方尤其适合小儿黄疸,因小儿多食积和外感故也。

四、下焦温热病

(一)加减复脉汤证治

【原文】 风温、温热、温疫、温毒、冬温、邪在阳明久羁①,或已下,或未下,身热面赤,口干舌燥,甚则齿黑唇裂。脉沉实者,仍可下之。脉虚大,手足心热甚于手足背者,加减复脉汤主之。(下焦篇1)

温邪久羁中焦,阳明阳土,未有不克少阴癸水者。或已下而阴伤,或未下而阴竭。若实证居多,正气未至溃败,脉来沉实有力,尚可假手②于一下,即伤寒论中急下以存津液之谓。若中无结粪,邪热少而虚热多。其人脉必虚。手足心主里,其热必甚于手足背之主表也。若再下其热,是竭其津而速之死也。故以复脉汤复其津液,阴复则阳留,庶可不至于死也。去参、桂、姜、枣之补阳,加白芍收三阴之阴,故云加减复脉汤。在仲景当日,治伤于寒者之结代,自有取于参、桂、姜、枣,复脉中之阳。今治伤于温者之阳亢阴竭,不得再补其阳也。用古法而不拘用古方,医者之化裁也。

温病误用升散,脉结代,甚则脉两至者,重与复脉,虽有他证,后治之。(下焦篇6)
注:此留人治病法也,即仲景"里急,急当救里"之义。

汗下后,口燥咽干,神倦欲眠,舌赤苔老,与复脉汤。(下焦篇7)
在中焦下后与益胃汤,复胃中津液,以邪气未曾深入下焦。若口燥咽干,乃少阴之液,无以上供。神昏欲眠,有少阴但欲寐之象故与复脉。

【注释】
①羁:停留之意。
②假手:原意是借别人之手,这里是还有机会的意思。

【提要】 本节主要论述加减复脉汤的证治。

吴鞠通认为温病日久,温热之邪损伤下焦肝肾精血,导致真阴耗损,虚热内生,邪少虚多之候。身低热,手足心热甚于手背,口干舌燥,心悸,神疲欲眠,甚则神昏,或耳聋舌强,舌红少苔,脉虚大或迟缓结代均是其证之表现。治宜滋阴清热,方用加减复脉汤。该方系张仲景《伤寒论》炙甘草汤加减化裁而来。炙甘草汤去人参、桂枝、生姜、大枣等辛温益气之品,加白芍即成加减复脉汤,功专救阴,兼清虚热。若非真阴耗损,不可用之。邪热尚盛者更是其禁忌。

(二) 真阴耗损兼证论治

【原文】 温病误表,津液被劫,心中震震①,舌强神昏,宜复脉法,复其津液,舌上津回则生,汗自出,中无所主②者,救逆汤主之。(下焦篇2)

误表动阳,心气伤则心震。心液伤则舌謇。故宜复脉复其津液也。若伤之太甚,阴阳有脱离之象,复脉亦不胜任,则非救逆不可。

下后大便溏甚,周十二时③,三四行,脉仍数者,未可与复脉汤,一甲煎主之。服一二日,大便不溏者,可与一甲复脉汤。(下焦篇9)

下后法当数日不大便。今反溏而频数,非其人真阳素虚,即下之不得其道,有亡阴之虑。若以复脉滑润,是以存阴之品,反为泻阴之用。故以牡蛎一味单用则力大,既能存阴,又涩大便,且清在里之余热,一物而三用之。

一甲煎(咸寒兼涩法)

生牡蛎二两(碾细)

水八杯,煮取三杯,分温三服。

一甲复脉汤方

即于加减复脉汤内,去麻仁,加牡蛎一两。(加减复脉汤见前)

下焦温病,但大便溏者,即与一甲复脉汤。(下焦篇10)

温病深入下焦劫阴,必以救阴为急务。然救阴之药多滑润,但见大便溏,不必待日三四行,即以一甲复脉法,复阴之中,预防泄阴之弊。

热邪深入下焦,脉沉数,舌干齿黑,手指但觉蠕动,急防痉厥,二甲复脉汤主之。(下焦篇13)

此示人痉厥之渐也。温病七八日以后,热深不解,口中津液干涸,但觉手指掣动,即当防其痉厥,不必俟其已厥而后治也。故以复脉育阴,加入介属潜阳,使阴阳交纽,庶厥可不作也。

二甲复脉汤方(咸寒甘润法)

即于加减复脉汤内,加生牡蛎五钱、生鳖甲八钱。

下焦温病,热深厥甚,脉细促,心中憺憺④大动,甚则心中痛者,三甲复脉汤主之。(下焦篇14)

前二甲复脉,防痉厥之渐,即痉厥已作,亦可以二甲复脉止厥。兹又加龟板,名三甲者,以心中大动,甚则痛而然也。心中动者,火以水为体,肝风鸱张⑤,立刻有吸尽西江之势,肾水本虚,不能济肝,而后发痉,既痉而水难猝补,心之本体欲失,故憺憺然而大动也。甚则痛者,"阴维为病主心痛",此证热久伤阴,八脉丽⑥于肝肾,肝肾虚而累及阴维,故心痛,非如寒气客于心胸之心痛,可用温通。故以镇肾气补任脉,通阴维之龟板止心痛,合入肝搜邪之二甲,相济成功也。(此心动与水停心下者相反,心为丁火,所以恶者客水,而所喜者真水,故心与肾并主少阴也。一则水气凌心,若薪炭之见水而爆沸也。一则水不济火,若游急之失水而腾跃也。一则通阳利水,一则潜阳补水,当于脉证辨之。)

三甲复脉汤方(同二甲汤法)

即于二甲复脉汤内,加生龟板一两。

热邪久羁,吸烁真阴,或因误表,或因妄攻,神倦瘈疭,脉气虚弱,舌绛苔少,时时欲脱者,大定风珠主之。(**下焦篇16**)

此邪气已去八九,真阴仅存一二之治也,观脉虚苔少可知。

故以大队浓浊填阴塞隙,介属潜阳镇定。以鸡子黄一味,从足太阴,下安足三阴,上济手三阴,使上下交合,阴得安其位,斯阳可立根基,俾阴阳有眷属一家之义,庶可不致绝脱欤!

大定风珠方(酸甘咸法)

生白芍六钱　阿胶三钱　生龟板四钱　干地黄六钱　麻仁二钱　五味子二钱　生牡蛎四钱　麦冬(连心)六钱　炙甘草四钱　鸡子黄二枚　生鳖甲四钱

生水八杯,煮取三杯,去滓,再入鸡子黄,搅令相得,分三次服。喘,加人参。自汗者,加龙骨、人参、小麦。悸者,加茯神、人参、小麦。

【注释】

①心中震震:指心中震动不安的自觉症状。

②中无所主:指胸中无主,即心中不仅动荡不安,而且不能自控。

③周十二时:一昼夜。

④憺憺:形容心跳剧烈,有空虚感。

⑤鸱张:比喻猖狂。

⑥丽:附着之意。

【提要】　主要论述下焦真阴亏耗之救逆汤证、一甲复脉汤证、二甲复脉汤证、三甲复脉汤证、大定风珠证五个方证。

(1)兼汗出不止之救逆汤证:除真阴耗损之外,还有心气大伤,汗出不止,阳气欲脱之象,此时必须滋阴养液与敛汗固脱并施,方用救逆汤。该方即加减复脉汤去麻仁加生龙骨牡蛎敛汗固脱,镇摄潜阳。

(2)兼大便溏泄之一甲复脉汤证:除真阴耗损之外,有兼见大便溏稀,阴伤更甚。治当滋阴养液与固涩止泄并施,方用一甲复脉汤,即加减复脉汤去麻仁加牡蛎一两。不可径投大剂量滋补之品,以免润滑助泄。

（3）兼见阴亏阳浮，阴虚风动之二甲复脉汤证、三甲复脉汤证、大定风珠证。三方均是加减复脉汤化裁而来。阴亏初见虚风内动，手足略有蠕动之象，可用二甲复脉汤；若见心中憺憺大动，甚则心中痛，乃心阴、心气大虚，方用三甲复脉汤；若手足瘛疭大显，乃虚风之重症，治宜大队浓浊填阴塞隙，介属潜阳镇定之大定风珠，系三甲复脉汤加鸡子黄、五味子而成，为阴阳两脱危重证候之急救方。

（三）阴伤邪火仍盛证和邪伏阴分证

【原文】　少阴温病，真阴欲竭，壮火复炽，心中烦，不得卧者，黄连阿胶汤主之。（下焦篇11）

按：前复脉法，为邪少虚多之治，其有阴既亏而实邪正盛，甘草即不合拍。心中烦，阳邪挟心阳独亢于上，心体之阴，无容留之地，故烦杂无奈。不得卧，阳亢不入于阴，阴虚不受阳纳，虽欲卧得乎。此证阴阳各自为道，不相交互，去死不远。故以黄芩从黄连，外泻壮火，而内坚真阴。以芍药从阿胶，内护真阴，而外捍亢阳。名黄连阿胶汤者，取一刚以御外侮，一柔以护内主之义也。其交关变化，神明不测之妙，全在一鸡子黄。前人训[①]鸡子黄，金谓鸡为巽木，得心之母气，色赤入心，虚则补母而已。理虽至当，殆未尽其妙。盖鸡子黄有地球之象，为血肉有情，生生不已，乃奠安中焦之圣品，有甘草之功能，而灵于甘草。其正中有孔，故能上通心气，下达肾气，居以达两头，有莲子之妙用。其性和平，能使亢者不争，弱者得振。其气焦臭，故上补心，其味甘咸，故下补肾。再释家有地水风火之喻，此证大风一起，荡然无余，鸡子黄镇定中焦，通彻上下，合阿胶能预熄内风之震动也。然不知人身阴阳相抱之义，必未能识仲景用鸡子黄之妙，谨将人身阴阳生死，窬寐[②]图形，开列于后，以便学者入道有阶也。

黄连阿胶汤方（苦甘咸寒法）

黄连四钱　黄芩一钱　阿胶三钱　白芍一钱　鸡子黄二枚

水八杯，先煮三物，取三杯，去滓，纳胶烊尽，再纳鸡子黄，搅令相得日三服。

夜热早凉，热退无汗，热自阴来者，青蒿鳖甲汤主之。（下焦篇12）

夜行阴分而热，日行阳分而凉，邪气深伏阴分可知。热退无汗，邪不出表，而仍归阴分，更可知矣。故曰："热自阴分而来"，非上中焦之阳热也。邪气深伏阴分，混处气血之中，不能纯用养阴。又非壮火，更不得任用苦燥。

故以鳖甲蠕动之物，入肝经至阴之分，既能养阴，又能入络搜邪。以青蒿芳香透络，从少阴领邪外出。细生地清阴络之热，丹皮泻血中之伏火，知母者，知病之母也，佐鳖甲、青蒿而成搜剔之功焉。再此方有先入后出之妙。青蒿不能直入阴分，有鳖甲领之入也。鳖甲不能独出阳分，有青蒿领之出也。青蒿鳖甲汤方（辛凉合甘寒法）

青蒿二钱　鳖甲五钱　细生地四钱　知母二钱　牡丹皮三钱

水五杯,煮取二杯,日再服。

【注释】

①训:解释的意思

②寤寐:寤是醒,寐是睡。

【提要】 本节主要掌握下焦阴伤邪火仍盛之黄连阿胶汤证、邪伏阴分之青蒿鳖甲汤证两个方证。

(1)下焦阴伤邪火仍盛之黄连阿胶汤证:本方之证虽有真阴耗损,但"壮火尚盛",为虚中有实之证,当滋阴与泻火并用,方中有黄连、黄芩泻实火,阿胶、鸡子黄血肉有情之品滋补耗损之精血,白芍酸收敛浮阳。近贤多用来治疗心火独亢,肾水已亏之心肾不交之失眠证颇有效验。

(2)邪伏阴分之青蒿鳖甲汤证:本方之证乃邪伏阴分不出者,诚如吴鞠通自注,该方"以青蒿芳香透络,从少阳领邪外出。""青蒿不能直入阴分,有鳖甲领之入也。鳖甲不能独出阳分,有青蒿领之出也。"该方对于热病后期,邪伏阴分,夜热早凉等证有效,临床可参。

(李鑫辉　赵国荣)

第六部分 《湿热病篇》

SHIREBINGPIAN

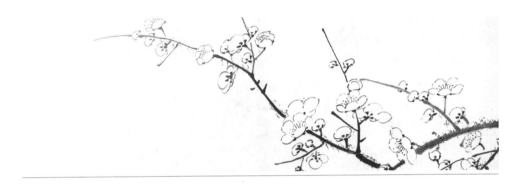

第1章 《湿热病篇》导读

一、《湿热病篇》的作者及著作简介

本篇为薛生白所著,薛生白,名雪,字生白,自号一瓢,又号扫叶老人,清代著名医学家。生于清代康熙二十年(1681年),卒于清代乾隆三十五年(1770年),享年90岁。江苏吴县人。薛生白博学多才,工画兰,善拳勇,薛生白少年博学多通,"所著诗文甚富"(《吴医汇讲》)。其母多病,遂研读《黄帝内经》,究心医学。医理晓畅,治疗每奏奇效。《清史稿》称他"于医,时有独见,断人生死不爽,疗治多异迹",尤其擅长湿热病的治疗,"与叶天士先生齐名,然二公各有心得,而不相下"。薛生白医学方面的著作有《医经原旨》《扫叶庄医案》等,名传于世影响最大的著作是《湿热病篇》。

《湿热病篇》一卷成书于乾隆十九年以前,初刊于嘉庆十四年(1809年)徐行的《医学蒙求》"五柳居"刻本中,是该书的最早刻本。《湿热病篇》是薛生白对湿热病探索研究之心得著作,是他将"所历病机,与诸弟子,或阐发前人,或据己意,随所有得,随笔数行"而成,是他在湿热病治疗实践中总结出来的真知灼见。全书不逾万言,但对于湿热病,"感之轻重浅深,治之表里先后,条分缕晰",论述详明。薛生白认为:"湿热之病,不独与伤寒不同,且与温病大异。"因此,薛生白的《湿热病篇》与叶天士的《温热病篇》,可以称为阐发湿热、温热病的姐妹篇。

二、《湿热病篇》理论体系的基本内容及学术价值

《湿热病篇》是论述湿热病的专著,使湿热病证治在温病学中自成体系,丰富充实了温病学说的内容。该篇采用条辨的方式,对湿热病的病因、病机、传变、诊断、治疗等进行了系统而全面的论述。同时还附有暑病、寒湿、下利等病证的辨治内容,以与湿热病作鉴别对比。本篇对诊治湿热病有重要的指导意义,故广为后世所宗、被列为医家必读之书。现将其学术内容简介如下。

1. 明辨湿热病因病机和传变

薛生白在该篇中发现湿热在病因病机、感邪途径、病变部位、初期证候等方面都有自身的特点,其云"湿热之病,不独与伤寒不同,且与温病大异"。湿温系外感湿热之邪,为湿热相合,交蒸为患;在感邪途径上,提出"湿热之邪从表伤者十之一二,由口鼻入者十之八九";发病上指出湿热为"太阴内伤,湿饮停聚,客邪再至,内

外相引,故病湿热";发病部位上,"湿热病属阳明太阴经者居多,中气实则病在阳明,中气虚则病在太阴"。此外该篇还谈到了湿热临床表现有正局和变局之别等,湿热病的基本框架基本成形。

2. 对于湿温证治的论述颇详

该篇按卫、气、营血和上、中、下三焦的不同层次论述湿温的证候类型,邪在卫表时有阴湿和阳湿、暑湿之别;邪在气分时有上中下三焦之分,邪在上焦有暑湿伤肺,邪滞肺络证治,湿热浊邪蒙闭上焦气分证治,湿热秽浊阻闭上中二焦的证治等。邪在中焦根据湿热轻重程度分为湿重于热,湿热参半,热多湿少三个基本的证候类型。邪在下焦有湿流下焦,泌别失职证治和卫阳暂亡,湿热之邪仍结证治;邪在营血是有湿热化燥,内陷心营,气营两燔证治,湿热化燥,热邪充斥气血及表里三焦证治,湿热化燥,热盛动血证治等数个证候类型。每个证候类型都以举例的方式提出了方药,这样湿热病的理法方药已经基本建立起来,后世医家多在此遵薛生白之法取得了很好临床疗效。

选读内容节选了《温热病篇》部分重要条文,原文后括号内数字为《温热病篇》原文编号。

（赵国荣）

第2章 《湿热病篇》原文选读

一、湿热病提纲

【原文】 湿热证,始恶寒,后但热不寒,汗出胸痞,舌白^①,口渴不引饮。(1)

此条乃湿热证之提纲也。湿热病属阳明太阴经者居多,中气实则病在阳明,中气虚则病在太阴。病在二经之表者,多兼少阳三焦,病在二经之里者,每兼厥阴风木。以少阳厥阴同司相火,阳明太阴湿热内郁,郁甚则少火皆成壮火。而表里上下充斥肆逆,故是证最易耳聋、干呕、发痉、发厥。而提纲中不言及者,因以上诸证,皆温热证兼见之变局,而非湿热病必见之正局也。始恶寒者,阳为湿遏而恶寒,终非若寒伤于表之恶寒,后但热不寒,则郁而成热,反恶热矣。热盛阳明则汗出,湿蔽清阳则胸痞,湿邪内盛则舌白,湿热交蒸则舌黄。热则液不升而口渴,湿则饮内留而不引饮。然所云表者,乃太阴阳明之表,而非太阳之表。太阴之表四肢也,阳明之表肌肉也,胸中也。故胸痞为湿热必有之证,四肢倦怠,肌肉烦疼,亦必并见! 其所以不干太阳者,以太阳为寒水之腑,主一身之表,风寒必自表入,故属太阳。湿热之邪从表伤者,十之一二,由口鼻入者,十之八九,阳明为水谷之海,太阴为湿土之脏,故多阳明太阴受病。膜原者,外通肌肉,内近胃腑,即三焦之门户,实一身之半表半里也。邪由上受,直趋中道,故病多归膜原。要之湿热之病,不独与伤寒不同,且与温病大异。温病乃少阴太阳同病,湿热乃阳明太阴同病也,而提纲中不言及脉者,以湿热之证,脉无定体,或洪或缓,或伏或细,各随症见,不拘一格,故难以一定之脉,拘定后人眼目也。

湿热之证,阳明必兼太阴者,徒知脏腑相连,湿土同气,而不知当与温病之必兼少阴比例。少阴不藏,木火内燔,风邪外袭,表里相应,故为温病。太阴内伤,湿饮停聚,客邪再至,内外相引,故病湿热。此皆先有内伤,再感客邪,非由腑及脏之谓。若温热之证,不夹内伤,中气实者,其病必微。或有先因于湿,再因饥劳而病者,亦属内伤夹湿,标本同病。然劳倦伤脾为不足,湿饮停聚为有余,所以内伤外感,孰多孰少,孰实孰虚,又在临证时权衡矣。

【注释】
①舌白:舌苔色白。

【提要】 本条为湿热病提纲。该节提出了湿热病初起的典型症状,分析了湿热病的致病原因,受邪途径,病变中心,湿热病的发病机制,湿热病的正局与变局,湿热病与温病、伤寒的区别等发生发展规律及病变特点。

（1）谈到湿热病的致病原因与受邪途径及病变中心、发病机制：薛生白认为病因是湿热之邪。受邪途径是"从表伤者，十之一二，由口鼻入者，十之八九""邪由上受，直趋中道，故病多归膜原"。另一方面"湿热病属阳明太阴经者居多"。故湿热病的病变中心在中焦脾胃。湿热之邪侵犯人体之后，从体质而化，"中气实则病在阳明，中气虚则病在太阴"。在发病的病机上强调了湿热病内外相引的特点，即是先由脾胃内伤而致内湿停聚，感受外在湿热而发病，诚如其言"太阴内伤，醒饮停聚，客邪再至，内外相引，故病湿热"。

（2）论述了湿热病的正局与变局："始恶寒，后但热不寒，汗出胸痞，舌白，口渴不引饮"等症为湿热病正局的见证。若阳明太阴湿热内郁化火，表里上下充斥肆逆，可窜及少阳或厥阴。因胆经循环过耳，胆火上冲而见耳聋、干呕，火郁心包而发厥，引动肝风则发痉。

（3）分析了湿热病与温病、伤寒的区别，湿热病与内伤的关系：薛生白认为四肢、肌肉与胸中是湿热病的表证，即太阴阳明之表。所以湿热病初起必见四肢倦怠，肌肉烦疼、胸痞等脾胃病变。而伤寒为寒邪束表，表现为太阳表寒证。湿热病与伏气温病的春温的区别是湿热病为太阴阳明同病，春温为少阴太阳同病，临床表现明显不同。故薛生白说："要之湿热之病，不独与伤寒不同，且与温病大异。"薛生白认为湿热之为病，必有太阴内伤湿饮停聚的基础，若患者中气实无内伤者，即便患湿热之证，其病必微。或有内伤夹湿，外受湿热之邪，此乃标本同病，必两者兼顾，灵活处理。

二、邪 在 卫 表

【原文】　湿热证，恶寒无汗，身重头痛，湿在表分，宜藿香、香薷、羌活、苍术皮、薄荷、牛蒡子等味。头不痛者，去羌活。（1）

身重恶寒，湿遏卫阳之表证。头痛必挟风邪，故加羌活，不独胜湿，且以祛风。此条乃阴湿[①]伤表之候。

湿热证，恶寒发热，身重关节疼痛，湿在肌肉，不为汗解，宜滑石、大豆黄卷、茯苓皮、苍术皮、藿香叶、鲜荷叶、白通草、桔梗等味。不恶寒者，去苍术皮。（3）

此条外候与上条同，惟汗出独异，更加关节疼痛，乃湿邪初犯阳明之表。而即清胃脘之热者，不欲湿邪之郁热上蒸，而欲湿邪之淡渗下走耳。此乃阳湿[②]伤表之候。

湿热证，胸痞发热，肌肉微疼，始终无汗者，腠理暑邪内闭，宜六一散一两，薄荷叶三四分，泡汤调下即汗解。（21）

湿病发汗，昔贤有禁。此不微汗之，病必不除。盖既有不可汗之大戒，复有得汗始解之治法,临证者知所变通矣。

【注释】

①阴湿:湿未化热之意。

②阳湿:指湿已化热。

【提要】 本节主要论述了阴湿伤表、阳湿伤表、暑湿郁表的证治。

(1)阴湿伤表证治:湿邪尚未完全化热,与寒湿相似,湿遏卫阳,故见恶寒、头痛等症。湿为阴邪,其性黏腻重着,易阻滞气机,可见头身重痛,酸楚。治宜芳香辛透,祛风胜湿,药用藿香、香薷、羌活、苍术皮等品。头不痛者,风邪不盛,故去羌活。

(2)阳湿伤表的证治:阳湿即湿已化热,湿邪犯表,故见恶寒身重,身重关节疼痛。湿与热胶结不清,故不能随汗解。治疗宜清化湿热,药用滑石、大豆黄卷、茯苓皮、苍术皮、藿香叶、鲜荷叶、白通草、桔梗等,表证已解,可去苍术。

(3)暑湿郁表证治:暑湿郁于肌表而不得外泄,故见发热无汗。湿热胶结,气机不畅,故见胸痞发热。湿郁肌表可见肌肉微痛。治疗宜解肌清热,利湿解暑。方用六一散解暑利湿,薄荷解表。该方药简力专,平正轻灵,近贤何炎燊先生治疗夏季暑病常用此方,屡屡获效。

三、邪在气分之上焦证

【原文】 湿热证,初起壮热口渴,脘闷懊侬①,眼欲闭,时谵语,浊邪蒙蔽上焦,宜涌泄,用枳壳、桔梗、淡豆豉、生山栀,无汗者加葛根。(31)

此与第九条宜参看,彼属余邪,法当轻散;此则浊邪蒙蔽上焦,故懊侬脘闷。眼欲闭者,肺气不舒也。时谵语者,邪郁心包也。若投轻剂,病必不除。《经》曰:高者越之。用栀豉汤涌泄之剂,引胃脘之阳而开心胸之表,邪从吐散。

湿热证,初起即胸闷不知人,瞀乱②大叫痛,湿热阻闭中上二焦,宜草果、槟榔、鲜菖蒲、芫荽、六一散各重用,或加皂角,地浆水煎。(14)

此条乃湿热俱盛之候,而去湿药多清热药少者,以病邪初起即闭,不得不以辛通开闭为急务,不欲以寒凉凝滞气机也。

【注释】

①懊侬:莫名的烦躁。

②瞀乱:瞀,本意是目眩。这里是指头目不清。

【提要】 本节主要论述上焦湿热证治。

(1)浊邪蒙蔽上焦气分证治:壮热口渴为气分热盛,胸闷懊恼、目闭不欲开均是湿热交蒸的表现。湿热上扰心神时见谵语,乃轻度的神志改变,与热入心包之舌绛神昏不同,与湿热酿痰蒙蔽心包之神昏谵语又有轻重之别。治疗上宜辛通开闭为主,如枳壳、桔梗、淡豆豉、生山栀等。

（2）湿热秽浊闭阻中上二焦的证治：湿热闭阻清阳，机窍不利则见胸闷不知人，瞀乱大叫痛，貌似民间所谓之痧证。治以芳香辟秽，化湿解毒为主，草果、槟榔辛开理气，石菖蒲、芫荽芳香辟秽，六一散清热利湿，引湿热从小便中走。皂角辟秽解毒。除此之外，还可以用刮痧、针刺放血，口服藿香正气水、十滴水等均有效验。

四、邪在气分之中焦证

【原文】　湿热证，寒热如疟，湿热阻遏膜原，宜柴胡、厚朴、槟榔、草果、藿香、苍术、半夏、干菖蒲、六一散等味。（8）

疟由暑热内伏，秋凉外束而成。若夏月腠理大开，毛窍疏通，安得成疟？而寒热有定期，如疟证发作者，以膜原为阳明之半表半里，湿热阻遏，则营卫气争，证虽如疟，不得与疟同治，故仿吴又可达原饮之例。盖一由外凉束，一由内湿阻也。

湿热证，初起发热，汗出胸痞，口渴舌白，湿伏中焦，宜藿梗、蔻仁、杏仁、枳壳、桔梗、郁金、苍术、厚朴、草果、半夏、干菖蒲、佩兰叶、六一散等味。（10）

浊邪上干则胸闷，胃液不升则口渴。病在中焦气分，故多开中焦气分之药。此条多有挟食者，其舌根见黄色，宜加瓜蒌、楂肉、莱菔子。

湿热证，舌遍体白，口渴，湿滞阳明，宜用辛开，如厚朴、草果、半夏、干菖蒲等味。（12）

此湿邪极盛之候。口渴乃液不上升，非有热也。辛泄太过，即可变而为热，而此时湿邪尚未蕴热，故重用辛开，使上焦得通，津液得下也。

湿热证，舌根白，舌尖红，湿渐化热，余湿犹滞，宜辛泄佐清热，如蔻仁[①]、半夏、干菖蒲、大豆黄卷、连翘、绿豆衣、六一散等味。（13）

此湿热参半之证。而燥湿之中，即佐清热者，亦所以存阳明之液也，上二条凭验舌以投剂，为临证时要诀。盖舌为心之外候，浊邪上熏心肺，舌苔因而转移。

湿热证，壮热口渴，自汗，身重，胸痞，脉洪大而长者，此太阴之湿与阳明之热相合，宜白虎加苍术汤。（37）

热渴自汗，阳明之热也；胸痞身重，太阴之湿兼见矣；脉洪大而长，知湿热滞于阳明之经，故用苍术白虎汤以清热燥湿。然乃热多湿少之候，白虎汤仲景用以清阳明无形之燥热也，胃汁枯涸者，加人参以生津，名曰白虎加人参汤；身中素有痹气者，加桂枝以通络，名曰桂枝白虎汤，而其实意在清胃热也。是以后人治暑热而伤气，身热而渴者，亦用白虎加人参汤；热渴、汗泄、肢节烦痛者，亦用白虎加桂枝汤；胸痞、身重兼见，则于白虎汤中加苍术以理太阴之湿；寒热往来兼集，则于白虎汤中加入柴胡,以散半表半里之邪。凡此皆热盛阳明,他证兼见,故用白虎清热,而复各随证以加减。苟非热渴汗泄,脉洪大者,白虎便不可投。辨证察脉,最宜详审也。

【注释】

①蔻仁:白豆蔻仁。

【提要】 本节主要论述中焦湿热的常见证型。

(1)湿热困阻膜原证治:本证可见寒热如疟,但非疟疾寒热发有定时,而是寒热交替或寒热起伏。此外,湿热困阻膜原还可以见到积粉苔,胸痞满闷等证。可用柴胡、厚朴、槟榔、草果、藿香、苍术、半夏、石菖蒲等品宣透膜原,辟秽化浊。此外还可以试用达原饮,或雷氏宣透膜原法等方。

(2)中焦湿热湿重于热证:湿邪偏盛,故苔白,口渴(湿阻气机,津不上承),或见发热,或不发热。若湿邪极盛而尚未化热之时,治以"辛开法",苦温香燥药,既可燥湿,又可理气,即是"辛开"之意;若湿邪偏盛,湿伏中焦,始见化热的证候治宜宣湿、化湿、燥湿、渗湿四法合用。

(3)中焦湿热参半之证:苔虽白,但舌已经红。临床还可以见到口干、口苦、小便短赤等症,治疗"燥湿之中,即佐清热""辛泄佐清热"。

(4)中焦湿热热重于湿证:"热渴自汗,阳明之热也;胸痞身重,太阴之湿兼见矣;脉洪大而长,知湿热滞于阳明之经",除此之外,临床上还可见发热重,口干口苦,舌红,苔黄白腻,故用苍术白虎汤以清热为主,佐以燥湿。

五、邪在气分之下焦证

【原文】 湿热证,数日后自利,溺赤,口渴,湿流下焦,宜滑石、猪苓、茯苓、泽泻、萆薢、通草等味。(11)

下焦属阴,太阴所司。阴道虚①故自利,化源滞则溺赤,脾不转津则口渴,总由太阴湿盛故也。湿滞下焦,故独以分利为治,然兼证口渴胸痞,须佐入桔梗、杏仁、大豆黄卷开泄中上,源清则流自洁,不可不知。

湿热证,四五日,忽大汗出,手足冷,脉细如丝或绝,口渴,茎痛,而起坐自如,神清语亮。乃汗出过多,卫外之阳暂亡,湿热之邪仍结,一时表里不通,脉故伏,非真阳外脱也。宜五苓散去术加滑石、酒炒川连、生地、芪皮等味。(29)

此条脉证,全似亡阳之候,独于举动神气得其真情。噫! 此医之所以贵识见也。

【注释】

①阴道虚:此处"虚",并非虚证,而是指小肠、膀胱、大肠等脏腑功能失调。

【提要】 本节主要论述下焦湿热。

湿流下焦,小肠失去分清泌浊之职,膀胱气化及大肠传导失司,故见下利、溺赤、口渴等症,治宜选淡渗利湿,通利小便之品,分利湿邪,以求湿热两分,邪从下泄。下焦湿热既久,"忽大汗出,手足冷,脉细如丝或绝,口渴,茎痛,而起坐自如,神清语亮"。此乃汗出较多,卫阳外泄,卫阳暂亡,湿热之邪仍结,并非阴胜阳亡之象。茎痛,为湿热蕴结于下焦的表现。治疗上既要养阴,又要利湿,故用五苓散去术加滑石、酒炒川黄连、生地、芪皮等味治之。

六、邪入营血（变局）

【原文】 湿热证,壮热口渴,舌黄或焦红,发痉,神昏谵语或笑,邪灼心包,营血已耗,宜犀角、羚羊角、连翘、生地、玄参、钩藤、银花露、鲜菖蒲、至宝丹等味。（5）

上条言痉,此条言厥。温暑之邪本伤阳气,及至热极逼人营阴,则津液耗而阴亦病。心包受灼,神炽昏乱,用药以清热救阴,泄邪平肝为务。

湿热证,壮热烦渴,舌焦红或缩,斑疹,胸痞,自利,神昏痉厥,热邪充斥表里三焦,宜大剂犀角、羚羊角、生地、玄参、银花露、紫草、方诸水、金汁、鲜菖蒲等味。（7）

此条乃痉厥中最重者。上为胸闷,下挟热利,斑疹痉厥,阴阳告困。独清阳明之热,救阳明之液为急务者,恐胃液不存,其人自焚而死也。

湿热证,经水适来,壮热口渴,谵语神昏,胸腹痛,或舌无苔,脉滑数,邪陷营分,宜大剂犀角、紫草、茜根、贯众、连翘、鲜菖蒲、银花露等味。（32）

热入血室,不独妇女,男子亦有之。不第凉血,并须解毒,然必重剂乃可奏功。

湿热证,上下失血或汗血,毒邪深入营分,走窜欲泄,宜大剂犀角、生地、赤芍、丹皮、连翘、紫草、茜根、银花等味。（33）

热逼而上下失血、汗血,势极危而犹不即坏者,以毒从血出,生机在是。大进凉血解毒之剂,以救阴而泄邪,邪解而血自止矣。血止后,须进参、芪善后乃得。汗血即张氏所谓肌衄也。《黄帝内经》谓"热淫于内,治以咸寒",方中当增入咸寒之味。

【提要】 本节主要论述湿热化燥入营血之证。

湿热化燥,气营两燔,闭窍、动风可出现发痉、昏谵的证治要点。治宜清营泄热,开窍息风。方药可选用"犀角、羚羊角、连翘、生地、玄参、钩藤、银花露、鲜菖蒲、至宝丹等味。"若热邪充斥表里三焦,上为胸闷,下挟热利,外见斑疹痉厥,治疗应该以"独清阳明之热,救阳明之液为急务"。若妇人经期感受湿热之邪,出现热入血室之候,不仅需要凉血,还需解毒,且要重剂方可奏功。湿热化燥入血,耗血动血,症见上下失血或汗血,治宜凉血解毒,活血止血。方药可用犀角地黄汤加连翘、紫草、茜根、银花等。

七、湿热变证（节选）

【原文】 湿热证，三四日即口噤，四肢牵引拘急，甚则角弓反张，此湿热侵入经络脉隧中。宜鲜地龙、秦艽、威灵仙、滑石、苍耳子、丝瓜藤、海风藤、酒炒黄连等味。(4)

此条乃湿邪夹风者。风为木之气，风动则木张，乘入阳明之络则口噤，走窜太阴之势则拘挛。故药不独胜湿，重用息风。一则风药能胜湿，一则风药能疏肝也。选用地龙、诸藤者，欲其宣通脉络耳。

湿热证，发痉，神昏笑妄，脉洪数有力，开泄不效者，湿热蕴结胸膈，宜仿凉膈散；若大便数日不通者，热邪闭结肠胃，宜仿承气微下之例。(6)

此条乃阳明实热，或上结或下结；清热泄邪只能散络中流走之热，而不能除肠中蕴结之邪，故阳明之邪仍假阳明为出路也。

湿热证，呕吐清水或痰多，湿热内留，木火上逆，宜温胆汤加瓜蒌、碧玉散等味。(16)

此素有痰饮而阳明少阳同病而治异，正当合参。

湿热证，呕恶不止，昼夜不瘥①，欲死者，肺胃不和，胃热移肺，肺不受邪也，宜用川连三四分，苏叶二三分，两味煎汤，呷下即止。(17)

肺胃不和，最易致呕，盖胃热移肺，肺不受邪，还归于胃。必用川连以清湿热，苏叶以通肺胃。投之立愈者，以肺胃之气，非苏叶不能通也。分数轻者，以轻剂恰治上焦之病耳。

【注释】

①不瘥：不愈。

【提要】 本节只要论述湿热病的几种变证。

(1)湿热火风侵入经络脉隧而致痉证治：湿邪夹风侵入阳明经脉则口噤。

(2)湿热化燥，阳明里结波及厥阴而发痉厥证治：本证属湿热化燥，阳明炽盛而发痉，神昏笑妄。热极生风，故脉洪数有力。因热结胸膈，故仿凉膈散清除膈上实热；若燥结在肠腑，大便数日不通，宜承气汤泻下，釜底抽薪。薛生白所谓"开泄不效"是指用安宫牛黄丸、至宝丹等清心开窍之药无效，证明本证非邪入心肝，而是阳明实热上结或下结所致。薛生白"阳明之邪仍假阳明为出路"，指出了肠中蕴结之邪，须用通下之法。

(3)湿热证痰热内阻，胆火上逆证治：薛生白自注云"此素有痰饮而阳明少阳同病"，故亦为湿热证阳明少阳同病的一种变证；痰饮内阻则呕吐清水或痰多，湿热内阻，木火上逆当有口苦，苔黄腻，脉弦消等症。故用温胆汤化痰涤饮，和胃降逆；加瓜蒌清化痰热,碧玉散清利肝胆湿热,诸药共奏"一以涤饮,一以降逆"之效。

(4)湿热证肺胃不和,胃逆呕恶证治:湿热蕴阻于胃,胃失通降,胃气夹湿热上逆犯肺,肺不受邪,还归于胃,致使肺胃不和。此即自注云"胃热移肺,肺不受邪,还归于胃"的病理机制。由于肺胃不和则"呕恶不止,昼夜不瘥",尚可见到口渴不欲饮,舌苔黄微腻等。治以清化湿热,通降肺胃。用川连清湿热,降胃火,用苏叶通降肺气,而且能泄上逆之火,药仅二味,配伍得当,且分量极轻,投之每获良效。

八、湿热类证(节选)

【原文】 湿热证,十余日后,左关弦数,腹时痛,时圊血^①,肛门热痛,血液内燥,热邪传入厥阴之证,宜仿白头翁法。(**23**)

热入厥阴而下利,即不圊血,亦当宗仲景治热利法。若竟逼入营阴,安得不用白头翁汤凉血而散邪乎?设热入阳明而下利,即不圊血,又宜师仲景治下利谵语用小承气汤之法矣。

湿热证,身冷脉细,汗泄胸痞,口渴舌白,湿中少阴之阳,宜人参、白术、附子、茯苓、益智等味。(**25**)

此条湿邪伤阳,理合扶阳逐湿。口渴为少阴证,勿得妄用寒凉耶。

湿热证,湿热伤气,四肢困倦,精神减少,身热气高,心烦溺^②黄,口渴自汗,脉虚者,用东垣清暑益气汤主治。(**38**)

同一热渴自汗而脉虚神倦,便是中气受伤而非阳明郁热。清暑益气汤乃东垣所制,方中药味颇多,学者当于临证时斟酌去取可也。

暑月乘凉饮冷,阳气为阴寒所遏,皮肤蒸热,凛凛畏寒,头痛头重,自汗烦渴,或腹痛吐泻者,宜香薷、厚朴、扁豆等味。(**40**)

此由避暑而感受寒湿之邪,虽病于暑月而实非暑病?昔人不曰暑月伤寒湿而曰阴暑,以致后人淆惑,贻误匪轻,今特证之。其用香薷之辛温,以散阴邪而发越阳气,厚朴之苦温,除湿邪而通行滞气,扁豆甘淡,行水和中;倘无恶寒、头痛之表证,即无取香薷之辛香走窜矣。无腹痛、吐利之里证,亦无取厚朴、扁豆之疏滞和中矣。故热渴甚者,加黄连以清暑,名四味香薷饮;减去扁豆,名黄连香薷饮;湿盛于里,腹膨泄泻者,去黄连加茯苓、甘草,名五物香薷饮;若中虚气怯汗出多者,加人参、黄芪、白术、橘皮、木瓜,名十味香薷饮。然香薷之用,总为寒湿外袭而设,不可用以治不夹寒湿之暑热也。

痢久伤阴,虚坐努责者,宜用熟地炭、炒当归、炒白芍、炙甘草、广皮之属。(**43**)

里结欲便,坐久而仍不得便者,谓之虚坐努责。凡里结属火居多,火性传送至速,郁干大肠,窘迫欲便,而便仍不舒。故痢疾门中,每用黄芩清火,甚者用大黄逐热。若痢久血虚,血不足则生热,亦急迫欲便,但久坐而不得便耳,此热由血虚所生,故治以补血为主。里结与后重不同,里结者急迫欲便,后重者肛门重坠。里结有虚实之分,实为火邪有余,虚为营阴不足,后重有虚实之异,实为邪实下壅,虚由气虚下陷。是以治里结者,有清热养阴之异;治后重者,有行气升补之殊。虚实之辨,不可不明。

【注释】

①圊血:大便下血。

②溺:小便。

【提要】 本节主要选述湿热病的暑病、寒湿、下利等类证。

(1)湿热病的暑病证治:暑湿为患,湿热未清可见四肢困倦;湿热未净,则身热、心烦、溺黄;气津两伤则脉虚,精神减少,口渴自汗。治以补气养阴为主,清化湿热为辅。方用东垣清暑益气汤,益气,生津,清热除湿。对于暑病之以气虚为主,阴虚为次而湿热较轻之证适宜,若湿热病后津气两伤,气虚较著者亦可用之。本方在南方夏月使用的机会颇多,因为南方夏月雨水颇多,湿热为患,素体元气不足之人夏月最易患病,该方诚为对证之方。

(2)湿热病的寒湿证治:若见夏月外感寒湿,外有表证,表里并困,故外则恶寒发热,头痛头重,内则腹痛吐泻,自汗烦渴。治宜三物香薷饮。自注中详列诸多加减使用方法,可供参考。

(3)湿热病的下利证治:湿热郁滞肠道,夹肝经邪热而下利,可见"左关弦数,腹时痛,时圊血"等症。治疗用《伤寒论》中治厥阴热利的白头翁汤,以白头翁清湿热治厥阴热利,秦皮清湿热而止后重,黄连清热燥湿,黄柏泻下焦湿热。下利日久伤阴以虚坐努责为主候,伴口干渴,舌光红或剥,脉细数等阴虚症状,药用宜用熟地炭、炒当归、炒白芍、炙甘草、陈皮。张仲景的白头翁加阿胶甘草汤似乎可以选用。

(赵国荣　李鑫辉)

主要参考文献

[1]　王冰.黄帝内经素问[M].北京:人民卫生出版社,1963.

[2]　史崧.黄帝内经灵枢经[M].北京:人民卫生出版社,1963.

[3]　王洪图.黄帝内经研究大成[M].北京:北京出版社,1997.

[4]　成无己.注解伤寒论[M].北京:人民卫生出版社,1963.

[5]　柯琴.伤寒来苏集[M].上海:上海科学技术出版社,1959.

[6]　王孟英,南京中医药大学温病教研室.温热经纬[M].北京:人民卫生出版社,2005:8.

[7]　吴鞠通,宋咏梅.温病条辨[M].北京:中国中医药出版社,2006:10.

[8]　任应秋.金匮要略语译[M].上海:上海科学技术出版社,1959.

[9]　段富津.金匮要略方义[M].哈尔滨:黑龙江科学技术出版社,1984.

[10]　金寿山.金匮译释[M].上海:上海中医药学院出版社,1986.